国家中医药管理局"十二五"中医药重点学科
中医药管理学系列丛书

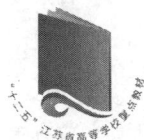

"十二五"江苏省高等学校重点教材（2015-2-072）

中药资源与环境经济学

主　编　申俊龙　　熊季霞

副主编　魏鲁霞　　徐爱兵

主　审　王长青

科学出版社

北　京

内 容 简 介

本书以确立中药资源与环境的特征及相互关系为基点，系统的阐述中药资源与环境经济学概念的内涵与外延，运用一般经济学的原理对中药资源与环境经济发展的一般规律和特殊规律进行了研究，从伦理学视域分析中药资源生态生物多样性保护核心问题，运用经济学方法研究中药可再生资源、不可再生资源及共享资源保护，开发利用中的优化配置问题。介绍了国际上较为成熟的绿色国民经济核算方法并运用该方法对中药生态资源和环境资源的价值进行核算与评估，分析国际绿色贸易环境下中药资源贸易与生态环境保护的协调问题。针对市场经济普遍存在的外部性问题，探讨运用伦理和政策机制，制定有效开发利用中药资源，促进生态环境良好发展的经济政策。

本书适于中药资源与环境经济学的研究者使用，也可供中医院校的本科生及研究生阅读参考。

图书在版编目(CIP)数据

中药资源与环境经济学 / 申俊龙，熊季霞主编 .—北京：科学出版社，2016

（国家中医药管理局"十二五"中医药重点学科中医药管理学系列丛书）

ISBN 978-7-03-048854-1

Ⅰ.①中… Ⅱ.①申…②熊… Ⅲ.①中药资源–资源管理–研究–中国 Ⅳ.①R282

中国版本图书馆 CIP 数据核字（2016）第 134742 号

责任编辑：刘 亚 / 责任校对：张小霞
责任印制：徐晓晨 / 封面设计：陈 敬

科学出版社 出版
北京东黄城根北街 16 号
邮政编码：100717
http://www.sciencep.com

北京厚诚则铭印刷科技有限公司 印刷
科学出版社发行 各地新华书店经销

*

2016 年 6 月第 一 版 开本：787×1092 1/16
2018 年 7 月第三次印刷 印张：13 5/8
字数：339 000
定价：**68.00 元**
（如有印装质量问题，我社负责调换）

前　言

中药资源与环境经济学是以中药资源可持续利用为目标，以环境容量、生态阈值为基础，研究中药自然资源系统、人类社会系统与环境系统相互作用和关系，运用微观经济学、中观经济学、宏观经济学及宇观经济学理论，应用于中药资源的保护、开发与优化利用、合理配置有限资源，将中药资源开发利用与环境保护的经济价值结合起来。中药资源与环境经济学是一门新的应用型学科，需要进行理论和方法上的创新，也需要技术上的创新。中药资源与环境的保护与利用需要应用经济的优化方法进行研究。这就需要从循环经济角度研究中药资源与环境的友好发展，利用伦理和政策机制从产业转型升级的深层次解决两者的矛盾问题。

中国经济进入新常态。2014 年 11 月 9 日亚太经合组织工商领导人峰会上，习近平总书记提出了"新常态"，他表示"新常态将给中国带来新的发展机遇"。2014 年底召开的中央经济工作会议全面阐述了中国经济发展新常态。学术界对经济新常态的认识主要体现在两个方面，一是经济增长速度，二是经济增长动力。我国经济新常态的主要特点为：增长速度从高速增长转为中高速增长；发展动力从要素驱动、投资驱动转向创新驱动；发展方式从速度粗放型增长转为质量效率型增长；经济结构也在不断优化升级，标志着中国经济转向新的发展阶段。中药资源经济作为我国经济新常态下新的增长点，潜力巨大。发现和培育中药资源经济符合我国经济新常态的发展要求，有利于全面推动创新，协同拉动相关产业化链的创新。

环境保护、生态发展成为中药资源产业发展新趋势。中药资源产业是民族经济的重要组成部分，据 2014 年我国医药行业 GDP 统计，中药资源产业的贡献率已占全国医药产业总额的 1/3。随着 21 世纪科技浪潮的兴起，中药资源成为投资和市场运作的新兴产业，并逐渐将其定位为经济发展的支柱产业。然而分析其经济生产方式和发展规模，大多仍属于大量生产、大量消耗和大量废弃的传统落后生产方式，并由此导致药材原料的需求不断扩大，依赖自然生态提供的天然药物资源濒于枯竭，环境和生态受到不同程度的破坏，中药资源经济发展必须从根本上解决资源利用与环境保护协调，当前环境治理与中药资源产业转型升级问题迫在眉睫，需要创新发展方式。因此在理论上厘清中医药资源产业与环境经济的发展新理论，探究中药资源产业的运行机制，推动中医药资源产业的可持续发展需要构建中药资源生态伦理与政策机制，引导中药资源与环境的可持续发展新模式、引导社会绿色消费行为，建立中药资源开发利用与生态环境保护相结合的行业经济新理论。

可再生、不可再生中药资源优化配置。中药资源分为可再生、不可再生资源，可再生中药资源包括野生、栽培的药用动、植物资源，而不可再生中药资源指药用矿物资源和化石资源。由于长期以来无计划的开采，取之过多，用之过度，保护不力，本来蕴藏量丰富的药材都在不断衰退枯竭，有的甚至濒临灭绝。因此，中药资源利用的代际优化配置问题成为当前工作迫切要解决的问题之一。

共享中药资源是指中药材开发利用中可供具有一定能力且有兴趣的单位及个人共同使用和消费的资源。共享中药资源包括中药材公共资源共享、中药培育开发共性技术共享、中药信息公共资源共享。由于中药材公共资源的共享性、环境限制的供给的地域性、市场经济利用的外部性及拥挤性必须建立伦理和政策机制进行优化配置。只有创新市场与政府相结合的新经济机制，才能有效促进共享中药资源保护与利用相平衡，保障中药共享资源代际间的可持续发展体现了人类社会在开发利用资源时要具备代际互得互补、合理平衡、理性分配的生态与伦理价值观。

中药材取材天然，从动物、植物到矿物皆可"入药"。但自然条件约束下中药资源并不是取之不尽、用之不竭的，中药资源的有限性和社会日益增长的中药资源需求的矛盾越来越突出，当今中药资源开发利用的速度远远超过中药材再生的速度，导致天然资源不断减少，天然中药材濒临枯竭。可见现有市场机制不能有效解决中药资源保护和环境保护问题，需要改变人们的发展观念，建立现代环境与生态伦理意识，改变人类的行为方式。如中药取材需要受到严格限制，以往看来理所应当的取材方式需要质疑、甚至需要摒弃，像活熊取胆这样沿袭成百上千年的取材方法，需要有伦理考量。人类不能为了一己私利，不顾其他物种的生存与繁衍发展。因此，在中药资源保护与开发利用中伦理问题的考虑也必须提上日程。

如何创新制定适合中药资源开发利用与环境保护政策并辅之以有效措施，是当前亟需解决的政策科学问题。基于前期经济新常态下对中药资源、中药资源产业、中药资源化学和中药资源代际利用等研究，基于环境容量、生态阈值限制，高效开发、优化利用中药资源，保障中药资源经济可持续发展，制定出一套组合政策。设计有效市场机制激励中药资源产业的规范化、标准化、绿色化发展，设计政府规制和社会第三方的监督评价控制机制，有效实现中药资源与环境经济的平衡发展。

本书系统地阐述了中药资源与环境经济学概念的内涵与外延，运用一般经济学的原理对中药资源与环境经济发展的一般规律和特殊规律进行了研究，从伦理学视域分析中药资源生态生物多样性保护核心问题，运用经济学方法研究中药可再生资源、不可再生资源及共享资源保护，开发利用中的优化配置问题。介绍了国际上较为成熟的绿色国民经济核算方法并运用该方法对中药生态资源和环境资源的价值进行核算与评估，分析国际绿色贸易环境下中药资源贸易与生态环境保护的协调问题。针对市场经济普遍存在的外部性问题，探讨运用伦理和政策机制，制定有效开发利用中药资源，促进生态环境良好发展的经济政策。全书共计十二章，第一章为绪论，第二章为中药资源与生态环境，第三章为经济效率与中药资源配置原理，第四章为中药生物多样性保护，第五章为中药可再生资源的优化配置，第六章为中药不可再生资源的优化配置，第七章为中药材共享资源的优化利用，第八章为中药资源核算，第九章为中药生态资源环境价值评估，第十章为中药国际贸易与环境协调，第十一章为中药资源循环经济的发展，第十二章为中药生态环境促进的经济政策机制。

本书逻辑结构是：绪论部分阐述了中药资源的特征与环境的关系、中药资源与环境经济学的内涵与外延以及学科体系；理论部分阐述了中药资源与环境经济学理论的产生与发展，以及中药可再生资源、不可再生资源、共享资源的配置与利用经济优化配置问题；方法部分介绍了中药资源的绿色价值核算方法，生态资源、环境资源的价值评估方法。部门经济部分阐述了循环经济发展的理论与方法，国际经济发展的绿色理论与方法；伦理与政策部分，强调了中药资源与环境经济学的本质是保护人类赖以生存的环境，市场经济外部性存在的市场机制下，必须依靠伦理和政策机制促进中药资源利用与环境保护的平衡，依靠政策和制度实现在生态环境保护的前提下，有效开发利用中药资源的经济价值。

限于我们的知识水平、工作经验和创新能力，本书中错、谬、浅、漏在所难免。恳请从事中药及天然药物资源科学研究、资源管理的专家学者，以及致力于资源产业化方面的企业家及广大读者批评指正并提出宝贵意见，以便再版时补正。

本书由申俊龙负责修改和统稿，熊季霞组织编写。各章节的编写人员情况如下：

第一章：朱佩枫；第二章：孙源源、熊季霞；第三章：韩蔺；第四章：吕艳霞；第五章：高丽娜；第六章：吕建黎；第七章：杨小燕；第八章：吴昀科；第九章：卜胜娟；第十章：马澜；第十一章：孙源源、熊季霞；第十二章：王玉芬。

编 者

2016 年 5 月

目　录

第一章　绪　论

第一节　中药资源概述

一、资　源

（一）资源的概念

资源，从广义上讲，是指在人类社会经济发展过程中可用来创造财富的一切有用要素，包括天然存在于自然界的自然资源，如土地、矿产、森林和水资源等；也包括经由人类劳动创造而形成的人造资源，如人力资源、技术资源、物质资产、货币资本、人造的与自然资源种类和形态相同的资源。在资源与环境的可持续发展关系上，一般是从自然资源的可持续利用角度展开的，因此本书仅讨论自然资源。

（二）自然资源及其分类

按照联合国环境规划署的定义，自然资源，是指"在一定时间和地点的条件下能够产生经济价值的，以提高人类当前和未来福利的自然环境因素和条件，是天然地存在于自然界的有用物质要素"。从供求关系视角来看，自然资源可分为耗竭性自然资源和非耗竭性自然资源两类。

1. 耗竭性自然资源

耗竭性自然资源是指该种资源的存量会随着时间的推移而日渐减少，直至枯竭，也就是说，如果目前对于耗竭性自然资源使用量增多，会减少未来对该种资源的使用。减少乃至枯竭的原因主要有两方面，一方面是自然演进，另一方面是人类活动的影响。

2. 非耗竭性自然资源

非耗竭性自然资源是指自然界生成的数量丰富而稳定，几乎不会因为人类社会活动对其的利用而枯竭的资源，可以由自然界以不可忽视的补给速率来增加资源的流量，这些资源的循环流动有可能但不是绝对的永远进行下去。

值得注意的是，耗竭性和非耗竭性的划分是相对的，参照系就是人类社会经济活动所产生的需求、地球资源系统的现实及潜在的供给能力。资源与环境经济学主要关注耗竭性自然资源。

二、中药资源的概念及特征

(一) 中药资源的概念

1. 中药

中药是广义的概念，包括传统中药、民间药和民族药。传统中药是指在全国范围内广泛使用，并作为商品在中药市场流通，载于中医药典籍，以传统中医药学理论阐述药理作用并指导临床应用，有独特的理论体系和使用形式，以传统加工炮制理论为依据结合现代工艺规范处理的天然药物及其加工品。民间药是指草药医生或者民间用以防治疾病的天然药物及其加工品，通常根据经验辨证施用，一般是自种、自采、自制、自用，少见或不见于典籍，而且应用地区局限，缺少比较系统的医药学理论及统一的加工炮制规范。民族药是指我国除汉族外，各少数民族在本民族区域内使用的天然药物，有独特的医药理论体系，以民族医药理论或民族用药经验为指导，多为自采、自用，或采用巡回行医售药的经营方式。中药、民间药和民族药三者既有区别，又有联系，在用药方面相互交叉、相互渗透、相互补充，丰富和延伸了中药的内涵，组成了广义的中药体系。

2. 中药资源

中药资源是指在一定地区或者范围内分布的各种药用植物、动物和矿物及其蕴藏量的总和。广义的中药资源还包括人工栽培养殖的和利用生物技术繁殖的药用植物和动物及其产生的有效物质。

中药资源的来源极为广博，从自然属性来讲，分属于植物、动物和矿物三大类。我国的中药资源基本由药用植物、药用动物和药用矿物三大类构成。根据第三次全国中药资源普查统计，我国中药资源实际包含万余个物种，其中药用植物包含种以下单位，药用动物不含亚种，药用矿物以原矿物为单位。在中药资源中，药用植物种类最多，约占全部种数的87%，药用动物占12%，药用矿物则不足1%。2013年开始的第四次全国中药资源普查统计已掌握了1.2万种中药资源的分布信息，发现40多个疑似新种。

(二) 中药资源的特征

1. 自然属性

中药资源是自然的产物，较少凝聚人类的劳动，大部分是在千万年的历史长河中自然力作用的结果，没有或者较少包含人类的一般劳动，如矿物药。随着种植技术、养殖技术和生物技术的发展，部分中药已经可以通过人工栽培养殖和生物技术繁殖来增加供给量，但由于多方面的限制，不可能把所有的中药材品种都变成人工养殖或者栽培。第三次中药资源普查显示，我国目前经营的药材品种80%仍然要依靠野生资源。

2. 区域分布不均性

我国南北跨纬度近50°，直线距离5500km，是世界上跨度最大的国家之一，得天独厚的地理、气候条件为各种中药资源的生长和繁殖提供了适宜的环境。从整体来看，中药资源具有较强的地域性，中医称为道地药材。例如，东北代表性药用种有人参、五味子、刺五加、党参、鹿茸等；华南的代表药有广郁金、广藿香、广金钱草、广佛手、新会陈皮等；华东地区的浙江的浙八味：浙贝母、浙玄参、杭菊花等；中原地区河南的四大怀药：怀生地、怀山药、怀菊花等。从局部来看，野生中药资源又有广泛的散生性，很少有集中成片的大面积分布。中药资源的不少种类在生长过程中，为适应当地的自然环境，逐渐形成了对当地气候和地理条件的特殊要求。由于环境的影响，野生中药一些种类产生抗逆性导致物种基因变异使中药材的内在质量发生了变化，这是中医临床用药选择道地药材的物质基础。药用动物资源中，任何动物种类都具有一定的地区适应性，这种适应性产生的生物化学物质变化给中医的天人相应理论提供了依据。矿物类中药资源虽然不是再生资源，但是由于地壳演变，在特定地区和岩层内生成了矿石和化石，其分布也有一定的地域性。

3. 功能多用性

每一种中药材都是一个基因库，内含许多化学物质，导致许多中药资源在临床使用中往往具有多种防治疾病的功能和用途。现代开发利用中药资源，既可作为临床用药直接入药，又能利用现代技术从中提取某些化学成分作为制药的原料。野生中药资源的保护、人工引种驯化还有利于保护自然环境和维持生态平衡。中药资源物质的多样性使其现代用途非常广泛：除主要可供药用外，有些中药资源还可用于食品、保健品、日用化工品的开发利用；用于制药业、食品业、轻工业、农林业、园艺业及环保业等方面。

4. 稀缺性和解体性

由于人类发展阶段性的知识、技术局限性因素的限制，人类在每个时期开发利用资源的能力是有限的。同时，随着人口的剧增、经济发展引起的人们生活水平的提高、人们健康意识的增强、互联网导致信息的传播便利高效、中医药健康知识的普及促使对中药资源需求与消耗量的增加，中药资源的有限性、稀缺性表现得更为明显。一些制药企业和私人组织受利益驱使就会产生过度开发利用中药资源的动机与行为，往往只顾眼前的短期效益，忽略了长期的可持续发展利益，致使野生中药资源迅速减少甚至面临枯竭的危险。

从遗传学的论点来看，每种中药生物都有其本身的遗传特征，不同的遗传特征体现为不同的种质基源。种质存在于每个中药生物种种群中。如果人们不顾这种中药资源的再生能力，进行过度开发利用，中药野生自然种群中的个体减少到一定数量后，某些药用种类的种质就有丧失的危险，从而导致某些再生性中药资源种类的解体，这就是中药资源的解体性。

5. 再生性

中药资源有自然更新和可人为引种扩大繁殖能力的特性。药用动植物均有这种再生性。但是资源的再生和增殖有一定限制。利用中药资源要合理适度利用资源再生的特点，保护好资源不断更新的能力，中药资源开发利用必须与中药资源的再生、增殖、换代、补偿能力相适应。

6. 国际性

中药的国际贸易有数千年历史，在同一文化圈，东北亚地区从秦汉开始就进行着中医药知识转移和中药贸易的发展；在东南亚地区由于华侨的大量增加，带动了中医药走向一些国家和地区。在古代，西域到中亚、西亚地区引进了许多药物，其被中医用于临床防治疾病；也学习了回医学的许多知识和方法，丰富了中医药资源。古印度佛教和医学都深刻影响了我国的古代中医药。中医药在古代发展中形成了国际化趋势，在临近我国的不同国家和地区形成了互通有无、交流合作的局面，导致中医药的临床用药种类丰富，中药材分布地区广泛，遍及同一气候带和不同气候带的不同国家和地区；自古以来，各不同国家和地区进行着医学交流和贸易往来，我国每年向国外出口大量中药材，同时也进口一些国外药材，形成了互补互惠、共同发展的传统。

三、中药资源产业的现状

中药资源是中医药事业生存发展的物质基础，也是国家重要的战略性资源，当前中药资源产业发展取得了很多成绩，也面临很多问题，具体如下：

（一）国家政策支持增加

1. 完善管理制度

1949 年中华人民共和国成立后，党中央和国务院非常重视传统中医药这个伟大宝库的挖掘和现代化问题，充分肯定中医药的科学和文化价值、历史贡献、现实地位及未来健康价值，高度关注现代中药产业发展，着力挖掘产业潜力，努力把中药产业培育成国民经济新的增长点。2009 年 4 月，国务院颁布了《关于扶持和促进中医药事业发展的若干意见》（国发〔2009〕22 号），该文件完成了当前乃至今后一个时期内中药产业发展的框架设计，是近期中药产业发展的纲领性政策文件。文件在遵循医药事业发展规律的基础上，进一步明确了中医药"民族瑰宝"的科学文化定位，同时将政府扶持与各方面力量共同促进作为推动新时期中药产业发展的双引擎，重点强调中西医间要优势互补、统筹兼顾、协调发展。此外，国家在提高中药产品的可及性、安全性和有效性方面给予政策支持，2013 年 3 月卫生部审定并发布了《国家基本药物目录（2013 年版）》（卫生部令第 93 号），其中收录中成药 203 种，约占收录药物总数的四成。这些国家政策将有助于深化医药卫生体制改革，帮助解决中药产业转型升级中面临的医疗保障政策瓶颈问题，有利于激活整条中药产业链。针对中药产业的现代化与中药资源可持续利用存在的问题，科技部等在《中药现代化发展纲要》（2002—2010 年）中指出"在充分利用资源的同时，保护资源和环境，保护生物多样性和生态平衡。特别要注意对濒危和紧缺中药材资源的修复和再生，防止流失、退化和灭绝，保障中药资源的可持续利用和中药产业的可持续发展"。为解决中药资源保护与利用的矛盾、产业低水平建设严重的问题，2015 年《中医药事业发展十三五规划》提出，在"十三五"期间要逐步完善中药质量标准和规范体系，不断提高野生中药资源培育、研究开发和合理利用能力，稳步提高中药材生产综合能力，加强现代中药工业体系建设和产业创新能力，显著提高中药产业国际市场竞争力（详见《中医药事业发展十三五规划》）。针对中药产业集中度低、野生中药材资源破坏严重、部分中药材品质下降问题，《中医药发展战略规划纲要（2016—2030）》提出，要健全中医药协同创新体系，加快形成自主知识产权，促进创新成果的知识产权化、商品化和产业化。实施野生中药材资源保护工程，完善中药材资源分级保护、野生中药材物种分级保护制度。推进中药材规模化规范化种植养殖，加强技术集成和工艺创新，逐步形成大型中药企业集团和产业集群，建立中药材生产流通全过程质量管理和质量追溯体系。

2. 开展中药资源调查

中药资源是中药产业发展的物质前提，野生中药材引种栽培、驯化种植已经成为我国农业经济的重要组成部分，摸清我国现有野生中药资源的分布与储量状况可为我国中药资源发展规划和中药产业发展规划制定有效发展政策；为我国野生中药资源研究、合理开发利用提供重要参考数据。1949 年以来，我国先后进行了 4 次全国大规模的中药资源普查工作，最近一次完成周期是 1983～1987 年。根据 1982 年国务院第 45 次常务会议决定，从 1983 年起进行全国中药资源普查，目的是摸清家底，制定长远规划。历时 5 年共有 4 万人参加，采集近 200 万份样本、药材样品，收集10多万个民间单验方，根据当时的普查结果，我国中药资源涵盖植物、动物、矿物三大类共12 807种。近年，我国中药产业迅速崛起，中药引种栽培的发展使中药资源的蕴藏量、供需结构及主产区分布格局均发生了巨大变化。调查发现，1985年后新注册中成药有8000多种，说明中药制药产业迅猛发展，造成野生中药资源过度开发利用，导致中药野生资源逐年减少，枯竭加速。如有"十方九草"之称的野生甘草50年间从200多万吨蕴藏量减少到不足35万吨；麝香资源也迅速减少了70%；冬虫夏草、霍山石斛、人参、杜仲、重楼、白及、川贝母等野生资源的破坏也十分严重，有些种类的野生个体已经踪迹难寻。为了贯彻落实《国务院关于扶持和促进中医药事业发展的若干意见》提出的"开展全国中药资源普查，加强中药资源监测和信息网络建设"，履行"组织开展中药资源普查，促进中药资源的保护、开发和合理利用"的职责，国家中医药管理局编制了"全国中药资源普查实施方案"和"全国中药资源普查技术方案"，从2011年起启动了覆盖31个省（区、市）的922个县的中药资源普查工作。截至2014年7月30日，得到样地15万余块，中药资源种类和分布信息1.2万种，标本实物50多万份，发现疑似新种40多个。

（二）野生名贵中药材面临资源危机

1. 自然蕴藏量锐减

中药材资源是我国中药产业赖以生存与发展的物资基础，常用的600多味中药完全取材于野生的就有400多种。我国是世界中药原料的第一产出和消费大国，但在中药产业空前繁荣的背后，我国也付出了巨大的资源、生态和环境代价。在野生资源集中地区虽然也采取封山育药、分片采挖、围栏保护等措施，但对野生药用动植物乱捕滥猎、乱采滥挖的行为屡禁不止，野生药用资源日渐枯竭。加上道地药材产量有限、人工种养药材质量参差不齐等因素，使得部分药材原料供给量不断收缩，供给不足与需求膨胀间的矛盾持续加深，自然蕴藏量普遍下降，如人参、三七、石斛等一些名贵药材已很难见到野生资源，一些中药资源甚至还未达到生长年限就流入市场。冬虫夏草、人参等野生药用植物蕴藏量骤减，以往野外分布广泛的肉苁蓉、甘草等药材已难觅踪迹。而野生动物药用资源形势更为严峻，国家重点保护的162种药用野生动物名录中，林麝、黑熊、蛤蚧、穿山甲、刺猬和玳瑁等40种动物的野外种群数量锐减，新疆和内蒙古的羚羊在20世纪70年代已全无踪迹，虎骨和犀角（1993年已经禁止入药）的境遇类似，资源过度消耗容易造成无药可用的资源危机。

2. 多部门共管市场监管难

中药资源产业链很长，中药市场管理直接涉及药监、卫生、中医药管理局、工商、质监、农业、林业、矿业及海洋局等多个监管部门，但多部门共管的格局造成中药市场监管部门职能分散，责任主体不明确，市场信息模糊且不对称，监管难以形成合力，在客观上容易为不法商贩的违法行为提供可趁之机，最终造成中药市场上违法活动泛滥。2013年7月，国家药监总局通过对部分中药材市场的明察暗访，发现全国17个中药材专业市场均不同程度地存在假冒伪劣、违规经营现象。例如，用锁阳代替肉苁蓉以次充好，在虫草中放进铅丝或灌入金属粉、青黛里掺进孔雀石绿染色增重等违法行为屡禁不止。一些商贩利用自然灾害等因素导致一些中药资源供给减少，采取囤积居奇、抬高物价。一些不法分子为了获取高额利润挺而走险偷猎偷运偷卖国家保护的珍稀药材和动物，加之地方保护主义因素致使违法行为越发隐蔽，导致执法取证困难致使监管存在盲区。

（三）中药资源的可持续性研究

1. 中药资源的生态地理及道地药材形成机制的研究

"道地药材"不仅是指特定的药材商品，而且泛指以道地药材为载体所承载的各种信息。它是经创造性劳动获得，且具有原创性、标志性的信息，表现出群体创造性的集体传承性、相对公开性和公有性、知识延续性与多样性、地域性与开放性、载体有形性和信息无形性等知识产权法律特征。作为承载以上特征的道地药材商品，由于生产集中、栽培技术优良、采收加工规范等，较其他地区的同种药材品质佳、疗效好。道地药材占常用中药的 80% 左右，对道地药材进行生态地理学及形成机制的研究，不仅可以揭示道地药材的分布规律和道地性形成的科学内涵，而且可以从生态地理的高度为其他中药资源的研究提供模板。不少学者还利用统计学、现代数学和空间信息技术等手段对道地药材的生态学机制进行研究，确定生态因子与药材主要成分的相关性，揭示道地药材的适宜生长条件及抗逆性的变异效应，为其他中药资源的科学种植提供依据。例如，贾光林等对人参皂苷进行生态适宜性区划，确定了人参皂苷成分积累的最佳区域；郭兰萍结合道地药材空间分析数据库，确立了黄芩的适生区和潜在的道地产区。

2. 中药材新品种培育及珍稀濒危中药材替代品的研究

（1）中草药：在健康中国建设和人人享有中医药服务的国家战略规划下，对中医资源的需求将会越来越大，单纯依靠野生中药材供给已不能满足市场对中药材的需求。近年来，大多数中药材品种出现不同程度的涨价，许多中药材原料价格已超过成药价格，为此必须采取积极引种栽培和选育、培育新品种、寻找珍稀濒危中药资源替代品等方式来缓解中药野生药源不足。2000 年以来，国家大力扶持中药材品种选育工作，在选育的中药材数量和质量、选育的技术水平和人才队伍建设等方面成绩显著。"十一五"支撑计划中，为支持中药材新品种选育，开展了"中药资源可持续利用与产业共性技术研究"和"中药产业区域发展及特色产品研究开发"两个研究项目。其中"中药产业区域发展及特色产品研究开发"项目主攻地黄、三七、人参、菊花、金银花、附子和牛膝等中药材优良品种选育研究，从完成情况来看，收集近3000 份种质资源，建成 2000 余亩种子种苗繁育基地，20 余万亩中药材规范化种植基地，建立和完善了 40 多种中药材规范化种植、养殖及生产规范化操作规程，同时还建立了 DNA 指纹图谱等药材种质资源鉴定的新方法。通过采用多种育种方式选育出桔梗杂交品种、北柴胡二代、罗汉果、丹参、荆芥、青蒿、薏苡、枸杞新品种，同时还获得了地黄抗病毒及黄芪高含量的转基因材料。"十二五"国家中医药行业科研专项"荆芥等 9 种大宗药材优良种质挖掘与利用研究"等项目，以及支持各中药资源产业和种植基地的国家科技支撑计划也相继展开了研究。目前，黄连、党参、金银花等 200 多种中药材已经可以人工种植。此外，选育优良品种正是中药材种子种苗标准化的关键，例如，"人参种子种苗国际标准"作为首个 ISO 中药国际标准正式颁布，填补了此前缺乏种质资源评价体系的空白。值得注意的是，由于中药资源的种植受自然生态环境、生长养护情况、野生资源驯化种植难度等多种因素影响，且有些中药药用活性成分结构复杂、性质不稳定等因素也给中药资源可持续利用带来了阻碍。

（2）动物药：针对资源十分短缺，但药效明确的珍稀濒危品种，使用功效相似的品种替代，是缓解珍稀濒危中药资源压力的重要途径之一。我国中药研究学者在该领域展开了积极的研究，并取得了明显的成绩。例如，王斐等比对了 8 种角类药材的生物活性和物质基础研究后发现，水牛角可替代犀牛角行使清热、凉血、解毒之功效；姜清华等通过比较羚羊角和山羊角水溶性成分的镇痛和解热作用，证实了功效、性味等相似的同类药在作用机制、部位等具有相似性。此外，在现代生物、农业技术的人工合成和培育等方式也取得了较好的研究成果，如人工麝香等药物的成功合成，药理研究显示，人工麝香在神经内分泌系统、抗炎免疫系统等 29 项药理指标上具有与天然麝香相似的药理作用。此外，科学工作者们针对某些濒危物种展开的性状研究、化学成分研究及药效效应研究等，也为中药替代品的科学性、有效性和安全性提供了有利依据。

四、环 境 概 念

从资源与环境经济学的角度来看，环境概念是相对于人类的经济活动，是指人类和其他生物赖以生存的客观物质和生态系统所组成的一个整体。

《中华人民共和国环境保护法》将环境定义为："环境是指影响人类生存和发展的各种天然的和经过人工改造的自然因素的总体，包括大气、水、海洋、土地、矿藏、森林、草原、野生动物、自然遗迹、人文遗迹、自然保护区、风景名胜区、城市和乡村等"。

环境可分为自然环境和人工环境两大类。

（1）自然环境：一般是指人类活动周围的各种自然因素的总称。组成自然环境的因素包括大气、水、土壤、岩石、各种生物、各种矿藏等，上述因素是人类赖以生存和发展的物质基础，按照自然规律变化和发展。自然环境中的诸多因素相互依存、相互制约，形成了自然生态系统。如果自然生态系统中某些因素发生变化，会引起其他因素的连锁反应，甚至使生态系统失衡，环境状况恶化。

（2）人工环境：是指人类以自然环境为依托，根据人类生产和生活的需要，对自然环境进行改造、建设所形成的环境。如城市、农村、工厂和娱乐场等。人工环境随着社会生产力水平的提高而不断演变和发展。人工环境中各种物质因素相互作用、相互影响，形成人工生态系统。如果人工生态系统中的某些因素发生变化，会引起其他因素的连锁反应，甚至使生态系统失衡，丧失人工环境的功能。

五、中药资源与生态环境的关系

中国传统文化以天地人三才统一为核心形成"天人相应"理论，主张人类在处理天地人的关系中贵和谐、尚中道，强调"道法自然"，认为人不能违背自然规律、超越自然界的承受力去改造、征服自然，而应在顺从自然规律的条件下利用、调整自然，使之和谐相处，这样更符合人类的长远利益。受中国传统文化的影响，中药的四气五味、升降浮沉理论就是运用取类比象方法来模仿自然现象产生的。这种理论本身就蕴含着天物一体、天人合一的机制。中药资源与生态环境具有相互依存、相互制约、相互促进的关系。一方面药用生物在其生长发育过程中，依靠生态环境提供生长发育、繁衍后代所需的物质和能量，即生物受自然环境的制约；另一方面，中药资源也不断影响和改变所处的环境。

药用植物和药用动物的生存和发展与温度、光照、水分关系密切，又受地貌和土壤的制约，温度、光照、水分是气候形成的主要因子，影响着中药资源的形成和分布。

1. 地貌因素

道地药材的产生首先受地貌的影响。地貌因素能制约光照、温度、水分等自然因子。地形的变化可引起气候及其他因子的变化，从而影响中药资源的种类和分布。例如，不同海拔的中药资源种类不同，不同方向的山坡上分布的中药资源种类也不相同。

2. 气候因素

气候是道地药材生长的重要条件，包括水分、温度和光照等因素。水是药用植物和动物生存、发展的必要条件，它们的一切生理活动都离不开水分。药用生物资源的生理活动和生化反应必须在一定的湿度和温度条件下才能进行，而空间和时间的变化又决定着温度和湿度的变化。光能是提供药用植物和动物生命活动的能源，提高光能利用率是提高药用植物产量的重要途径。光能对植物资源的生态习性有重要影响，在不同的光照强度下，植物分别形成了阳性、阴性和耐阴性三种类型。

3. 土壤因素

土壤是道地药材生长固着的基本条件，又是获取水分和营养成分的源泉，与生长和发育有着极为密切的关系。不同的土壤，分布着不同的药用植物。此外，土壤性质对植物含有的化学成分也有一定影响。

总之，中药资源的道地性特征是中医临床预防保健、治疗疾病的物质基础。构成自然界的各种因素，如地貌、气候、水文、土壤对中药植物和动物都会产生重要影响。而且自然生态环境与中药资源是相互联系、相互制约和相互促进的，它们形成了一个有内在联系的有机整体。中药资源的开发利用和培育保护，必须遵循自然规律和动植物生长发育规律，才能使中药资源实现可持续发展和利用，为护佑中华民族乃至世界人民的健康提供可持续发展资源。

第二节　资源与环境经济学理论的产生与发展

一、资源问题的产生与发展

资源问题伴随人类文明发展的全过程。早在古代，人类就面临资源危机，例如，在古巴比伦，由于遭受战争的破坏和未能科学地开发水利资源，两河之间的美索不达米亚地区的灌溉系统出现问题以致土壤盐渍化，这一后果至今未能根本改善，当地谷物产量只是正常产量水平的1/10。美洲玛雅文明时期，由于过度发展农业，以致最后耗竭了本身就瘠薄的热带土壤资源，给本已高度发展的玛雅文化带来了毁灭性灾难。近代欧洲也曾发生资源危机。如从14世纪起，点燃无烟的鲸油成为室内照明的珍贵燃料，到了17世纪，渔业的迅速发展和过度捕鲸导致鲸的数量锐减，出现了鲸油危机，直到人们发现了煤气和天然气，鲸油危机才得以解决。

资源问题在20世纪以来已演变成了全球性问题。进入20世纪以后，尤其是第二次世界大战后，在技术进步的推动下，经济发展速度越来越快，经济规模空前扩张，致使资源投入的数量骤增，资源存量以惊人的速度锐减。一方面，资源基础日趋薄弱；另一方面，人口爆炸、环境污染越加严重，两者对人类社会的未来生存构成了严重威胁。这些资源问题在当代主要表现为四方面：

（1）资源的供应能力同人类需求之间的矛盾越来越尖锐。

（2）全球正面临着能源短缺、资源枯竭的严重危机。

（3）资源的大量开采、不适当的利用方式和过度消耗，也造成了日益严重的环境破坏、污染和生态失衡。滥伐森林、过度开采地下水、过度放牧等，导致全世界水土流失，土地沙漠化面积正在加快，导致生态环境恶化。

（4）人类不适当开发利用资源引起自然灾害频繁发生，极端恶劣天气越来越多。

20世纪以来，各国工业化和城市化加速，对自然资源的需求越来越多，人类面临着资源短缺问题，资源危机与人类的生存困境日趋严峻，资源问题已成为全世界各国关注的焦点问题之一。21世纪以来，随着发展中国家工业化进程的加快，资源稀缺问题更为突出，联合国、世界各国都在研究解决人类如何适度合理开发利用自然资源：①如何平衡资源稀缺与社会经济发展需求；②如何开发可替代能源来缓解当前资源稀缺问题；③地球有限的资源如何才能得到经济更有效的利用；④如何平衡资源的代际公平利用问题；⑤当前资源利用与管理政策会对未来产生怎样的影响，如何优化资源利用制度等问题成为需要经济学家重点解决的现实紧迫问题。

二、资源与环境问题的产生与发展

资源问题总是与环境问题相伴出现，工业革命以来，人类活动极大地改变了地球表面的资源分布和环境状况。人造环境大大改善了人们的居住和生活环境，降低了流行病疾病发病的概率，人类的期望寿命逐渐延长。但是，人类在享受更为舒适的生活方式的同时，也为这些变化支付了巨额的环境成本。资源的快速消耗和生态环境的恶化问题日益突出，使得人类对自身经济发展前景的关注，从单纯的人口与经济关系研究扩展到人地关系、人天关系、人与动物关系、人与生物关系，在这些平衡关系中思考资源的稀缺性和有效利用问题，思考人与资源、环境问题等。在人类对资源与环境日益关注的过程中，资源环境问题的发展先后经历了四个阶段，每个阶段有不同的重点，具体见表1-1。

表1-1 资源与环境问题的四个阶段

时间	集中问题	具体表现
20世纪40~50年代	有限的自然资源	食物生产的不适应，不可再生资源消耗
20世纪60~70年代	生产和消费活动的副产品	农药化肥的使用、水体和大气污染、垃圾处理、放射性和化学污染
20世纪80~90年代	全球环境问题	酸雨、臭氧层变化、全球变暖
21世纪以来	全球能源与环境问题	频繁的极端恶劣天气、二氧化碳排放问题、雾霾、能源安全、新能源的利用

资料来源：部分参考杨云彦.人口资源与环境经济学［M］.北京：中国经济出版社：1999。

第一阶段出现在20世纪40年代末50年代初，这一阶段主要关注现有的自然资源（如土地、淡水和能源）能否维持经济增长、食物增长能否满足人口增长的需要等议题。

第二阶段出现在20世纪60年代后期至70年代前期，主要关注环境对工业文明负外部性后果的吸收净化能力。如大气和水体污染、石棉、杀虫剂、生活垃圾和放射性废弃物等。引起第二波关注的部分原因在于工业化国家经济规模的扩大，人们收入水平和生活水平的提高，一方面增加了会引起有害副产品的商品的需求，另一方面也增加了人们对较高环境质量的需求。

第三阶段发生在20世纪80年代后期至90年代初期，主要关注全球性的环境恶化问题，包括酸雨、全球变暖、臭氧层破坏等。

第四阶段发生在21世纪，主要关注全球性的能源与环境问题，包括极端恶劣天气、雾霾等，在这一阶段，极端恶劣天气出现的频率增加，且波及范围越来越广，涉及新能源开发与安全问题。

第二阶段及以后阶段所关注的问题都涉及公共品的问题，即空气、水、土地等资源的利用和保护。这些问题的解决，涉及人们之间、地区之间、国家之间的利益问题，需要合作采取集体行动。自 20 世纪 60 年代以来，世界上许多国家都采取了措施治理环境污染，国际上也展开了多次重大协商，签订了多项协议，如东京议定书。迄今为止，已召开了 21 次联合国气候大会，最近的一次是 2015 年巴黎气候大会。经过多年的努力，全球局部环境有所改善，但从全世界来看，资源短缺和耗竭、环境污染和生态破坏的总趋势仍未能根本扭转。

三、资源与环境经济学的产生与变革

第一阶段（古代社会至前资本主义时代）：酝酿时期。

早期：人口稀少，科技水平低下，人类开发利用资源的范围、规模和深度极为有限，开发利用资源一般遵循"适应—利用—索取"的方式。在处理资源与环境问题上，我国古代先贤有许多非常深刻有益的思想，在文献中也有记载。例如，《周易》中的"阴阳"平衡思想；《尚书·洪范》中的"五行"元素与功能循环观念；《黄帝内经》的"天人合一"理论；《道德经》中"道法自然"的人类行为法则都体现人与自然环境协调和谐的思想。体现在农业中如《齐民要术》指出"顺天时，量地利，则用力少而成功多，任情返道，劳而无获"。这是顺从天道、适应自然的思想。《孟子·梁惠王篇》指出"数罟不入洿池，鱼鳖不可胜食也，斧斤以时入山林，林木不可胜用也"，强调保护资源、适度利用资源。正是这种以天、地、人的整体系统观看待人与自然和利用资源的观点，使中国传统农业形成了一种以低投入高效益和合理利用与保护资源为特征的技术经济体系。

中后期：随着人类技术的进步和社会文明的不断发展，在一些国家和地区，人口总数急剧增加，自然界不能满足人类需求，为之提供足够的生活资料和产品，人类开始对资源进行过度开发和掠夺性利用，生态环境出现破坏的倾向。为适应大自然，以古希腊和罗马时代为代表，出现了在开发利用资源上朴素的"经验基础上的保护生态和适应利用自然资源观"。

第二阶段（资本主义社会初期至 20 世纪 30 年代）：土地经济学的产生。

在这一阶段，威廉·配第提出了"劳动是财富之父，土地是财富之母"的观点。大卫·李嘉图完善了差额地租理论，并得出随着土地的日益稀缺，劣等地也将会被投入农业生产过程，农产品成本将随生产规模的扩大而增加这一重要论断。德国著名的农业经济学家屠能结合自己的农场实践，提出了"农业区位理论"，也叫"区位地租论"，完善和丰富了地租理论和土地经济理论。马克思、恩格斯对自然、土地乃至资源等问题进行了广泛研究。英国经济学家马歇尔认为"土地是指自然为辅助人类而自由赋予的陆地、水、空气和光、热等各种物质与能力"。

在当时的技术条件下，土地是推动经济发展的最主要资源。在这一阶段，资源经济的研究仍属于经济学范畴，并随着早期的资源经济学——土地经济学而不断发展完善。20 世纪 20～30 年代，伴随着地学、生物学和生态学等新兴学科的出现，土地经济学从经济学中独立出来。1924 年，美国著名经济学家伊利和莫尔豪斯合著的《土地经济学原理》一书正式出版，标志着资源经济学开始出现，并逐渐衍生为现代意义上的"自然资源经济学"和"资源经济学"。

第三阶段（20 世纪 30～60 年代）：资源经济学的产生。

20 世纪 30 ~ 60 年代，自然资源经济学和资源经济学相继出现。1931 年，美国经济学家哈罗德·霍德林在《可耗尽资源的经济学》中提出了资源保护和稀缺资源分配问题。许多经济学家把经济学定义为研究稀缺资源的利用与分配的科学，可见资源经济研究在经济学中占据了十分重要的地位。许多国家大学里相继建立了资源经济专业或开设了专业课程，不少经济学家，如郎（Lange）和罗宾斯（Robbins）把资源的开发利用视为经济学的同义语。

第四阶段（20 世纪 60 年代末至今）：环境经济学的产生与资源环境经济学的迅猛发展。

在这一时期，人口、资源、环境问题日趋严重，资源与环境问题成为经济学的热点研究问题，研究成果相当丰硕，并产生了一次新的飞跃。其主要标志是环境经济学的产生，同时资源与环境相结合的经济学迅猛发展。

1974 年，美国塞尼卡与陶西格合著了《环境经济学》，其面世标志着环境经济学的产生。为解决复杂的资源与环境经济问题，学术界更多从福利经济学视角研究环境经济问题并由单纯地研究资源经济问题转向将人口、资源、环境及生态问题加以综合研究。例如，20 世纪 70 年代初，受罗马俱乐部的委托，梅道斯发表《增长的极限》；1972 年，英国经济学家戈德·史密斯发表资源经济学名著《生存的蓝图》，以及后来出版的《只有一个地球》等著作；还有赫尔曼·戴利和乔舒亚·法利合著《生态经济学》更是从道德哲学的视角认为经济学应该回归其出发点，应指向当代及后代人的生活质量研究。

我国在 20 世纪 70 年代末和 80 年代初，资源经济学、资源与环境经济学产生了。改革开放后，人们开始认识到我国人口、资源与环境的问题，资源与环境经济学的研究开始展开。资源与环境经济学的教学与研究也在大学和研究机构中开展，一些资源与经济学的著作相继问世。1991 年以后，中国在自然资源经济学、环境经济学或资源环境经济学、可持续发展经济学等方面的研究迅速成长起来，资源环境经济学体系正在形成和完善。

第三节　中药资源与环境经济学的理论体系

一、中药资源与环境经济学的研究对象

中药资源与环境经济学是运用经济学理论和分析方法研究环境与中药资源的供给、需求、配置、利用、分配和保护等问题的经济学分支学科。中药资源与环境经济学可定义为：研究人类经济活动中处理中药资源与环境需求、供给之间的矛盾的经济学理论与方法，协调中药资源利用、环境保护与中医药经济发展的关系，探索中药资源与环境在当前和未来的优化配置、可持续发展的实现规律的学科。

中药资源与环境经济学，研究中药资源与环境配置问题上优化决策的必要性，进而寻找中药资源与环境问题的经济根源，最后设计经济机制来减缓以至消除中药资源与环境问题，以促进中医药经济可持续发展。中药资源与环境经济学强调中药资源与环境的优化配置问题，即强调研究中药资源、环境与中医药经济协调发展的理论、方法和政策，主张在中药资源、环境保护与中医药经济发展之间相协调，主张适度的污染和有效地利用中药自然资源，达到可持续发展的目标。

我国经济的发展已进入新常态，十八届五中全会确立了我国今后发展绿色经济的道路，引

导全国人民建设生态文明。随着人民生活水平的提高、健康保障体系的完善和人们健康意识的增强导致对天然药物的需求增加，中药资源的多用性决定了中药资源具有多种功能和发挥多种效益。这需要进行优化和选择，需要分析机会成本以提高中药资源的利用质量和效率。更重要的是，改革开放以来，中药资源配置研究只重视中药资源的市场价值，而忽视了中药资源的非市场价值。尤其中药资源配置的环境影响未纳入中药资源决策评价体系之中，导致中药资源配置信号失真。结果在中药资源产业发展中往往以牺牲资源和环境为代价获得中药产业的高速增长。因此，如何有效评价、科学核算中药资源的价值，中药资源开发利用中对环境的影响进行合理的经济价值评价就成为本书的研究对象。

古典经济学也分析过资源稀缺问题，分析市场如何影响资源利用。新古典经济学采用边际分析技术，在给定生产函数的情况下，根据边际生产率递减规律，给资源利用的报酬递减的分析框架。福利经济学给我们提供了对中药产业行为进行规范评价的方法，在某种意义下可以比较一种资源配置方式优于另一种方式。环境经济学更是从生态伦理的视角研究资源利用问题。从环境经济学角度看，自然环境具有四种竞争性的用途，即公共消费品的供给者、自然资源的提供者、废弃物的接受者和生命支持系统。自然环境的这四种功能之间将相互竞争，同时，对于同一功能，人们之间也将相互竞争。自然环境各功能之间的竞争导致了环境问题，如自然环境作为废弃物的接受者和作为生命支持系统两种功能，就存在公共品的拥挤问题。

因此，中药资源环境经济学的研究对象是研究中药资源与环境协调的优化配置问题，也就是研究如何使中药资源与环境在不同用途之间和同一用途不同使用者之间配置最优。中药资源环境经济学认为，中药资源总是有限的、稀缺的。这些稀缺资源在环境保护和经济发展之间存在配置问题，中药资源耗竭和环境恶化的经济原因是资源与环境配置不当。因此，资源与环境经济学的主要任务是采用经济理论和方法来设计经济机制，以减缓乃至消除资源与环境问题，协调环境保护和经济发展。

二、中药资源与环境经济学的研究内容

中药资源与环境经济学的研究目的是解决中药产业经济发展过程中的中药资源开发利用与环境保护问题，促使中医药经济的可持续发展，本质上是解决中药资源与环境的配置问题。因此，解决中药资源与环境问题，就是优化中药资源与环境的配置。

从中药资源与环境配置角度，可将中药资源与环境经济学的研究内容分为中药资源环境经济学导论、中药资源环境经济学的基本理论、中药资源经济学基本问题、环境经济学基本问题等，主要涉及以下内容：

第一章绪论，主要论述中药资源，中药资源与环境经济学理论的产生与发展和中药资源与环境经济学的理论体系。

第二章中药资源与生态环境，从中药资源的传统经济模式、中药资源与生态环境系统的关系来描述中药资源与生态环境系统，探讨中药资源的稀缺性和中药资源保护与利用对经济发展方式的影响，探讨人类对解决现有问题的思考循环经济的由来和实现路径。

第三章经济效率与中药资源配置原理，主要涉及经济效率与中药资源的最优配置、中药资源有效配置原理、市场失灵与中药资源配置等内容。

第四章中药生物多样性保护，主要涉及中药生物多样性问题的产生、环境伦理与中药生物多样性和中药生物多样性保护的经济学分析。

第五章中药可再生资源的优化配置，主要涉及中药可再生资源的概念及基本特征（自然特征、商品特征、公共品特征）、基于种群生态区域特征和种群生态增长过程的中药可再生资源的生态增长模型、中药可再生资源的开发利用的经济决策模型、中药植物和动物药资源的优化配置。

第六章中药不可再生资源的优化配置，论述了中药不可再生资源的概念及特征、中药不可再生资源最优配置原理、基于税收问题的中药不可再生资源开发决策和中药不可再生资源的储备制度。

第七章中药材共享资源的优化利用，主要涉及中药材共享资源的概念及基本特征；保护区中药材共享资源优化利用的社会与经济学分析；野生中药材共享资源最优利用的经济学分析：野生中药材共享资源利用问题的博弈论再解释、野生中药材共享资源利用问题的政策方案和野生中药共享资源自组织和治理的案例。

第八章中药资源核算，主要涉及中药资源核算的必要性；中药资源核算的内容和框架；中药资源核算的四种方法，如实物核算法、物质能量核算方法、价值核算方法和纳入国民经济核算方法。

第九章中药生态资源环境价值评估，介绍了中药资源与环境价值的理论基础及主要评价方法，如传统市场评价法、揭示性偏好、陈述性偏好方法和成本-效益分析法。

第十章中药国际贸易与环境协调，重点陈述了中药贸易对环境的影响、环境对中药贸易的影响和中药贸易与环境的协调。

第十一章中药资源循环经济的发展。总结了中药资源化学产业的发展现状，以及现有的中药资源化学保护与开发的信息技术，例如，中药资源化学数据库、中药资源化学技术数据库、中药资源化学利用数据库和中药资源化学再开发数据库；以及中药资源化学产业的发展策略。

第十二章中药生态环境促进的经济政策机制。中药生态环境管理的经济学原理涉及中药生态环境管理的目标、中药生态环境管理的正外部性补贴原则和中药生态环境管理的负外部性付费原则；中药生态环境管理的管制；可交易排污许可制度；环境税收政策；政府补贴与押金制度；环境管理的公众参与。

三、中药资源与环境经济学的研究方法

经济学的发展和许多现实资源与环境问题的研究需要，推动着经济学研究方法的创新。同时，研究方法的创新也推动了相关领域的研究进展。中药资源与环境经济学是经济学科的分支学科，主要运用经济学的研究方法分析中药资源与环境的相互关系，探讨中医药经济可持续发展的规律和途径。经济学的方法有定量定性分析法、静态动态分析法等。由于中药资源与环境经济学又是由经济学、资源学、生态学、环境科学、资源经济学和环境经济学交叉而成，因此也需要运用这些学科的方法。又由于可持续发展涉及人类与自然在内的大系统，关系到经济、社会发展的趋势和前景，还涉及社会福利和人类伦理问题，应该综合运用伦理哲学和福利系统分析法等。

参 考 文 献

陈士林，郭宝林. 2004. 中药资源的可持续利用. 世界科学技术—中医药现代化，6（1）：1-8.

陈宇，陈焕亮. 2014. 论我国中药资源现状与可持续开发利用. 辽宁中医药大学学报，16（4）：218-219.

郭兰萍，王升，张霁，等 . 2014 . 生态因子对黄芩次生代谢产物及无机元素的影响及黄芩道地性分析 . 中国科学：生命科学，44（1）：66-74 .

郭兰萍，张燕，朱寿东，等 . 2014 . 中药材规范化生产（GAP）10 年：成果、问题与建议 . 中国中药杂志，39（7）：1143-1151 .

郭兰萍 . 2009 . 第四次全国中药资源普查的实施准备 . 中国现代中药，11（2）：3-5 .

黄璐琦，郭兰萍，崔光红，等 . 2005 . 中药资源可持续利用的基础理论研究 . 中药研究与信息，7（8）：4-29 .

黄璐琦 . 2006 . 分子生药学 . 第 2 版 . 北京：北京大学医学出版社 .

贾光林，黄林芳，索风梅，等 . 2012 . 人参药材中人参皂苷与生态因子的相关性及人参生态区划 . 植物生态学报，36（4）：302-312 .

姜清华，翟延君 . 2006 . 羚羊角与山羊角药理作用比较 . 山西医药杂志，34（7）：582-583 .

马晓晶，郭娟，唐金富，等 . 2015 . 论中药资源可持续发展的现状与未来 . 中国中药杂志，40（10）：1887-1892 .

孙蓉，杨倩，尹建伟，等 . 2011 . 麝香及替代品药理作用和含量测定方法研究进展 . 时珍国医国药，22（3）：709-710 .

唐仕欢，邵爱娟，林淑芳，等 . 2011 . 中药替代品研究现状与展望 . 现代中药研究与实践，25（2）：83-85 .

王斐，段金廒，钱大玮，等 . 2005 . 犀角及羚羊角替代资源的寻找与评价研究（Ⅰ）. 南京中医药大学学报，2（3）：163-165 .

魏建和，杨成民，隋春，等 . 2011 . 中药材新品种选育研究现状、特点及策略探讨 . 中国现代中药，13（9）：3-8 .

谢宗万 . 1990 . 论道地药材 . 中医杂志，（10）：43-46 .

杨成民，魏建和，隋春，等 . 2013 . 我国中药材新品种选育进展与建议 . 中国现代中药，15（9）：727-737 .

赵智，刘琳，欧定华 . 2015 . 我国中药产业发展现状与未来趋势 . 南京中医药大学学报（社会科学版），16（1）：53-58 .

中国药材公司 . 1995 . 中国中药资源 . 北京：科学出版社 .

钟水映，简新华 . 2011 . 人口、资源与环境经济学 . 北京：科学出版社 .

第二章　中药资源与生态环境

第一节　中药资源与生态环境系统

中药资源是人类预防疾病、保障健康的重要物质资源，也是中药、保健食品、化妆品、香料及生物农药等相关产业的源头及主要生产资料。药用资源的蕴藏量、质量及可持续性问题事关中医药及相关行业的兴衰与发展。同时，中药资源作为一种自然资源，是地球生态系统的重要组成部分，其开发利用与生态环境保护息息相关。

一、中药资源的传统经济模式

长期以来，传统经济学一直将经济系统视作一个相对孤立的系统，只关注市场因素对经济过程的影响，而忽视了生态环境非经济系统与经济的相互影响，割裂了经济行为与自然生态环境之间的关系。传统经济系统模型也总以自然资源和环境资源的无限供给为假设前提，将其作为一种外生的、可以无限供给的资源。随着经济和社会的发展，自然资源和环境资源日益稀缺，对自然环境配置和利用方式的选择就会对经济发展产生影响，这使得传统经济模式陷入困境。

改革开放以来，我国经济发展取得举世瞩目的成就，中药产业也以前所未有的速度迅猛发展。但由于经济发展建立在传统粗放式发展模式上，以牺牲环境、资源为代价，以高投入、高消耗、高污染、低效率的粗放型增长方式为特征，所以在中药产业突飞猛进，获得产值、数量和速度增长的同时，也必将面临更深层次的资源与生态双重危机。这不仅直接影响人们正常的用药需求，更威胁到国家的资源安全战略。

随着中药资源的需求量与日俱增，为了满足市场需求，人们不顾自然规律和生态环境，总认为野生动植物药材资源是个天然的"大药库"，"取之不尽，用之不竭"，对中药资源进行掠夺式开发，不惜耗竭资源以谋求经济效益与产业发展。在这种传统经济模式下，长期"重采挖、轻保护"，竭泽而渔，无序开发等不合理的资源利用方式，致使我国中药资源分布和蕴藏量锐减，生境破坏，部分物种濒于枯竭，同时也造成国内医药市场的供需失衡与资源危机。目前，我国400种常用药材中有近三成为短缺品种，许多中药材资源分布由过去的10多个省区，缩小到1个省区甚至更小的范围。日益严重的中药资源与生态环境危机威胁着中药产业的可持续发展，已日趋成为制约中医药产业和社会经济发展的"瓶颈"。

二、中药资源与生态环境系统的关系

（一）中药资源与生态环境系统的相关性

自然界是一个巨系统，中药资源与土地资源、水资源、气候资源、海洋资源、森林资源、物种资源等都是其中的子系统。中药资源与其他子系统之间相互交叉、彼此融合，同时也相互依存、相互影响，共同构成了复杂的自然生态系统。药用植物、药用动物和药用矿物不仅存在于森林草原生态系统中，还存在于淡水生态系统和海洋生态系统中，个体链接着种群，种群链接着群落，群落链接着生态系统，使中药资源成为自然生态系统中不可分割的一部分。而自然环境中的生态因子——气候、地质、地貌、土壤等，彼此相互作用、相互联系、相互制约，又构成了中药资源赖以生存和不可或缺的生态环境系统。因此，中药资源与生态环境系统两者密切相关。

一方面，中药资源的种类与数量、质量与分布等均受生态环境系统影响，生态环境一旦遭到破坏，中药资源也将面临灭顶之灾；另一方面，物种繁多的中药资源在生物系统中也发挥着不可替代的生态价值。绝大多数药用植物是森林、草原、湿地等生态系统的重要组成，药用动物资源作为生物链的一部分，影响着生物圈和生态系统的平衡。所以中药资源与生态环境既相互依存、相互促进，也相互制约。

（二）中药资源对生态环境系统的影响

中药资源作为地球生态系统的一部分，既依赖于环境，同时又作用于环境。在物种繁多的中药资源中，绝大多数药用植物不仅是森林、草原、湿地等生态系统的重要组成部分，而且其中相当一部分是脆弱的生态环境所需要的重要先锋植物和环境保护植物，如具有固沙作用的甘草、麻黄、沙棘；而药用动物资源作为生物链的重要组成，也影响着生物圈和生态系统的平衡，在生物系统中发挥不可替代的生态价值。

改革开放以来，在市场需求的刺激下国内对中药资源的掠夺式开采，使许多中药材产量连年下降，更导致草场沙化和水土流失。最典型的就是中国西部对甘草、黄芪、麻黄、肉苁蓉、锁阳等中药资源的无序开采导致的沙漠化。随着国家西部大开发战略及西部经济的发展，各大中药企业都将眼光瞄准到野生资源非常丰富的中国西部。这给西部地区中药材市场和经济发展带来了难得的机遇。西部地区政府和百姓为了脱贫致富，想方设法向大自然索取野生药材资源。在缺乏国家规划和强力监管的情况下，10 余年的掠夺式采挖已使西部出现药源短缺、个别品种濒危的局面。由于很多药材本身就具有防风固沙作用，过多的采挖不仅破坏了生态环境，更加重了西北地区的沙化。据悉，20 世纪 50 ~ 60 年代全新疆甘草分布面积有 370 万 ~ 500 万亩，蕴藏量有 350 万 ~ 450 万吨，如今分布面积已不足原来的 1/4，蕴藏量也已不到 40 万吨。与此同时，每挖 1kg 的甘草根茎会破坏草场 2 ~ 4m^2，每年挖 5 万吨，意味着 25 万 ~ 50 万亩草场受到破坏。

此外，随着中药资源需求量的增加，人们为提高药材产量，在种植时大量使用化肥和农药。虽然药材产量暂时得以提高，但药材质量下降了，而且导致了土壤板结、微生物菌群失调、农药残留量增加等问题，污染土壤的同时更破坏了中药材赖以生存的、良好的土地资源。因此，中药资源只有在人类有益的干预影响下才能可持续发展，而任何急功近利、过度的采集和破坏必定会给整个生态平衡带来极其不利的影响。

（三）生态环境系统对中药资源的影响

中药资源作为生态环境的重要组成部分，受气候、土壤、地貌等多种因素的综合影响。中药资源的生长发育、自然分布、储量和质量等方面都与生态环境密切相关。

1. 生态环境系统对中药资源形成及分布的影响

中药资源绝大多数来源于植物、动物和矿物。它们的生长发育或形成积累与周围的生态环境有着极为密切的关系。每一种生物都有适合自己生存的环境，正是生态环境中的土壤、光照、水分、温度等多种生态因子的综合作用，才形成了与特殊生态环境相适应的特定物种群落。例如，不同的药用植物在高山、平原、荒漠、水中或湿地均有较为固定的植物类群。

我国幅员辽阔，地跨热带、温带、寒带，不仅气候多样，还有平原、山地、丘陵、盆地、高原等多种地势地貌，因此中药资源极为丰富。目前有文字记载的药用植物就有 11 000 余种，其中常见、常用的也有近千种，许多著名的中药资源如人参、三七、刺五加、贝母、冬虫夏草、石斛、生地、山药、黄连等分布在我国不同气候条件地区。药用动物资源据文献记载将近 2000 余种，此外还有 200 余种矿物药。这些丰富的中药资源规律性地分布在我国不同的生态环境内。纬度、海拔、地形和地貌等地理、生态因素，通过影响光照、气温、土壤和降水等自然条件，对中药材生长、中药资源的形成及分布发挥决定性作用。

2. 生态环境系统对中药资源质量的影响

中药资源的质量体现在外观形状与活性成分两个方面。多数中药资源来源于药用植物，而植物体的形态建成、活性成分合成与积累是其体内一系列生理、生化代谢活动的结果。植物体代谢活动的类型及其强度，是植物长期适应外界生态环境的产物。当外界生态环境因素发生变化时，药用植物体的外部形态及活性成分均会因代谢变化而发生变化，进而影响到中药材的质量。如当归在多光干燥的气候环境下生长，色紫、气香而肥润，力柔善补（补血力强）；而生长于少光潮湿的环境中时，糖类如糖、淀粉等组分含量高，质地坚枯，力刚善攻（活血力强）。

正因为如此，中药自古就有"道地性"之说。中药材离不开它生长的地理环境。在地质、地形、气候及人类干预等多种因素的不同组合下便形成了各种药用生物生长的适宜区，也形成了具有优良品质的道地药材。各地所处的生态、地理环境不同，药材本身的治疗作用就会有显著差异。例如，人参被称为"东北三宝"，但种到海南，就长得像萝卜一样粗，已没有药用价值；产于浙江的贝母叫浙贝母，长于清肺祛痰，适用于痰热蕴肺之咳嗽，而产于四川的川贝母，长于润肺止咳，治疗肺有燥热之咳嗽、虚劳咳嗽；同是黄连，四川产黄连所含有效物质比湖北产的高 2.73%。不同产地的药材质量变异充分体现了环境对药材质量的影响。可见，中药资源作为特定环境的产物，它的品质形成与特定生态环境密不可分。

第二节 中药资源的稀缺性与中药资源产业经济发展方式

一、中药资源的稀缺性

资源的稀缺性是经济学概念，它是指在一定时空范围内能够被人们利用的自然资源是有限的，而人们对物质需求的欲望是无限的，这两者之间的矛盾构成了资源的稀缺性。

中药资源的稀缺性包括两层含义，一是绝对稀缺，二是相对稀缺。绝对稀缺是指由于生态环境的变化及人类经济社会活动范围的扩大，部分药用动物、植物因无法适应变化的生存环境，自然再生能力减弱，总体数量下降，中药资源总供给不能满足总需求。相对稀缺是指资源的总供给能够满足总需求，但相对于既定时期或时点上的市场需求，中药资源是有限的、相对不足的。即相对于不断增长的人口数量、现阶段的社会资源利用技术水平及社会对中药资源日益上涨的需求来说，中药资源的数量是有限的，其再生能力也是有限的。通常所说的稀缺性即指资源的相对稀缺。中药资源的稀缺性要求社会以效率和可持续为准则来对待中药资源利用问题，即要在保障中药资源可持续利用的前提下实现资源利用效率的最大化。同时，资源稀缺性也必将推动中药资源科学进步，推动资源节约、资源替代、新资源探索及资源的循环利用。

（一）中药资源稀缺的特性

从某种程度上说，中药资源稀缺是当前中药资源开发利用面临的突出矛盾，已日益成为制约我国中药产业经济发展的重要因素。实际上，中药资源稀缺作为一种客观事实，有其自身的特性和表现形式。

1. 相对性

稀缺本身是一个相对概念，是相对于人们的需求或欲望而言的。确切地说，中药资源的稀缺性既不是指中药资源是不可再生的或可以耗尽的，也与中药资源的绝对量大小无关，而是在给定的时期内与需求相比，其供给量是相对不足的。就中药资源本身来说，无论是可再生的动植物资源或不可再生的矿物类资源都是有限的，而人类健康及中药产业发展对中药资源的需求则是无限的。

2. 差异性

中药资源的稀缺程度在我国不同地区是不一致的。我国地域辽阔，各地自然条件差异甚大，客观地理位置和气候条件上的差异决定了中药资源分布不均衡的特点。如我国东部季风区域、西北干旱区域和青藏高寒区域之间存在着显著的区域差异，在这些各自不同的自然环境中分布着各具特色的中药资源。

3. 绝对性

资源稀缺的绝对性是指中药资源作为自然资源的一部分，无论资源供给多么丰富，总会有数量、质量、时间、空间、结构、环境容量等方面的限制。事实上，资源短缺是自然系统中各类资源要素的共同属性。随着中医药事业的不断发展和中药现代化、国际化进程的加快，对我国中药资源的数量和质量将会有更多、更高的需求，从这个层面来看，中药资源的短缺是绝对的。

4. 瞬变性

瞬变性是短缺资源在特定经济关系中或特定时点内所表现出来的特性，是指在供给或需求一定的情况下，由于供给或需求强度的变化而导致中药资源相对短缺程度的变化。如2003年我国"非典"期间，市场对板蓝根、金银花等抗病毒中药资源的需求强度瞬间陡然增大，造成了当时此类资源的暂时短缺。

（二）造成中药资源稀缺的原因

1. 药用资源需求量不断增加

随着世界范围内"回归自然"的热潮兴起，天然药物在国际市场上备受青睐，中国医药工业也步入快速发展期，特别是中药工业，发展尤为迅猛。据统计，1985 年后开发的中成药达 8000 多种，目前中国每年药用植物需求量达 80 万吨；2013 年，中药工业总产值为 5065 亿元，较 2002 年的 494 亿元，10 年间增加了 10 多倍。中药资源除了作为中药工业生产原料外，还随着国内大健康产业的发展，成为凉茶、日化品、保健食品的成分与原料。与此同时，国际市场上包括北美、欧洲、东南亚、日本等国家或地区的植物药利用量也逐年增加，我国中药贸易增长迅速。数据显示，2013 年我国中药进出口总额已超过 42 亿美元，成为我国增长最为迅速的外贸品种。在国际天然药物热及中药工业发展的推动下，我国中药资源需求量急剧增加，供求矛盾日益明显。

2. 中药资源过度利用

受生产力发展水平限制，过去中药资源开发利用的广度和深度十分有限。随着科学技术手段日新月异，目前中药资源正以前所未有的速度和规模被开发利用。在强大的经济利益驱动下，人们为满足当前利益对中药资源进行了大量掠夺式采挖和猎捕。这使得很多中药种群更新器官受阻，或更新器官尚未成熟而被采收，种群新个体无法正常补充。

例如，红豆杉在自然条件下生长速度缓慢，再生能力差，中国共有 4 个种和 1 个变种，包括云南红豆杉、东北红豆杉、西藏红豆杉、中国红豆杉和南方红豆杉。20 世纪 90 年代，由于其树皮中含有的昂贵的抗癌物质——紫杉醇被发现，红豆杉资源遭遇掠夺式采挖，导致野生资源存有量锐减；野生甘草在 20 世纪 50 年代蕴藏量达 200 多万吨，而目前还不到 35 万吨，许多地方野生甘草的覆盖率已从 90% 以上降到仅有零星分布。

我国是世界产麝大国，约占世界总产量的 70%。近 10 年来，野生麝数量剧减，20 世纪 60 年代约有 250 万头，而 2000 年左右只剩下 7 万 ~ 8 万头。由于麝香作为高端中成药及保健品原料，具有开窍醒神、消肿止痛、活血散结等功效，国内外需求迅速提升，麝香的供给不断消耗着有限的资源储量。2005 年国家全面禁止猎捕野麝，同时禁止出口天然麝香，并对其收购、价格等实施严格管制。目前，麝香已成为稀缺资源，国家只允许 7 个中成药品种使用，并且不再审批其他新药。可见，以逐利为目的不顾生态的过度采挖和猎捕，必将为资源枯竭埋下隐患，使中药资源陷入"需求–贸易–采捕过度–濒危"的恶性循环。

3. 中药材生态环境破坏或侵占

生态环境是药用生物资源分布和药材质量形成的决定性条件，生境一旦遭到破坏，药用生物的生存将会受到直接威胁。人类社会的经济活动和文明发展对药用生物生存环境的影响和破坏日趋严重，且越来越多地侵占着野生动植物生活的场所。大面积的森林砍伐、烧山和农田垦殖、围湖造田、填湖建房等，破坏了自然环境和天然植被，使生态环境日益恶化，很多药用动植物失去了栖息场所。例如，我国热带地区的树木大量被砍伐，把一些药用植物种类推向灭绝的境地。甘草的锐减就与草地开垦为农田有关。工业化、矿山开发和城市化发展使大面积山林、土地改变了原来面貌，不仅在一定程度上破坏了山林植被，工业污染引起的环境恶化还对药用生物的生存带来了威胁。例如，杭州笕桥和广州石牌地区过去分别为麦冬和广藿香道地药材的栽培基地，现已成为工业区，不仅失去了栽培土地，其特有种质也难觅踪迹。

（三）中药资源稀缺性的表现

1. 资源储量骤减

国际天然药物热给我国中医药事业带来了前所未有的机遇，也给中药资源带来了极大的冲击。随着中药工业的快速发展，国内中药资源消耗速度增加，资源储量骤减。少数需求量大的品种，已丧失休养生息和再生能力，资源可持续利用面临严峻考验。如宁夏主产麻黄的陶乐县，1980年收购麻黄657吨，1991年收购量只有126.5吨，现在已没有野生麻黄草可收购。据普查显示，沉香、血竭、鸡血藤、广豆根等近100种南药资源在国内已近枯竭，由此将导致我国医药产业约1000个品种、上百亿产值损失，并导致与之相关的国家基本药物供给困难，威胁到国民的健康和用药安全。我国作为世界上中药资源最丰富的国家，由于人们对资源合理开发利用认识不足，乱采滥挖、过度开发，加之生境破坏，致使部分动植物资源蕴藏量严重下降，分布范围日趋缩小，有些物种甚至濒临灭绝。

由于中药资源短缺，我国中药资源价格近年来出现大幅波动。根据中国中药协会统计，2007~2013年全国常用的500种药材价格几乎全部上涨，升幅超过100%的品种多达151个。冬虫夏草、阿胶、西洋参、太子参、三七、牛黄等涨幅位居榜首。太子参甚至从21元/千克，上升到205元/千克，板蓝根、三七、补骨脂、桔梗等常用品种升幅也超过500%。中药材的供需失衡及价格剧烈波动给国内医药市场及中药产业的发展带来很多负面影响。

2. 野生资源濒临灭绝

随着经济与社会发展及人类健康需求多元化，动植物药用资源需求的压力与日俱增。我国80%左右的中药材来自野生，其中许多野生动植物药材资源逐渐枯竭，濒危物种急剧增加，如冬虫夏草、川贝母、石斛、甘草、肉苁蓉等。据统计，中国高等植物中有4000~5000种处于濒危或受威胁状态，占全部高等植物数的15%~20%。野生动物药材资源如虎骨、犀牛角、豹骨、羚羊角、麝香、熊胆、甲片、玳瑁甲片等也面临危机。而野生资源的药用价值是刺激物种偷猎与贸易的主要原因。尽管各国已出台各种法律法规和专用标识制度，但市场上非法出售濒危物种药材的情况仍时有发生，濒危药用动物的保护形势不容乐观。

以高鼻羚羊为例，在20世纪90年代，野外数量尚有百万只，而据2006年迁徙物种大会资料显示，全球仅有6万只左右。尤其是具有羚羊角的雄性羚羊，成为盗猎分子的重要目标，现存比例仅有10%，严重影响了羚羊种群的延续。在中国，高鼻羚羊作为国家一级保护动物已经野外灭绝。同样，由于市场需求量巨大，我国野生麝数量从20世纪50年代的250万只下降到20世纪90年代的10万只左右，形势十分严峻。

二、中药资源保护与利用对经济发展方式的影响

中药资源的利用过程既是经济过程，又是自然过程。从生态经济学角度来看，生态过程与经济过程的协调运转是资源最优利用的最本质要求。但经济系统与生态系统各自有着不同的反馈机制。经济系统要求不断加大系统的投入和产出，实现经济增长和发展，因而对生态系统的资源需求是无限的；生态系统要求系统在发展动态中维持平衡，逐步趋向最大的稳定状态，所以稳定的生态系统并不一定是生产力最大的系统。增长型经济系统对自然资源需求的无限性与稳定型生态系统资源供给的有限性之间的矛盾，构成了自然资源利用的基本矛盾。

任何社会经济活动都是依托一定生态系统进行的，而经济活动本身又是人类不断利用自然资源谋求生存与发展的过程。资源保护与经济发展两者既对立又统一。中药资源是医药产业发展的战略性经济资源，其保护与利用关系到医药产业的可持续发展；同时，中药资源作为生态与环境的重要组成，也具有不可替代的生态价值。过度利用中药资源，必然会造成森林锐减，草地退化，水土流失，生物多样性减少，带来严重的生态环境问题，进而严重威胁人类生存及

社会经济的可持续发展。正因为如此，中药资源开发利用，必须充分考虑生态环境的最大承载力（maximum carrying capacity），以及资源补给、再生和增殖的速度，不断进行技术创新，改变粗放式发展方式，提高资源利用效率，同时正确处理资源保护与利用、生态保护与经济发展之间的关系，实现经济、生态和社会效益的统一。

（一）中药资源保护与利用对资源生产方式的影响

1. 中药材种植基地在全国迅速崛起

在多个部委共同推动和扶持下，我国中药材规范化、规模化取得初步进展。铁皮石斛、红花、人参等50余种中药材，80余家企业通过了GAP认证。大品种规模化种植颇具成效，部分中药材连片种植面积达到10万亩以上，如当归、甘草、大黄、金银花等。由于我国土地使用权分散，为实现规模化、规范化种植，企业探索形成了多种合作模式，形成了企业基地、企业+农户基地、企业+合作社（或行业协会）+农户基地等多种规范化种植基地模式。但目前中药材市场80%以上的种植面积是由分散的农户经营的，规模化种植仍是少数。尤其是GAP认证的基地，在整个中药资源里几乎凤毛麟角，目前国内仅有少数品种的小部分药材来自GAP基地。有鉴于此，国家食品药品监督管理总局（CFDA）已于2016年2月发文取消中药材GAP认证，在简政放权的同时，进一步转变监管思路，促使中药生产企业主动肩负起主体责任，对产品生产全过程的质量负责。

2. 种植新技术得到推广应用

不同中药材对生长条件的需求不同，通过种植技术改进可以实现中药增产增收。如梨树套种地丁每亩可多收入2000元，梨树套种射干每亩可多收入5000元。除了增产外，新技术促进了野生药材向家种的转变，有些种子不易萌发的药材，如半夏和石斛通过组织培养实现了无性快繁，现在已经应用于实际生产。一些农业上切实有效的无公害病虫害防治措施，也被引用到中药生产中，如诱杀、生物农药等的应用促进了中药绿色种植的发展。

（二）中药资源保护与利用对资源流通方式的影响

商务部等14个部门《关于促进中医药服务贸易发展的若干意见》中提出，要加快建立以国际市场需求为基础的中药供应保障体系，规范中药生产流通，发展中药现代物流和连锁经营，促进中药生产、流通企业的整合。

1. 传统集散地功能萎缩

集散地交易模式是中药市场发展过程中形成的必然产物，在明清时代最为繁荣。到现代，工业化和信息化导致传统集散地的集散功能衰弱，厂家和产地的直接联系、厂家自建基地等行为都加速了集散地的衰亡。但因为集散地存在着大量熟悉中药市场运作的药材商贩，依然起着中间调节作用。目前，全国保留了17家国家级中药材专业市场（表2-1），其中有一些集散地开始向着种植中心、信息中心的方向转变。如2011年由商务部批准立项的全国中药材指数——"中国·成都中药材指数"，以成都荷花池药材市场1275种代表品种价格为信息，发布价格指数，为政府制定政策、调控市场、引领药材种植和监管等提供依据。

2012年，自全国第一个网上交易平台上线以来，中药材行业电子商务平台强势崛起，交易量快速增长，使得中药材专业市场地位下降，交易萎缩，传统产业"两化融合"成为大势所趋。新流通模式对于增加供需两端收益、减少流通成本、规范标准和净化行业发挥了推动作用。

表 2-1　经国家批准的大型中药材专业市场

编号	专业市场	编号	专业市场
1	安徽亳州中药材交易中心	10	兰州市黄河中药材专业市场
2	河南省禹州中药材专业市场	11	西安万寿路中药材专业市场
3	成都市荷花池药材专业市场	12	湖北省蕲州中药材专业市场
4	河北省安国中药材专业市场	13	湖南省岳阳花板桥中药材市场
5	江西樟树中药材市场	14	湖南省邵东县药材专业市场
6	广州市清平中药材专业市场	15	广西玉林中药材专业市场
7	山东鄄城县舜王城药材市场	16	广东省普宁中药材专业市场
8	重庆市解放路药材专业市场	17	昆明菊花园中药材专业市场
9	哈尔滨三棵树药材专业市场			

2. 大型流通企业兴起

规范化促使一些大型中药饮片企业诞生，如九州通集团打造安国现代医药物流配送中心和亳州现代中药物流园，中国南京同仁堂·绿金在线中药材交易中心也是较早的专业中药材电子交易中心。中药流通巨头康美药业也收购了亳州中药材交易市场，欲打造世界上最大的一站式中药材集散总部。大型流通企业的兴起有助于改变中药材传统落后的流通方式，提高中药材物流的集约化和规模化，加速中药现代流通体系的建立，并从流通的组织方式、仓储物流设施建设、养护技术、管理法规与相关标准等方面实现中药材流通的根本性变革，推动中药材产业健康持续发展。

例如，为防止药材发霉生虫，延长存储时间，个体农户、收购大户等常对药材违规使用硫黄熏蒸，从而导致流通企业收购的药材中二氧化硫残留与超标。大型中药饮片企业的形成，不仅可以提高经营集中度，加速中药材集散，同时也能促进气调养护技术、低温养护技术等存储养护新技术的引进与推广，防止外源性有害物质污染药材，改变中药流通中的这一顽疾。

第三节　生态环境恶化的经济发展问题

一、生态环境恶化的表现

生态环境是影响人类生存与发展的自然资源与环境状况的总称，一般包括水资源（水环境）、土地资源（土地环境）、生物资源（生物环境）及气候资源（气候环境）。近年来，人类对自然资源不合理的开发和利用，破坏了自然环境和生态平衡，造成污染，甚至引发了资源耗竭、生物物种的减少等问题的出现，生态环境不断恶化。

1. 土地资源

土地资源指的是地球表面的陆地部分，由土壤、地貌、岩石、植被和水文等因素组成。土地是地球陆地表面各种自然要素组成的综合体，是人类赖以生存的立足之地，是人类生态系统物质的供应者和能量调节者。土地在社会生产中，特别是在农业生产中起着重要的作用。

但也正因为土地作为农业生产的基本要素，伴随着人口增长对粮食需求的不断扩大，过分开垦、过分农耕日益严重，滥砍滥伐，直接导致了森林和湿地的锐减；过度放牧更使得草场退化，水土流失的问题不断恶化，土壤肥力下降。而时刻发生着的侵蚀作用，在土地失去植被的覆盖后，更可能引发泥石流、山体滑坡等自然灾害，为人类的生活埋下隐患，带来不可估量的损失。

同时，水土流失也加速了其他失衡问题的突显，如土地沙漠化。根据有关的野外调查和遥感监测结果，在 20 世纪 50 年代至 70 年代中期，中国北方地区已经沙漠化的土地面积有 17.60 万 km^2，并以每年 $1560km^2$ 的速度发展，且一直处于加速发展的态势。2010 年，中国北方沙漠化土地达到了 37.59 万 km^2，其中轻度沙漠化土地 $12.71km^2$，占沙漠化土地面积的 33.80%；中度沙漠化土地 8.58 万 km^2，占 22.84%；重度沙漠化土地 8.33 万 km^2，占 22.16%；严重沙漠化土地 7.97 万 km^2，占 21.21%。我国的沙漠化土地面积大，分布范围广，发展程度高，扩展速度快，充分显示出我国沙漠化问题及其发展态势的严重性。沙漠化导致的交通路线阻塞、中断，水利工程中的泥沙沉积，以及可利用土地资源的丧失、土地生产潜力的衰退和土地生产水平的下降，均为经济生活建设和发展带来不可估量的损失。工业污染导致的土地污染，更进一步加剧了土地质量的退化，甚至对人类身体健康产生危害。

2. 森林资源

森林是以乔木为主体，乔、灌、草多种类植物和动物、微生物群集的共生相结合的，与其相应的水、土、气资源共处于同一空间范围的自然资源综合体。作为可再生资源，森林为人类提供木材、燃料等基本生活物质；作为环境与介质，森林生态系统提供的各种生态服务直接或间接地施惠于人类，如人类适宜的生境、涵养水源、保持水土等。

虽然我国森林资源绝对量大，但人均占有量小。森林覆盖率仅相当于世界平均水平（29.60%）的 61.52%，位于 139 位；人均森林面积（0.15hm²）相当于世界平均水平的 22.00%；人均森林蓄积（10.15m³）只有世界平均水平的 14.58%。森林质量总体偏低，树龄结构也呈低龄化，森林资源地域分布很不均衡。

人类对森林资源掠夺性消费的倾向，尤其是在经济起飞阶段，森林资源被过度消费，不仅对资源产生耗竭性破坏，而且由此引发的水土流失、旱涝灾害及生物多样性损失降低了森林生态系统的生态服务价值，加剧了全球气候变暖，直接危及社会经济系统的发展与安全。

3. 气候资源

气候系统包括大气、海洋、大陆、冰雪圈与生物圈等成分及其相互作用。气候资源失衡恶化的问题，除了温室效应、全球气候变暖，以及变暖带来的两极冰川融化，海平面不断上升、臭氧层变稀薄、出现空洞，还有近几年来频发的灾害，如干旱、暴雨洪涝、台风、冰雹、高温、雪灾、低温冻害、沙尘暴、地震等。

不仅是极端天气和自然灾害，近年来空气质量问题也备受媒体和民众瞩目，大气污染是一个全球性的共同问题，世界上大多数国家都存在较严重的大气污染问题。大气污染对人的健康和生活环境的危害与不良影响，尤其是对人呼吸系统的危害，是长期性的和非显著性的，甚至可能造成人体的免疫力下降或使人体的某些器官发生癌变等。同时，大气污染也会造成自然系统的功能衰退，引发酸雨和城市的热岛效应等问题。

4. 水资源

水是自然界生命系统不可缺少的要素，是地球上宝贵的自然资源，自然界一切生物都不能离开水而生存。伴随着社会经济的快速发展和全球气候变化的影响，我国乃至全球均面临着越来越紧迫的水资源问题的挑战。

　　就我国而言，人均水资源量少，时空分布不均匀，配置难度大；同时，水资源短缺及利用率低，供需矛盾突出，这些都是已经长期存在于生产生活中的问题。不仅如此，全球变暖和人类活动使我国原本就脆弱的水资源现状雪上加霜，污染和过度开采导致的水质和环境恶化对我国水资源安全的影响非常严重。目前，全国多数河流湖泊都存在不同程度的水污染情况，水污染从局部河段到区域和流域，从地表水到地下水，从单一污染到复合污染，水污染的扩展速度加快，水污染和水环境破坏程度加重，危及水资源的可持续利用，成为当前我国水危机中最严重、最紧迫的问题。

　　水质恶化不仅引起海洋捕捞量减少、农产量下降、土地质量受损害、农副产品生产的产量和品质降低，还直接威胁着人类的生命安全。据世界卫生组织（WHO）的调查，在发展中国家每5个人中就有3个人缺乏干净的饮用水，每年大约有1000万人死于饮水不干净而引起的各种疾病。

5. 生物资源

　　生命系统的中心内容之一是生物多样性，它与人类的生活和福利密切相关，不仅给人类提供了丰富的食物、药物资源，而且在保持水土、调节气候、维持自然平衡等方面起着不可替代的作用，表现为经济效益、生态效益和社会效益三者的高度统一，是人类社会可持续发展的生存支持系统。

　　但由于人类活动的加剧，物种灭绝的速度不断加快。在过去的2亿年中，自然界每27年就有1种植物物种从地球上消失，每世纪有90多种脊椎动物灭绝；而在过去的几百年中，人类造成的物种灭绝速度比地球历史上的参照速度增长了1000倍还多。无法再现的基因、物种和生态系统正以人类历史上前所未有的速度消失。早在2004年，世界自然保护联盟（IUCN）发布的"2004年濒危物种红色名录"就表明，全球有1/3的两栖类动物、1/2以上的龟类、1/8的鸟类和1/4的哺乳动物正面临生存威胁，15 000多个物种正在消失。在1970～2000年间，内陆水域物种数下降了约50%，而海洋和陆栖物种数下降了约30%；在过去20年中，高等生物类群中有12%～52%的物种面临灭绝的危险。

　　生物入侵现象的产生，打乱了当地天然的生态链，对生态环境的平衡造成损失，且难以被根除解决。

二、生态环境恶化的规律

　　生态环境的恶化不是一夜之间就到了如今这个程度的，是各种问题慢慢累积，量变质变，不断发展而成的。生态环境的恶化也是有规律可循的。

1. 生态环境恶化涉及的范围越来越大

　　生态环境的恶化最初显现和为人重视发生在20世纪40年代末至50年代初，当时的问题主要集中在有限自然资源方面，具体表现为人类活动对于不可再生资源的耗费巨大，以及将土地作为稀缺资源用于农业生产，所得粮食的增长却不能满足人类需要。

　　人类社会的发展和进步日新月异，生态环境的恶化问题不仅仅只存在于有限的自然资源，生产力水平的提高是一把双刃剑。生态环境的恶化问题在原先的基础上，又增加了人类生产和消费的副产品。这些副产品使用带来的化学污染，为人类文明辉煌成就深埋祸根，生态环境的恶化扩展到了原先被认为可以不断再生的自然资源上——空气、水。

随着人类活动范围的不断扩大，科技水平飞速提升，空气、土地和水等生态环境基础资源被不断破坏和污染，酸雨、气候变化异常、臭氧层被破坏等全球性的环境问题渐渐出现。

如今，生态系统破坏导致的动植物物种减少、生物多样性消失等更是受到普遍关注的问题，环境污染可能导致的生物性病理变化也被人们担忧。

2. 生态环境恶化的危害程度越发严重

从上文中生态环境恶化的发展表现不难看出，不仅是涉及的领域和范围越来越大，其引发危害的程度也越来越高。初期只是人类温饱与经济发展的资源枯竭问题，后来渐渐蔓延到了人类赖以生存的资源方面。如果这些都可以被理解成外部环境的恶化，可以通过进行局部的治理整顿得到改善。那么进一步引发的全球性的环境问题，以及目前备受关注的涉及生物物种和生物性病理问题，都是被破坏的自然资源共同作用发生的质变问题，甚至将从生物链和生物内部对生态环境造成难以弥补的损失，是绝不可能靠单纯改善某一个方面而得以解决的。

3. 生态环境恶化程度随着人类改造自然能力的增强而增强

在科技水平低下的时期，因为人口稀少，所以人类开发利用资源的能力低下，范围、规模和深度也十分有限，仅仅只是对自然资源的适应、利用和索取。人力所利用的资源，也会通过自然生态系统的运转渐渐回复和再生。

人口增长到一定程度后，生产力水平提高，对资源需求量的大大增加，迫使人类对资源过度开发和掠夺性利用，才会引发有限资源的枯竭问题。科技革命后，人口有增无减，生产水平大幅度提高，改造自然的能力有了长足的进步，工业化的消极后果就是对生态环境的破坏。工业化程度越高，对生态系统内资源的索取越大，人类改造自然的能力随着生产力水平的提高，为满足社会发展进一步开发资源，产出的工业化副产品被消费使用，又会进一步污染生态环境，形成恶性循环。

三、生态环境恶化的经济原因

造成生态环境恶化的原因很多，如历史原因、经济原因、社会原因、文化原因等。其中起主导作用的是经济原因，具体有以下几个方面：

1. 人口增长过快，自然资源超载

人口因素对生态自然环境造成压力，主要包括两个方面的原因，一是宏观上的人口压力，二是移民带来的人口膨胀。人口增长速度过快，超过了自然资源自身的恢复时间，然而为了生存和发展，人类不能停下对自然资源的索取和消费。与此同时，长期且快速增加的人口数量，更加重了自然资源的负荷，甚至超载。生态资源被破坏，如珍稀动植物资源的消退与消逝，继而导致了生态环境的破坏，出现如河口淤积、地下水位下降、荒漠化、城市热岛等生态问题。

随着历史的发展，战争、地域发展差距大等历史、社会原因带来的移民现象，加重了人口分布不均，局部地区人口爆棚的问题，从而也导致了局部生态环境的破坏，污染严重。

2. 工业化进程的推进使生态环境产生压力

人类舒适的生活离不开工业的支持，工业水平进程的推进虽为生活带来了便利，但也确是以资源的堆砌消耗及一些传统要素的比较优势为代价得到的。随着工业化水平越来越高，原先支撑工业增长的资源、土地和劳动力的低成本比较优势开始减弱，重化工业粗放发展，产业结构的不合理及呈现扩大趋势的产能过剩问题与能源和生态环境的矛盾突出。

3. 落后的经济发展方式与生态环境间存在冲突

经济发展方式分为两个类型，一个是注重依靠生产要素投入增长来推动经济发展的方式，称为粗放型经济发展方式，也叫外延性或数量性经济发展方式；另一种是基于提高生产要素的使用质量来推动经济发展的方式，称为集约型发展方式，也叫内涵性或质量性经济发展方式。粗放型经济发展方式过度追求经济增长效应而忽视了对资源环境的保护，对未来的经济发展产生了严重的制约。

四、生态环境恶化对中医药的影响

中国是世界上最负盛名的中药材产地，历史悠久深远，种类缤纷繁多，但在世界天然药物市场的占有份额却很低。制约和影响中药在国际市场上竞争力的原因主要是中药药源种质质量，重金属与农药残留，以及成分稳定性、可追溯性差等，使得中药资源重要的"质"和"量"均不能满足国际标准的要求。中药材的生存和发展与温度、光照、水分关系密切，又受地貌、土壤的制约，故而不难看出中药质量存在问题，生态环境恶化与污染问题正是罪魁祸首。

环境污染对中药材资源的影响主要表现在以下几个方面：

1. 野生药材物种减少

随着工业的发展，煤炭、石油、化工燃料的大量使用，污染日趋严重，水资源短缺且水质不断下降，水土流失严重，土地质量退化，气候异常，极端天气和自然灾害频频发生。这些都加剧了生物资源的恶化，生物多样性不断受到侵害，许多珍贵的动植物濒临或已经灭绝。

早在 1960～1990 年间，全球就已经丧失了 4.15 亿 km^2 的热带森林，亚洲同期损失了大约 1/3 的热带森林，大量生长于热带雨林中的珍稀药材由此而受到威胁。由于大量工业废水、城市生活污水和农业废水的污染，大量有机物和营养盐排入海洋，破坏了海洋正常的氮氧平衡，使海水富营养化加重，加上石油的污染、重金属的污染，使大量珍贵的海洋药物资源受到破坏，部分药用鱼类死亡、药用贝类中毒，而大量具有降血压、抗癌、抗神经错乱、抗病毒作用的海洋无脊椎药用动物濒临灭绝的边缘。

2. 药材品种变异

中药作为动植物存在，生态环境是控制单味中药功效发挥方向的因素之一，品种及产地决定了单味中药的不同偏性，即质不同则性不同，从而影响其"体"，则其"用"必然受到影响，进而影响其功效的发挥。

由于大量石化燃料的使用、机动车尾气的排放，空气中二氧化碳、氟利昂、甲烷等温室气体的含量迅速增加，导致全球气候变暖，臭氧层被破坏，海平面上升，洪涝、干旱加剧，自然生态系统在较短的时间内发生了较大的变化。一些对气温、光照、降雨量等气候条件比较敏感的中药材品种正在逐渐发生变异，如生长于高寒地带的消炎药雪乌、降压药雪茶、止血药雪三七及壮阳药雪莲花等。而大量生长于高原、草原上的野生宝贵药材品种也因气候的变化而逐渐变异，如锁阳、肉苁蓉、兰花龙胆、冬虫夏草、贝母、大黄、羌活等。

3. 药材质量下降，有效成分含量降低

由于大气污染、臭氧层被破坏而导致气候变化异常。大量的药材因为气温、降雨量、光照时间与强度等条件的改变而使生长周期发生变化，原本蕴含的各种化学成分的生物合成受到抑制，导致如生物碱、黄酮、蒽醌、香豆素、强心苷、皂苷、挥发油等各类有效成分含量降低。

因二氧化硫的污染而形成的酸雨则直接损害药材的新生叶芽，使药材中蛋白质、多糖类成分含量下降。

4. 药材中有害物质残留增加

随着生态环境被破坏，水资源、土地资源安全都面临着严峻的考验。然而，环境问题是牵一发而动全身的。随着水资源的恶化，不论是淡水还是海洋中的水生生物，都难逃被污染的厄运。而污染的有害物质随着生物富集和生物积累的过程，危险的程度也沿着生物链不断提高，一旦被人类使用，可能引发疾病，甚至威胁人类的生命安全。

例如，中药中常用的瓦楞子即为毛蚶和泥蚶的贝壳，《医林纂要》有"破癥瘕，攻瘰疬"的相关记载，其功效软坚散结为中医临床常用之药，但是由于毛蚶对重金属物质的富集能力，就有可能通过药品链将有害物质介入人体，导致治疗无效或病情加重。

由被污染的土壤种植出的植物本草，不仅能导致药材变异，功效不再，更可能由于吸收了污染有害物质，产生致癌等危害人体的反作用。最典型的莫过于日本的"骨痛病事件"，因为食用了从镉含量超标的土地中长出的粮食，使镉在人体中累积，由于镉影响肾功能、增加钙质排出，形成骨质软化、骨骼变形，最后导致易骨折现象的发生。

中医药的一切发展都需要大量优质高效的中药材资源作为基础来支持，而严峻的生态环境问题却成为阻碍中药进步发展的绊脚石。为了人类的健康，为了中医药事业的发展，保护环境，维护生态平衡已经刻不容缓。

第三章　经济效率与中药资源配置原理

第一节　经济效率与中药资源的最优配置

自然资源和环境经济学主要研究市场对自然资源和环境资源的经济学配置问题，并确定和评价人类经济活动需求与自然资源供给、环境保护的协调，以及可能的解决这些问题的方法。经济效率是评价资源配置效果的一种重要指标，经济效率通常是指能够使用货币衡量的投入产出之比，指在一定的经济成本的基础上所获得的经济收益。将经济效率用于中药资源的配置，目标是实现最优资源配置。以资源配置效率作为社会公共政策评价的标准，将价格、资源可得性、环境偏好及生产技术联系起来，人类为了能够可持续发展，以获得整个社会长期的最大经济福利，就需要运用帕累托最优、帕累托改进、代际经济效率、社会产品最大价值等，来综合衡量社会经济活动。

最大经济福利是指社会能够追求的最高的经济目标。这是社会在已知的资源基础、生产技术及社会成员的嗜好与偏爱等条件下所能达到的最富裕状况。

社会福利必然与经济效率有关，因为一个社会不可能在低效率的情况下达到最大的经济福利，但是经济效率不能充分保证最大的社会福利，因为经济效率不能非常有效地处理经济活动的资源和报酬分配问题，也就是谁得到这些资源和报酬的问题。所以有意义的社会福利概念必须涉及分配问题。

中医药资源分配不仅涉及同一时代人的问题，而且涉及代际之间的资源配置问题。相对于人类的健康需求，中药资源总是稀缺的，需要研究代际经济效率。

中药资源的代际经济效率与代际资源密切相关，因为资源与环境中的许多内容都是跨期决策的，涉及一代又一代人，今天所做的决策将影响未来可获得的消费和生产的可能性，因此在决策分析中需考虑代际时间的因素。

从最大社会福利分析，其目标函数是社会福利函数，约束条件包括每个人的效用函数、生产函数和资源禀赋。而帕累托最优是指在技术和资源禀赋一定的条件下，同时假定其他人的效用水平为参数，对剩下的一个人的效用进行最大化，目标函数是一个人的效用函数，约束条件包括其他人的效用为既定。可见，社会福利函数最大化的约束条件是帕累托最优决策的约束条件的一个子集。从而其得出的社会福利最大化点也是帕累托最优点的一个子集。由此，社会福利最大化是全局最优，是全局性的经济效率概念，而帕累托最优知识是局部经济效率概念。

一、经 济 效 率

对效率这个词可能会有各种解释。有些人把效率简单地说成是"做好工作"，而根本不问这项工作是否值得做。有些人把效率说成是"最大的产出"，或者稍微精确一些，说成是"某些已经投入的最大产出",或"一定产出水平的最低成本"。经济学关于效率的概念主要指投入-产出比例关系。在任何时点上,一个经济系统将获得特定数量的一系列生产资源。个人对于这些资源可能生产的各种商品有所偏好。资源的配置描述了生产什么商品,在这些商品的生产中运用哪种投入品组合,以及如何在个人间分配这些产品。本书里效率是指资源配置效率,即帕累托效率。帕累托效率(因经济学家和哲学家帕累托而得名)是一个完全效率的概念,指的是生产、贸易和消费都高效率地组织在一个总的系统之中,构造一个简单的经济模型。我们将推导出帕累托效率和最大社会福利的必要条件和充分条件。

(一) 静态经济效率

考虑一个私人拥有所有资源的经济。资源的所有权界定着使用资源的权利及谁有权从资源使用中获益。所有权模式可被称为财产权的最初分配,或者简称为初分配。对于某些特定的初分配,如果不使至少一个处境更糟就不可能使另一个或更多人处境改善的话,那么资源配置被认为是富有效率的。相反,如果有可能不使其他任何人处境恶化而改善某个人的处境的话,那么资源配置不是富有效率的。这是一种理想状态,如果放松一下条件,对于某种资源配置,使一个或更多人增益而不使其他人受损被认为是帕累托改进。

为了使所有资源配置都是有效率的要满足什么条件呢?为了回答这个问题,我们把这个问题层层剥离,直至其最本质部分。我们的经济系统由两个人组成(A 和 B);生产出两种商品(X 和 Y);每种商品的生产使用两种投入品(K 和 L),每种投入品可获得数量是固定的。我们做出两个本章随后将加以解释的假设。首先,消费和生产中都不存在外部性;大致说来,这意味着任何人的消费或生产行为对另一个人都不具有无偿影响。其次,X 和 Y 是私人(而非公共)物品。

设 U 表示个人的总效用,它只依他或她所消费的效量而定。那么,我们能够以方程3-1所示的形式写出 A 和 B 的效用函数 c。

$$U^A = U^A (X^A, Y^A)$$
$$U^B = U^B (X^B, Y^B) \qquad (3\text{-}1)$$

A 所享有的总效用(U^A)依他或她所消费的两种商品而定,对于 B 的效用也是如此。

然后,我们假设所生产的商品 X 的数量只是依生产 X 所使用的两种投入品 K 和 L 的数量而定,且所生产的 Y 的数量只是依生产 Y 所使用的两种投入品 K 和 L 的数量而定。接着,我们能够以方程3-2所示的形式写出两个生产函数。

$$X = X (K^X, L^X)$$
$$Y = Y (K^Y, L^Y) \qquad (3\text{-}2)$$

最后,我们规定一些其他标记。A 由商品 X 的消费而来的边际效用表示为 U_X^A,也就是 $U_X^A = \partial U^A / \partial X^A$ 在商品 Y 的生产中投入品 L 的边际产出表示为 MP_L^Y;也就是 $MP_L^Y = \partial Y / \partial L^Y$。同样的标记适用于其他3个边际效用和边际产出。现在我们能够规定并解释在任何时点上资源有效配置所必须满足的3个条件。

1. 消费效率

消费效率要求商品 X 和 Y 的边际效用的比率对每个消费者都是同样的,那就是

$$\frac{U_X^A}{U_Y^A} = \frac{U_X^B}{U_Y^B} \qquad (3\text{-}3)$$

如果这个条件不满足,那么两个消费者可以用两个人都获益的方式交换多余商品。例如,

假设边际效用的比率如下

$$\left(\frac{6}{3}\right)^A \neq \left(\frac{2}{4}\right)^B$$

对于 A，X 的边际价值是 Y 的 2 倍，对 B 而言，X 的价值只是 Y 的一半。显然，如果 A 以一个单位的 Y 向 B 交换一个单位的 X，部将获益；每个人将要放弃的是被认定为只有所获得之物一半价值的东西。帕累托改进是可能的，因而最初的状态不可能是富有效率的。相互不可能获益的唯一情形是边际效用之比相等。

2. 生产效率

现在转向经济系统的生产一侧，回想一下我们考虑的有两种投入品，L 和 K 的经济系统。（通过方程式 3-2 的生产函数）L 和 K 可被用于生产商品 X 和 Y，生产效率要求，在两种商品的生产中，每种输入 M 品边际产出的比率是同样的。也就是

$$\frac{MP_L^X}{MP_K^X} = \frac{MP_L^Y}{MP_K^Y} \tag{3-4}$$

如果这个条件不满足的话，那么生产者有可能以某些 K 交换某些 L，从而，同样的投入品总量能使两种商品的总产量都增加，所以资源配置必定是缺乏效率的。

3. 混合生产效率

经济效率所必需的最后条件是混合生产效率。这要求

$$\frac{U_X}{U_Y} = \frac{MP_K^Y}{MP_K^X} \tag{3-5}$$

这个条件作何解释呢？左侧的项是 X 和 Y 的边际效用之比。我们省略了这指的是哪个人，从方程 3-3 可知，如果配置是有效率的话，那么两个人 X 和 Y 的边际效用之比是同样的。它可被解释为所有消费者对两种商品的相对边际评价；它给出了消费者愿意以 Y 的余额交换 X 的条件。方程 3-5 右侧的项是两种商品，X 和 Y 的生产中资本的边际产出之比。它显示出在一个单位的资本的使用中，为了 X 的单位数而牺牲掉的 Y 的单位数。

因此，混合生产效率要求消费者以一种商品评价另一种商品的比率，等于生产中该种商品相对于另一种商品的机会成本。如果这个条件不满足的话，投入品将被重新配置，形成替代的产品结构。这样的配置方式使每个消费者都得到更高的总效用，因此帕累托改进成为可能。

我们可以依照劳动的边际产出来写方程 3-5 的右侧而不改变该条件的本质。为了理解这一点，方程 3-4 可被重新整理为：

$$\frac{MP_L^Y}{MP_L^X} = \frac{MP_K^Y}{MP_K^X}$$

因此，倘若生产效率（方程式 5-4）得以满足，在方程 5-5 的右侧，我们有相对的资本边际产出还是劳动边际产出（或两者皆有）都是无关紧要的。

如果方程式 3-3、3-4 和 3-5 给出的条件同时被满足的话，经济系统实现了对资源充分有效的静态配置。此外，我们所处理的是只有两个人和两种商品的经济，这也是无关紧要的。其结果易于扩展到有许多投入品、许多商品和许多个人的经济系统。唯一的差异将是尽可能地就 3 个效率条件进行配对比较，而将结果写出来将是更为冗长乏味的。

（二）资源的有效配置不是唯一的

通常，有许多有效的资源配置。为了理解这一推断，回想一下我们曾讨论的有着一个特定

财产权最初分配的经济系统。了解了最初分配和所有相关的效用和生产函数后，我们有可能设计出这种情况下有效的资源配置。解决之策将告诉我们生产多少商品，在不同产品间如何分配投入品，以及每个人将得到多少商品。

如果除了产权的最初配置有所差异以外其他都一样的话，那会怎么样呢？重复上述做法，人们将得到一个不同的有效配置。所生产的商品数量不同、投入品将以另外的方式配置，每个人所得到的商品数量将会改变。对于每一种可能的财产权的最初配置，有一个相应的资源有效配置。

运用图3-1所示的效率可能性边界的概念可将这一观点描述出来，效用可能性边界的形状依效用和生产函数的特定形式而定。因此图3-1所描述的仅仅是一种可能性。然而，人们总是期望效用可能性边界如图所示，一般是向外弯成弓形。边界上的每一点都是资源的有效配置，满足3个必要条件。边界上的每一点也描述了两个人所享有的特定的一对效用水平。如果一个经济系统打算有效地配置资源的话，那么它在边界上所处的位置将由对生产资源财产权的最初配置而定。

利用这个信息，从社会的角度看，有可能指出边界上哪一点是最优的吗？这是不可能的，理由无非是经济效率的标准没有提供任何进行代际比较基础。总而言之，从社会的角度看，效率没有给我们判断哪种配置是最佳的标准。

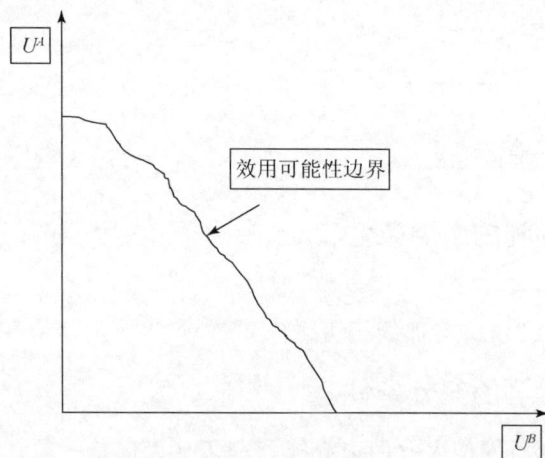

图3-1　效用可能性边界

二、社会福利函数与最优资源配置

萨缪尔森–伯格森建立了社会福利函数概念（因20世纪的两位著名的经济学家而得名）。考虑函数 $W=w(U_1, U_2)$，这里 W 等于社会福利，人们称这个函数为社会福利函数（SWF），W 被表示为 U_1 和 U_2 的函数，也就是消费者1和消费者2享用的效用水平的函数。这样一种函数存在效用的一致意见，同时也假定这一函数能够表示出这一种意见。社会福利函数与个人效用函数相似，不过它是关于社会的。正如从个人的效用函数能够得出无差异曲线图，从社会福利函数也可以得出社会无差异曲线图（图3-2）。

一条社会无差异曲线就是产生相同社会福利水平的消费者1和消费者2的效用水平所有可

　　能的组合轨迹。社会无差异曲线图是用效用轴表示的。图 3-2 中的社会无差异曲线图说明，其偏好用无差异曲线来表示的社会，对它的成员之间的福利平等性比较小的偏好：为了补偿穷人相对少的福利减少量，富人的福利将迅速地增加。

　　大效用边界线也是用效用空间表示的，因此有可能把社会无差异曲线图叠加到大效用边界线上去，如图 3-3 所示。最高的那条可行的社会无差异曲线正好与大效用边界线相切的那个切点就是至福点——最大社会福利点。至福点是帕累托高效率的，因为它在大效用边界线上。在大效用边界线上的所有帕累托高效率点中，它是最理想的，因为它代表了最大社会福利的最可能水平。

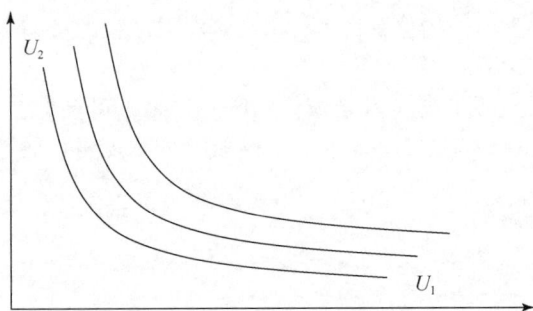

图 3-2　社会无差异曲线图

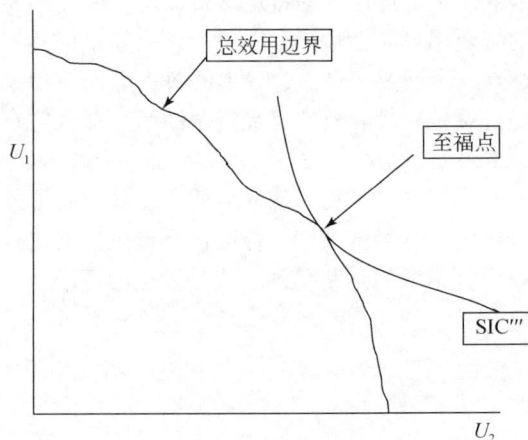

图 3-3　社会福利的最大化

（一）最大社会福利的必要条件

（1）帕累托高效率状态。

（2）大效用边界与社会无差异曲线相切。

（二）最大社会福利的充分条件

　　最大社会福利的充分条件是大效用边界线和一条（仅仅是一条）社会无差异曲线相切。帕累托效率意味着大效用边界线虽然不是绝对光滑的，但是一般来说是凹向原点的。社会无差异曲线是一条光滑的曲线，但是它并没有必然的原因要凸向原点。凸性表示社会十分注意避免过分地剥夺它的任何成员。然而也可能有些社会并没有注意到这方面的问题，因而社会无差异曲线有可能是一条直线，或者甚至是一条凹向原点的曲线。但是，如果社会无差异曲线和大效用边界线的形状可以保证它们之间只有一个唯一的、真正的切点的话，就可以使充分条件得到满足。

　　社会无差异曲线和社会福利函数，只有在社会对应该在它的成员之间如何分配经济福利能够达成一致意见的某些约束力很强的假设下才能存在。所以，应该注意，最大社会福利的充分条件要求社会福利函数存在。

（三）社会福利函数的存在

　　社会福利函数是一种精确地表示关于经济福利（也可以称为效用）应该如何在社会的那

个成员之间进行分配的社会偏好的数学关系。这样一种社会偏好怎样确定呢？

有些人可能对经济活动的报偿应该怎样分配已经形成了个人看法。不过，这些个人的意见之间很可能有很大的差别。即使是那些对分配已形成个人看法的人们，对于将要使他们自己受到损失而使其他人得到好处的事件，一般来说也很可能采取不那么超然的态度。由于这些原因，我们不能指望可以根据人们的一致意见自发地形成社会福利函数。

或许一个独裁者可以为社会规定一个社会福利函数，不过这种解决办法，对于所有那些坚持信奉个人应保持最低限度尊严的人们来说，是不能满意的。此外，这种办法也是不现实的，因为单独一个独裁者没有能力把他选定的社会福利函数强加给每一个人。现实世界的"独裁者"，在做出决策时，并不是不受其他人的愿望的限制；一般来说，他们是利用几个强有力的集团的明确支持和"沉默的多数"的默许进行统治的；凡是失去这些支持基础的"独裁者"，一般都是在短暂的统治之后便遭到长期放远，或者运气更坏一些，遭到杀戮。

由于我们不能指望根据"一致意见"形成社会福利函数，同时我们也不能接受（因为道德上或者实际上的原因）独裁者强加的社会福利函数，因此，我们必须探究出一些方法，利用这些方法可以多少比较民主地确立意见基本一致的社会福利函数概念。

虽然各种各样的政治和行政机构在裁定互相竞争的个人、集团和哲学的不同主张时有不同程度的效果，但是，社会福利函数根据这种办法似乎是无法确定的。

如果一个社会科学家，利用精心设计的问题单和经受过考验的方法检验人们看法的标准，打算不采用政治的方法而是根据民意测验估计出社会福利函数的话，那他是不可能成功的。首先，他必须收集和分析大量的数据，这还是一个相对较小的问题。他的主要问题是，为了把互相抵触的个人观察资料强行纳入社会福利函数的形式中，他必须发明一整套规则以做出各种各样的权衡考虑。但是要这样解决问题的话，就必然陷入自相矛盾的境地，因为这种分析方法等于事先假定了他所要得到的社会福利函数。

肯尼思·阿罗是诺贝尔奖金获得者，他对某些人行为的理解表明，社会福利函数不可能在民主社会中存在的命题提出了一种十分有趣的严格的数学证明。阿罗首先假定有一种称为宪法的决策规则，对任何问题应用这种规则时总能产生始终一致的答案。接着他推论说，民主政治能够接受的任何宪法都应满足几个条件：①它必须与个人的理性一致；②个人的理性必须变成集体的理性（例如，如果一组可能方案中的任何一个在某一个人的评价顺序中上升同时又不在其他任何人的评价顺序中下降的话，这一方案应该在社会的评价顺序中上升，至少不应该下降）；③无论是个人偏好或是集体偏好，它们的排列顺序都不应受无关方案（即不是必须从中做出选择的机会组中的方案）的影响；④社会偏好的次序不应该在社会之外决定；⑤任何人都不是独裁者（独裁者被定义为这样一个人，不管任何别人的偏好是什么，他的偏好次序总是社会的偏好次序）。

阿罗利用一个非常简单的，三个人（个人1，2和3）对三种不同方案（A，B和C）进行偏好次序排列的分析表明，民主的投票表决的方法不能产生一个永远不违反所有五个条件的决策规则。

假定这三个人具有下列偏好次序（排在前面的是比较喜爱的方案）：

个人1：A B C
个人2：B C A
个人3：C A B

简单多数的投票表决将产生下列结果，二比一的多数认为 A 比 B 更令人喜爱；同样的多数认为 B 比 C 更令人喜爱；同样的多数也认为 C 比 A 更令人喜爱。于是就产生了 ABAC 这样一个社会的偏爱次序，这显然违反了理性条件。如果 A 比 B 更令人喜爱，B 又比 C 更令人喜爱，C 怎么可能比 A 更令人喜爱呢？

阿罗的"不可能定理"，由于下述两方面的原因，经常引起争论。

第一，有些人对于宪法这个概念提出了疑问。一个社会或许有可能在社会福利的含义方面取得切实可行的一致意见而又不必满足宪法的严格标准。经济学家保罗·萨缪尔森坚持认为阿罗关于宪法的逻辑与社会福利函数根本不是一回事。

第二，很多人对于阿罗要求的条件有不少疑问。一个合理的社会决策规则是否必须满足所有这些条件，关于这个问题虽然已有 30 多年的争论，但是必须注意，阿罗定理已经有了很多新的和更加复杂的翻版，其中每一个都省略了阿罗的一个条件。

很多分析家把注意力集中在表决程序上，他们设计了一些不同的方法，以便找出能够避免阿罗反论的投票程序。有些人已经证明，在可能方案的数目很大、投票表决的参加人数很多的情况下，阿罗反论是难得出现的。另外一些人证明，只要几乎每一个人都用基本相同的客观尺度来表示这些不同的方案（例如，高度用英尺表示，成本用美元表示），即使每个人对于这些方案有极不相同的偏好，阿罗所说的那种反论情况也不会出现。另外一些理论分析也已证明，在现实世界的政治决策方法中普遍存在的投票策略（如投票交易和以博弈理论为基础的投票策略）都可以成功地避免阿罗反论的情况。

虽然阿罗定理和最近发展起来的大量更加专门的不可能定理在逻辑上给人的印象是很深刻的，但是，这类定理并不一定能最终证明社会福利函数不存在。

虽然学者们可以对社会福利函数是否存在继续争论下去，但是，确实没有个一人能严格地、言之成理地宣称他精确地了解任何一个社会的社会福利函数。

对最大社会福利原理的研究来说，社会福利函数是一个有用的工具，但是社会微观经济学家无法利用社会福利函数对实际的经济问题做出定量分析。

第二节　中药资源有效配置原理

一、中药产业市场特征与静态效率

中药产业是严重依赖于中药资源质量和数量产出的特殊产业，由于其投入要素是天然生长的资源，导致数量有限、质量不稳。中药资源的这种特殊性要求产业链比较长，从野生资源采集、保护，野生资源驯化、种质资源培育、种植、养护、采挖，到加工炮制生产，再到制药企业生产形成一个很长的产业链。

随着社会经济发展和人民生活水平的提高，中药制药由治病产品生产逐渐转变为防病治病产品生产，中药产业已经逐步发展为食品、保健品、药品、药用日用品、化妆品及衍生出的药疗服务业。从运行过程来看，中药产业贯穿多个领域，有众多部门参与其中，使得中药产业表现出明显的产业链多样化的特点。

产业链是一个价值创造和实现的过程，产业链长必然导致附加值高，中药产业的每一个环节通过劳动来获得价值的加值。

中药资源产品的配置有各种各样的制度安排,如独裁、计划经济和自由市场可用来配置资源。所有这些都能够,但不是必然,实现中药资源产品的有效配置。我们对自由市场中药资源产品配置决策的后果尤其感兴趣。福利经济学理论指出了一系列情况,以至于如果它们奏效,则市场将维持中药资源产品的有效配置。对于一个有效的静态配置,这些"制度安排"包括以下内容:

(1)为了所有商品和服务相交换而存在的市场。

(2)所有市场都是完全竞争的。

(3)所有交易者都有充分信息。

(4)产权是完全确定的。

(5)不存在外部性。

(6)所有的商品和服务都是私人物品。也就是说,不存在公共物品,也不存在公共性质的资源。

(7)长期平均成本非递减。

如果推及现在和未来的所有时点,这七项制度性条件都得以满足的话,那么有效的静态和代际配置将是确定的。例如,我们需要把条件(1)理解为指的是当前正在交换的所有商品和服务的市场(也就是现货市场),以及未来所有时点上交换的所有商品和服务的市场(期货市场)。

现在我们解释为什么如果以上所列制度安排存在的话,中药资源产品的市场配置将是一种有效的配置。假设所有的中药厂商都是追求利润最大化者且所有个人都追求效用最大化。微观经济学的一个结论是,服从于预算约束的效用最大化要求边际效用之比等于价格之比。也就是说,对于任何两种商品 X 和 Y,对于以 i 标注的任何个人:

$$(U_X/U_Y)^i = (P_X/P_Y)^i \tag{3-6}$$

在竞争市场上,对于同种商品,所有消费者所面对都是一样的,因此,方程式 3-6 的右侧对于所有消费者都是一样的。假使如此,方程式 3-6 意味着在个人之间左侧将是同一的。这保证了满足方程式 3-3 的消费效率条件。

中药企业利润最大化要求生产性投入品的边际产出之比等于投入品的价格之比。也就是说,对于任何生产商品 j 的且使用投入品 L 和 K 的厂商,我们有:

$$(MP_L/MP_K)^j = (P_L/P_K)^j \tag{3-7}$$

其中,P_L 和 P_K 是 L 和 K 的单位投入价格。由于在竞争市场上,所有的生产者面对同样的投入价格,这确保了满足生产效率条件 3-4,因为对于所有产品,方程式 3-7 的左侧必须相等,并且适用于所有厂商。

此外,生产任何商品 j 的利润最大化意味着:

$$P_j = MC_j = P_L/MP_L = P_K/MP_K \tag{3-8}$$

其中,P_j 表示中药资源商品 j 的价格,MC_j 是中药资源商品边际成本,这确保了满足混合生产效率条件 3-5。你应当试着自己证明为什么方程 3-8 确实满足混合生产效率条件;方程式 3-8 在直观上难以理解。但是注意,第一个等式表明(在利润最大化的竞争均衡中)价格等于边际成本。这大概是一个你所熟悉的结果。尽管凭直觉理解方程式 3-8 的另外两个等式是相当困难的,除非注意到可将方程式最右边的两项理解为长期边际成本。由于不加深究地得出结论不是非常令人满意的。

二、中药资源市场经济与代际配置和效率

中药资源市场有别于西药市场，中药资源产业生产要素主要来源于可再生的天然野生或者人工栽培、养殖的动植物，还有一部分来源于不可再生的动植物化石和矿物，因此，中药产业具有资源性产业的特点。中药材中的道地药材，其临床疗效与其栽培时的环境、气候、湿度、土壤密切相关。中药材的产地不同，其有效成分的含量也明显不同，因此，中药市场的生产具有明显的地域限制。

由于这种地域限制，中药材的最大产量是有限的，其生长是周期性的，还容易受到自然灾害和病虫害的影响。中药资源在总体上是短缺的，不能在特定的时间和空间，通过大规模种植或养殖提高产量来解决社会日益增长的中药资源需求，因此，中药市场的规模是有限度的，不可能无限度地扩张。

由于环境经济学的许多内容是关于跨期决策的，我们将把分析扩展到考虑时间这一维。今天所做的决定影响着未来可获得的消费和生产可能性。倘若我们认为未来是要紧的，那么，在就当前的中药资源使用做出决策时，如果不了解我们的行为所导致的后果，这种决策是不可取的。

在考虑静态中药资源配置时，我们先前曾论证了资源配置所要求的最低条件是配置是有效率的。把这一观点应用到中药资源代际选择似乎也是合理的。为了推导中药资源代际效率的标准，我们采用简化的方法。我们定义一个现存所有人的集合体，并假定有可能界定这个集合体在任何时期的效用。假定如此，对于当前某种给定的效用水平，如果未来所有时点上的效用在经济上都尽可能高的话，那么这种跨期的中药资源配置是代际有效率的。换句话说，在损害当前中药资源效用的情况下，未来中药资源效用只能是增加。

现在让我们推导一些中药资源跨期有效配置必须满足的特定条件。我们关注于两个的条件。这两个条件是由资产随时间而增加的事实而产生的。对于某些中药生物资源（如植物和动物）确实如此。这些中药资源具有自然增长的性质。它也被认为是许多形式的资本所固有的性质。因此，如果我延迟今天的某些消费，并且取而代之的是让资本积累起来，明天我的消费量可能大大增加，其数量大于起初的损失。设 ∂ 表示某个单一同质资产的实际回报率，并假设经济系统中有 M 个不同部门，该资产可作为生产性投入品投入于这些部门。δ_i 被称为该资产在第 i 个部门的回报（其中 $i=1, 2, \cdots, M$）。

（一）第 1 代际效率条件

在任何时点上，所有资产在所有部门的实际回报率都是相等的。也就是说，对于所有的 i，$i=1, 2, \cdots, M$，$\delta_i=\delta$。

代际效率为什么需要这个条件？如果实际回报率是不同的，那么某些中药资源将有可能从低生产率的部门重新分派到高生产率的部门，于是总回报将会增加。但是，如果总回报能够以这种途径增加，那么，当前效用可能更高而不减少未来效用，于是代际效率的一般条件失灵了。使这种帕累托改进成为不可能的唯一情形是资产在整个经济系统中的回报率都是相等的。然而，我们解释了当前效用和未来效用这两个词组，如果满足代际效率的话，那么这个条件必须被满足。这应当是显而易见的。

（二）第2代际效率条件

假设相对于下一期消费，当前消费的边际社会价值由比率 (1+r)/1 而定。也就是说，我们认为，当前一个单位的有益消费与下一期 (1+r) 个单位的有益消费对全部福利有着同样的影响。换一种说法是，即期一个单位的追加消费，其价值是下一期同样数量消费的 (1+r) 倍。显然，r 是我们消费贴现率。它表示通过把一个边际单位的消费延迟一期，且将这些资源以 δ 来投资所得到的实际回报率。换言之，如果今天放弃一个单位的消费，这能转换成下一期 (1+δ) 个单位的消费。

中药资源有效代际配置的第二个必要条件是投资的实际回报率 (δ) 等于消费贴现率 (r)。着眼于市场经济中的行为，我们假设厂商的目标是利润最大化，消费者的目标是效用最大化。这些假设的代际推演是厂商使随时间流逝而产生的利润的当前价值最大化，消费者使随时间流逝而形成的效用的当前价值最大化。

在多部门、竞争的市场经济中第一个条件将如何满足，这是容易理解的。完全流动的资本将被投向产生最高回报率的部门，这将有助于使整个经济中所有部门的均衡实际回报率相等。另有如下解释：竞争性厂商当前价值的最大化意味着他们投资于边际项目的回报率等于市场利率 i 的一点。但是在所有市场都是完善市场的经济中，厂商面临一个单一利率。由于 i 在任何时点上都是一个常数，因此，各部门的边际回报率将是相等的。

第二个条件通过可能贷出资金的市场机制得以满足。那些延迟消费的个人为市场提供可能贷出资金；从事投资项目的个人或厂商需要从市场上获得可能贷出资金。利率 i 充当价格，它不断调整直至市场达到均衡，届时可能贷出资金的需求与供给相等。由于每个贷款人将不断调整贷出资金的数量，直至其在市场上所得回报 (i) 等于其边际消费贴现率 (r)，因此，这个利率将等于消费贴现率。类似的机制在需求一方起着作用。由于每个借款人将不断调整投资量，直至所付借人资金的利率 (i) 等于其所投资项目的边际回报率 (δ)，因此，均衡时，市场利率将等于资本的实际回报率。

由此，我们得到了均衡的结果

$$\delta = i = r \tag{3-9}$$

于是，效率条件 δ=r 得以满足。附录3.2给出了关于得出等式3-9的方法的更为完整的解释。当然，只有在特定的条件，相当于完全竞争市场的所有标准假设下等式才能成立；然而，在讨论中的这个阶段，我们假设所有的市场都是竞争性的，因此，这是不成问题的。

三、中药资源经济效率的边际分析

在对效率和最优化概念的研究中，我们已经运用了一般均衡的方法。这种方法同时考虑经济中的所有部门。即使我们只对经济系统中的一个部分感兴趣，如中药饮片的生产和消费，一般均衡的方法要求我们着眼于所有的部门。例如，在寻求中药饮片的有效数量中，从一般均衡的方法中我们求得的将是所有商品的有效数量，而不只是中药饮片的。

该方法有几个非常引人注目的属性。其中，最重要的也许是它所要求假设的严格。在阐发经济学理论时，运用一般均衡分析常常是最好的。所以在资源与环境经济学分析中，许多资源分析方法（虽然不是所有的）都以一般均衡分析为基础。

但是这种假设的严格有不利后果。以这种方法进行实证研究会耗费大量的金钱和时间。在某些情况下，数据的限制使得运用这种方法是不可能的。然而，实际运用也许不像听起来那么吓人。我们可以运用这种方法把某个经济系统分为只有两类商品：中药产品和由除中药产品以外的其他商品所构成的复合商品。经济学分析中常用这种"伎俩"。但是，即使是以这样的简化形式，一般均衡的方法也可能是困难重重、花费巨大的。并且，对于某些我们只是找寻大致答案的问题，使用一般均衡方法的困难与花费可能和我们对这些问题的要求是完全不成比例的。

对于许多实证论题，运用该方法的既定花费和困难使得许多研究运用不同的、更易于操作的架构。这包括只考虑经济构成中与所研究问题直接有关的部分。让我们回到中药饮片的例子上，在这个例子中，我们感兴趣的是尝试着估计中药饮片的有效产量。部分均衡方法只研究中药饮片的生产与消费，忽略了经济中的其他部分。它从界定使用中药资源制造中药饮片的社会收益和成本开始。接着，将净收益定义为总收益减去总成本，中药饮片的有效产出水平是使净收益最大化的产量。

设 X（中药资源）为中药饮片的生产和消费水平（我们假设两者是相等的）。图 3-4（a）描述了各种可能的生产水平下中药饮片的总收益（标示为 B）和中药饮片的总成本（标示为 C）。我们将曲线标示为 B（X）和 C（X）而不仅仅是 B 和 C 的原因是为了清楚地表明，每一个成本与收益的数值依 X 而定（或者，更确切地，是 X 的函数）。原则上，任何通常的单位都可用来测度这些成本和收益；实践中，它们是由货币单位进行测度的。

当然，我们为 B 和 C 所画的曲线的形状和相对位置只是我们对其形状期望的程式化表现。试图回答我们所提出的上述问题的研究人员将从任何可利用的证据中估计这些函数的形状和位置，它们可能与图 3-4 中所画的截然不同。然而，不论实际上函数的形状如何，由此而进行的推理实质上是正确的。

既然我们把净收益最大化的产出称为是有效的，图 3-4（a）清楚地显示了 X^* 是中药饮片的有效产出水平。在这个产出水平下，净收益（由距离 de 标示）达到最大化。这也在图 3-4（b）中描述了出来。图 3-4（b）是根据 X 的各种水平绘出的净收益。注意以下两点：

（1）在有效产出水平 X^*，总收益和总成本曲线相互平行［图 3-4（a）］。

（2）在有效产出水平，净收益函数是水平的［图 3-4（b）］。

距离 de，或相当于 NB（X）的值，可用效率术语加以解释。它是以货币单位对效率增加的测度。这种效率增加来自于生产 X 的中药饮片与不生产中药饮片的情形的比较。

这些观点常以不同的，但恰恰正是等效的方式加以表述。这些表述运用边际函数而不是完全函数。由于大部分环境经济学文献运用这种方式提出观点（在这本书的有些部分我们也将这样做），让我们研究一下它是如何奏效的。为了符号简化，我们用 MC_X 表示 X 的边际成本，dC/dX；类似地，MB_X 表示 X 的边际效益，dB/dX。图 3-4（c）描述了与图 3-4（a）中的总函数相对应的边际函数。在图 3-4（a）中我们画出 B（X）和 C（X）的曲线。因此，相应的边际函数是直线。这方便并简化了对后面分析的解释。但是，结论不是依边际效用函数是直线而定的。只要边际收益是正的并且随着 X 的增加而递减，且边际成本是正的并且随着 X 的增加而递增，如图 3-4（c）所示，那么所阐明的结论就是正确的。

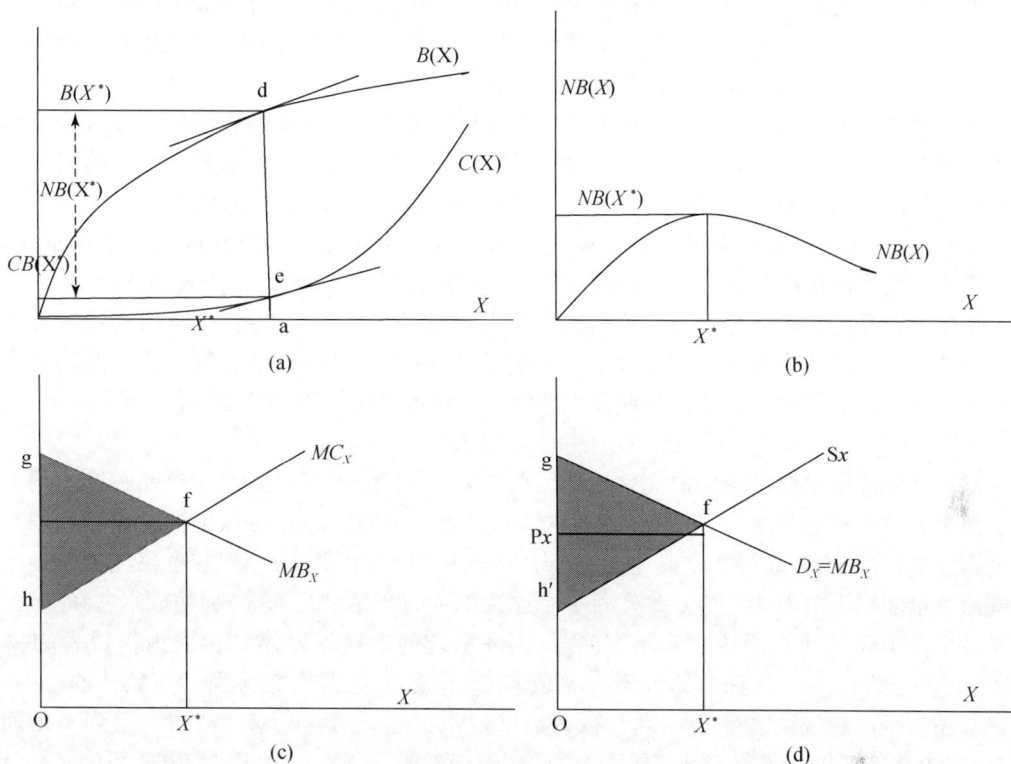

图 3-4 经济效率的部分均衡分析

根据定义，X 的任何既定水平下的净收益由 $NB(X)=B(X)-C(X)$ 得出。净收益的最大化要求选择使边际收益等于边际成本时的 X。这一结论是从一些基本的微积分中得来的。净收益最大化的必要条件是净收益关于 X 的一阶导数为 0。也就是

$$dNB(X)/dX = dB(X)/dX = dC(X)/dX = 0$$

简化为

$$dB(X)/dX = dC(X)/dX = 0$$

或者 X 的边际成本必须等于其边际收益。毫不奇怪，这出现在 X^*；在这个产出水平 dNB/dX 的值为 0，因此，净收益函数在此处的斜率是水平的。这是我们先前提及的〔并且在图 3-4（b）中加以描述〕。

图 3-4（c）中的净收益与图 3-4（a）中的距离 de 相对应，我们能否测度这个最大化了的净收益呢？这种测度是能够获得的；它是三角形 gfh 的面积。在经过某种变化范围后边际函数之下的面积给出了在经过这个变化范围后总函数的改变。因此，在经过从 $X=0$ 到 $X=X^*$ 范围的变化后，MB_X 之下的面积给我们提供了 X^* 数量中药饮片的总收益（也就是 B^*），它等于图 3-4（a）中的距离 d。类似地，在经过从 $X=0$ 到 $X=X^*$ 范围的变化后，MC_X 之下的面积给我们提供了 X^* 数量中药饮片的总成本（也就是 C^*），它等于图 3-4（a）中的距离 e。通过减法，我们发现 3-4（c）中三角形 gfh 的面积与图 3-4（a）中的距离 de 相等。

最后，我们想要提出有关效率的另一个解释。这一解释在实践中也被环境经济学家广为使

用。为此，一些公共机构的资料被引入故事中来。特别是，我们假设在本章第二部分开始所列的公共机构条件均被满足。于是，所有想使用中药饮片的人都能从医疗市场上得到，并支付市场现价。中药饮片的市场需求曲线与 MB_x 曲线相同，因为 MB_x 曲线描述了消费者对追加一个单位商品的支付意愿，这正是我们通过消费曲线所表达的意思。

在我们的假设下，在一个竞争市场上，中药饮片由大量作为价格接受者的厂商生产市场供给曲线，我们称之为 S_x，与图 3-4（c）中的曲线 MC_x 相等（这一结论来自于标准的完全竞争理论）。它描绘了在各种产出水平下生产追加数量（或边际）中药饮片的成本。

图 3-4（d）画出了市场需求和供给曲线。如果所有相互得益的交易都对价格表示接受，那么商品的均衡市场价格是 P^*，消费者对于追加单位商品的主观评价（用货币表示）；与生产追加一个单位商品的成本彼此相等。换言之，面对共同的市场价格 Px，所有的消费者都将调整各自的消费，直至他或她（以货币单位）的边际效用等于这一价格。每个厂商面临同样的固定市场价格，他们调整各自的产量使其生产的边际成本等于价格，于是我们有：

$$P = MC = MB$$

这是一个先前得出的结论中的完整推导。在 0 和 X^* 单位商品之间的需求曲线之下的面积描述了消费者每一时期对 X^* 中药饮片的总的支付意愿（WTP）（你可以把这个面积看作是把每一个连续单位的 WTP 进行加总或"整合"直至全部的 X^* 个单位）。现在考虑经过同样的变化范围后供给曲线下的面积。这是生产每一个连续单位的产品直至的 X^* 加的成本之和。

通过生产中药饮片直至这个水平（X^*）经济系统的收益不断增加，因为消费者的 WTP（总收益）高于所使用中药资源的价值（总成本）。但是，是谁确实得到了这额外的收益呢？是消费者还是生产者或两者兼而有之？答案是总额外收益为两者分享。消费者得到了由面积 $P_x f'g'$ 给出的部分（被认为是消费者剩余）。生产者得到的是由面积 $P_x f'g'$ 给出的部分（被认为是生产者剩余），原因如下：

消费者为每一单位的消费支付固定的市场价格。但是，除了最后一个单位（第 X^* 个）他们所愿意支付的货币的最大数量高于市场价格。消费者认为他正得到的总效用水平的货币价值高于总支出。这个差额是消费者剩余，是消费者获得的额外价值部分。类似地，生产者得到了超过其在生产中药饮片中发生的总成本的收入，这个差额是生产者剩余。

第三节　市场失灵与中药资源配置

一、市场失灵

在前两节中，我们已经知道，在一定的条件下，市场能够实现资源的有效配置，但一旦这些条件不能满足，便会出现所谓的市场失灵。在现实经济中，没有人会认为市场效率的这些条件都能得到满足，经济学家们在研究公共政策时主要，如果不是全部的话，就是以纠正市场失灵从而实现资源的有效配置为出发点的。

在本节的第一部分，我们要阐明的主要观点是：①原则上，自由市场行为能够导致有效率的结果，但是在实践中，市场进行有效率的资源配置所必需的制度安排并没有得到满足；②环境资源的特殊性在很大程度上限制了市场有效配置资源所必需的制度安排在任一种经济中的存在；③如果以上两个结论是正确的，那么市场经济将不能有效率地配置资源，也就是说，市场失灵将是市场经济的一个必然现象；④尽管市场本身不能有效地配置资源，但是公共部门的干预可以通过有选择性的制度安排来改变市场行为，从而实现资源的有效配置。

我们在本节第一部分的目标是解释并证明以上这些结论，我们将把重点放在上面的第②点和第④点上。找出市场失灵的原因是设计适当的环境政策的重要一点。

在前一节，我们给出了市场在资源的静态配置和代际配置时有效率的条件。为了方便起见，我们以简明的形式将它们集中列出：

（一）中药资源有效配置条件

1. 竞争性市场中的效率条件

（1）静态效率条件

1）消费效率

$$\left(\frac{U_X}{U_Y}\right)^A = \left(\frac{U_X}{U_Y}\right)^B = \left(\frac{P_X}{P_Y}\right)$$

2）生产效率

$$\left(\frac{MP_L}{MP_K}\right)^X = \left(\frac{MP_L}{MP_K}\right)^Y = \left(\frac{P_L}{P_K}\right)$$

3）联合生产效率

$$\left(\frac{U_X}{U_Y}\right) = \left(\frac{MP_K^Y}{MP_K^X}\right) = \left(\frac{MP_L^Y}{MP_L^X}\right) \Leftrightarrow P_X = MC_X = \left(\frac{P_K}{MP_K}\right)^X = \left(\frac{P_L}{MP_L}\right)^X$$

（2）代际生产效率

$$r_i = r, \quad i = 1, 2, \cdots, M$$
$$r = \delta$$

2. 中药资源有效配置所必需的制度安排

接下来阐述了一系列旨在保证市场进行中药资源有效配置的制度安排，同时将其简要列出：

（1）存在进行商品和服务交换的市场。

（2）市场是完全竞争性的。

（3）没有外部性存在。

（4）所有商品和服务都是私人物品，没有公共物品。

（5）产权明确。

（6）交易者具有完全信息。

（7）所有厂商都追求利益最大化，所有个人都追求效用最大化

（8）长期平均成本非递减。

（9）交易成本为零。

（10）所有相关函数满足凸性条件。

3. 环境资源与市场存在

如果市场不存在，也就不能够有效地配置资源。但是现有市场制度下许多环境资源根本就不能够通过市场行为进行交换，或者它赖以交换的市场在某些方面是不完备的。不能通过市场交易的环境资源的例子包括地球上的空气、水，中药资源中大部分的野生中药动植物资源，保

护区中药资源、中药化石资源、矿物资源等对环境的影响，在市场交易中无法体现环境的资源价值。在没有管制措施的情况下，市场对中药制药产生的污染也无能为力。

有一些环境资源能够通过市场进行交易。几乎所有的矿藏是国家所有的，一旦开采利用便成为市场商品。但是在这些地方市场通常是不完备的。表面看来，这些中药资源的现实市场确实存在，但是本质而言中药资源商品的未来市场并不存在。在现有市场体系下没有一种中药资源完备的未来市场（在所有时间点上）存在。

我们可以设想用不同于目前市场的另外一种组织形式来实现对资源的有效配置，但在实践中不进行制度创新，这种替代的组织形式不可能不存在。公共物品和外部性问题的存在暗示了静态效率条件的失败，而市场不完备情况下出现的风险与不确定性也表明对中药资源进行有效率地代际配置是不可能的。

许多环境资源的市场缺失，反映了这些环境资源本身是公共物品的事实。所以我们需要考查具有公共物品性质的环境资源利用的含义及相关的共有产权资源的问题。

（二）外部性问题

从经济学角度看，外部性（externality）概念直接来源于 20 世纪 30 年代由庇古创立的旧福利经济学，是在分析边际私人纯产值与边际社会纯产值相背离时提出的。

一般说来，外部性指的是私人收益与社会收益、私人成本与社会成本不一致的现象。在商品生产和消费的过程中，一个人使他人遭受到额外成本或获得额外收益，而没有通过当事人以货币的形式得到补偿时，外部性就发生了。也就是说，外部性是指一个经济当事人的行为影响他人的福利，而这种影响并没有通过货币形式或市场机制反映出来。

外部性的特征概括为：

第一，外部性是经济活动中的一种溢出效应，在受影响者看来，这种溢出效应不是自愿接受的，而是由对方强加的。例如，某制药工厂造成的空气污染，使附近居民因呼吸有害的空气而损害身体就是负外部性。

第二，经济活动对他人的影响并不反映在市场机制的运行过程中，而是在市场运行机制之外。市场机制的基本特征是，如果经济主体的活动引起了其他经济主体收益的增减变化，这一经济主体必须以价格形式向对方索要或支付货币。如果发生了外部性，那么就不会有表现为价格形式的货币支付。因此，外部性发生于市场运行机制之外。

1. 外部性的类型

从外部性的定义可以看出，外部性是随着生产或消费活动而产生的，带来的影响或是积极的、或是消极的。因此，外部性可分为两个类别、四种具体形式，即生产的外部经济性和生产的外部不经济性、消费的外部经济性和消费的外部不经济性。

（1）生产的外部经济性：当一个生产者在生产过程中给他人带来有利的影响，而没有从中得到补偿时就产生了积极的外部效果。如果这种有利的影响随着产量的增加而增加，这种现象就称为生产的外部经济性。如养蜂场与果农之间的互惠关系，就是生产的外部经济性。

从效率上看，生产的外部经济性体现的是企业生产的私人收益与社会收益之间的差距，即私人收益总是小于社会收益。

（2）消费的外部经济性：当一个消费者在消费过程中给他人带来有利影响，而消费者本身却不能从中得到补偿时就产生了积极的外部效果。如果这种有利的影响随着消费数量的增加而增加，这种现象就称为消费的外部经济性。如你放烟花别人观赏、花圃爱好者种植花圃供别人免费观赏等，就是消费的外部经济性。

（3）生产的外部不经济性：当一个生产者在生产过程中给他人带来损失或额外费用，而他人又能得到补偿时就产生了外部不经济性。如果这种不利的影响随着产量的增加而增加，这种现象就称为生产的外部不经济性。如中药饮片厂排出的废弃物对邻近饮料厂产生负面影响，就是生产的外部不经济性。

从效率上看，生产的外部不经济性体现的是企业生产的私人成本与社会成本之间的差距，即私人成本总是小于社会成本。

（4）消费的外部不经济性：当一个消费者在消费过程中给他人带来损失或额外费用，而他人又不能得到补偿时就产生了外部不经济性。如果这种不利的影响随着消费数量的增加而增加，这种现象就称为消费的外部不经济性。如吸烟造成室内空气污染，公共场合随便吐痰、乱扔废物，汽车排放废气等现象就是消费的外部不经济性。

上述四种外部性都属于技术外部性，是不能反映在价格变化或通过市场体系变化表现的外部现象。

而货币外部性是一种广义的外部性，它不会产生资源配置的低效率，因而是一种假外部性。货币外部性是指一个人的活动通过价格变化而影响另一个人的财务状况，是一种个人行动的外部效果。如中药新企业的进入加速了该地区土地价格的上升，人们对健康产品的需求增加提高了稀缺中药材的价格。

另外，技术外部性除了上述四种代际内外部性外，还存在代际外部性。由于自然中药资源与环境密切相关，对中药自然资源的使用常会产生环境外部性。从资源配置的角度看，外部性，无论是外部经济性还是外部不经济性，都体现了成本的转嫁。从成本转嫁的过程来看，如果外部性的成本转嫁时间较短或几乎没有时间的滞留，即可将这类外部性视为发生在一代人之内的，称为代内外部性。如果外部性的成本转嫁涉及多代人，则可称这种外部性为代际外部性。

代际外部性也可以分为代际外部经济性和代际外部不经济性两种。"前人栽树，后人乘凉"式的中药资源开发活动属于外部经济性，而"竭泽而渔"式的急功近利的开发利用中药资源则属于外部不经济性。代际外部性在经济上的表现就是当代人进行生产和消费的成本（或效益）转嫁给了后代人。在对中药自然资源的开发利用中，代际外部经济性体现为长期行为，即当代人的活动不仅不会破坏后代人的发展，还会使后代人所拥有的中药自然资源财富量有所增加。代际外部不经济性则体现为短期行为，即当代人的活动破坏了后代人的中药资源基础，使他们的发展受到影响。

2. 外部性的根源

从自然环境利用过程中外部性的概念和对资源配置的影响可以看出，市场失灵是自然环境外部性产生的内在原因。

市场失灵是指市场有缺陷，不能正确估价和分配环境资源，不能将环境成本内部化于商品和劳务的价格中，从而导致商品和劳务的价格不能反映它们的环境成本。

市场是为商品交换的各方提供机会进行协商，从而对彼此有利的一种机制。因此，市场中谈判者必须了解什么是他自己要和对手进行谈判的，同时必须掌握对谈判有利的信息。而环境和中药自然资源的市场是不存在的，因为现有市场制度没有建立这种交易机制。例如，对中药道地药材，由于地理位置的原因，难以建立私有财产权，所以不可能存在产权交易市场。因此，目前中药资源商品的市场价格没有反映自然环境的稀缺性，许多自然环境物品的市场价格实际上是零，尽管自然环境物品的供给有限，影子价格为正。当自然环境的市场价格低于其影子价格时，将会导致以环境和资源为基础的中药商品市场定价过低。

3. 外部性的内部化

所谓外部性内部化，就是使生产者或消费者产生的外部费用，进入他们的生产或消费决策，由他们自己承担或"内部消化"，从而弥补私人成本与社会成本的差额，以解决外部性问题。

对于环境外部性，从经济学上看，就是社会净产值与私人净产值的不一致，或社会边际成本与私人边际成本的不一致。在解决环境污染外部性的途径上，存在着两条截然不同的途径：

一是来自庇古的思路，认为环境污染的外部性问题不能通过市场来解决，而必须依靠政府干预。政府征收一个附加税或者发放补贴，对私人决策产生附加的影响，从而使私人决策的均衡点向社会决策的均衡点靠近。

二是遵循科斯的思路，认为市场失灵源于市场本身的不完善，市场失灵只有通过市场的发展深化才能解决。在科斯看来，重要的是明晰产权，而不管权利属于谁。只要产权关系明确地予以界定，私人成本和社会成本就不会发生背离，而一定会相等。虽然权利界定影响到财富的分配，但如果交易费用足够小，就可以通过市场的交易活动和权利的买卖，来实现资源的优化配置。这种外部性内部化在实际中有两种形式：一是联合，将几个交易主体合并成一个主体，从而消灭了交易的必要，也就消灭了扭曲资源配置的可能。二是买卖损害权，也就是谁都有损害或保护自己不受损害的权利，没有权利的一方可以通过市场向有权利的一方购买。其实质是引入市场，使环境外部性在产权明晰界定的基础上，进入市场交换。

事实上，当产权难以明确、环境污染受损人数众多时，科斯的市场方法解决不了问题，政府干预是必不可少的。因为当环境污染的外部性涉及的人数众多时，他们自愿组织起来使外部性内在化谈判成功，其成本是巨大的。如果建立一系列财产权反而容易导致低效率，因为权利的实现需要成本。

（三）公共物品理论与公益性理论

1. 公共物品理论

（1）公共物品的属性：公共物品一词有两种含义，一些学者认为某商品同时具有不可分割性、非排他性及非竞争性才是公共物品。另一些学者认为只要某商品在消费上具有不可分割性，不论是否具有非排他性都可以看作是公共物品。在本书中我们使用第二种定义，只要某商品在消费中具有不可分割性就认为是公共物品。

在很多情况下，大部分不可分割（公共）物品也具有非排他性，恰恰是后一点决定了公共物品在市场经济中的地位；如果一个所有者不能排除其他人消费该物品，无论在多高的价格水平上都无法出售该物品。但是如果不能给某个物品定价，也难以想象会存在该物品的市场。我们的结论是，纯粹的市场经济不能提供非排他性的公共物品。

在公共物品的多种属性（如不可分割性）中单独考虑排他性，使我们可以对缺乏私人财产权的物品进行另外一种分类。这就是一般产权、开放物品和资源，关于这些物品的例子有环境和荒野地中药材资源。

许多环境资源和野生中药资源具有公共物品的属性。但即使公共物品能够产生正的净效益，现存市场提供或保全公共物品的可能性也是极低的，结果是从社会效率的角度看完全的市场经济所提供的公共物品的数量是非常低的。另外，即使是在一个充分发展的私有市场中，公共物品的市场供给仍然可能是无效率的且这种假设本身的可能性也非常小。结论就是，必须有政府的干预才可能提高公共物品供给效率。

考虑一种商品或资源具有下列属性：第一，当一个人消费了一单位的某商品，这一单位的某商品不再能被其他人消费。某些稀缺中药产品就具有这种属性，当一个人利用了一份稀缺产品后，其他人就再也利用不到这个产品了。这种属性通常被称为可分割性、竞争性或者消耗性。具有这种属性的商品称为可分割商品。可分割性意味着提供这种商品的边际成本是正的。

第二，某一商品的所有者能够阻止其他人利用或消费该商品。例如，某一个专利中药的所有者如果愿意这样做，是能够阻止其他厂商利用这些专利产品的。具有这种属性的商品称为排他性商品。

私人商品一般是可分割和排他的。但并不是所有的商品都具有这两种属性。尤其是许多野生中药资源就不具备这两种或其中之一的属性。例如，一个人来到荒野地采集野生中药资源，他并没有办法阻止其他人同时来采集。只要荒野地的野生中药材利用水平没有超越拥挤的界限，在不同的采集者之间不具有竞争性，在这种情况下，一个采集者对荒野地的中药资源采集不能阻止其他采集者。这时我们就认为荒野地提供的这些中药资源不具有可分割性。那么，额外增加一个采集者对其他采集者的边际成本意味着什么呢？很明显这个成本为零。

有许多物品不能够阻止其他人对该物品的消费，这包含两方面的内容：第一，关系到财产权，假如某人或团体对一项资产不拥有财产权，就没有法律依据阻止其他人使用该资源（假设此时政府没有制定有关的法规进行干预）。第二，财产权的具体形式，实物财产权几乎不能实现排他性，例如，对于环境资源，某一部分人享受，但要排除其他人享受一般是不现实的。

（2）公共物品和经济效率：我们再来回顾一下静态效率条件——前文中提及的资源有效配置所必需的制度安排。为方便起见，再次列出生产、消费和联合生产的效率条件，这些条件适用于没有公共物品存在的情况（X 和 Y 都是私人物品）。怎样理解这些条件呢？$(U_X/U_Y)^A$ 是 Y 物品的数量，是对每增加一单位 X 的支付意愿。

两种私人物品 X 和 Y 的效率条件：

$$\left(\frac{U_X}{U_Y}\right)^A = \left(\frac{U_X}{U_Y}\right)^B = \frac{MP_K^Y}{MP_K^X} = \frac{MP_L^Y}{MP_L^X}\left[=\frac{P^X}{P^Y}\right]$$

因为 X 的消费是可分割的，只有一个人能消费，因此对一单位 X 的社会支付意愿（WTP）等于其私人支付意愿。假定市场价格不变，分别为 P_X 和 P_Y，WTP 的衡量对全部消费者都是相同的。Y 的边际产量减少是由于资源转移用于增加的一单位 X 的生产，换句话说，就是 X 的机会成本就是 Y 的边际产量减少的量。效率条件要求用单位 Y 衡量的对 X 的个别支付意愿等于用单位 Y 衡量的 X 的机会成本。

再来看一下 Y 为私人物品而 X 为公共物品的情况。这种情况的效率条件如下所示：

$$\left(\frac{U_X}{U_Y}\right)^A + \left(\frac{U_X}{U_Y}\right)^B = \frac{MP_K^Y}{MP_K^X} = \frac{MP_L^Y}{MP_L^X}\left[=\frac{P_X}{P_Y}\right]$$

因为对 X 的消费是不可分割的，对单位 X 的社会支付意愿是所有消费者个别支付意愿的总和，而不再是等于一个人的个别支付意愿。所以资源的有效配置要求个别支付意愿的总和等于用 Y 衡量的 X 的机会成本。在竞争性市场经济中，相对于 Y 的 X 的机会成本等于两者的生产价格之比 P_x/P_y。这个结果可以用下面的公式表示，对于一个公共物品和一个私人物品，经济效率条件是：

$$\sum\left(\frac{U_X}{U_Y}\right) = \frac{P_X}{P_Y} \tag{3-10}$$

这个效率条件还有其他含义。两个私人物品的效率条件是：

$$\frac{U_X}{U_Y} = \frac{P_X}{P_Y}$$

一个私人物品 Y 和一个公共物品 X 的效率条件是：

$$\sum \left(\frac{U_X}{U_Y} \right) = \frac{P_X}{P_Y} \qquad (3\text{-}10)$$

现在选择一个数量使 $P_Y = 1$，这时我们可以写出两个效率条件，公式 3-11 是两个私人物品的效率条件：

$$\frac{U_X}{U_Y} = P_X \qquad (3\text{-}11)$$

一个公共物品 X 和一个私人物品 Y 的效率条件如下：

$$\sum \left(\frac{U_X}{U_Y} \right) = P_X \qquad (3\text{-}12)$$

公式 3-11 也可以这样理解，即对任何两种私人物品的购买来说，消费效率要求对 X 的支付意愿（用单位 Y 表示）应该等于 X 的价格（用单位 Y 表示）。另一方面，当 X 为公共物品时，公式 3-12 表示购买 X 的支付意愿（用单位 Y 表示）的总和应该等于 X 的价格（用单位 Y 表示）。

（3）公共物品的有效供应水平：与此相关的有两个问题。

1）是否应该提供某一尚不存在的公共物品？如果应该提供，那又有多大的必要性？

2）对已有的公共物品，合理的使用规模应该是多大？

第一个问题是最基本的，可以通过项目成本-效益分析（CBA）来评价，如果它的预期社会净现值大于零，该项目就应该实施。第二个问题涉及的是在某公共物品的边际供应成本为零的情况下，潜在的使用者能够从对该公共物品增加的使用中获得正的边际效益，这种增加的使用对社会就是有益的，是应该得到鼓励的。满足后者的就是纯粹的公共物品。

但是，当在使用者之间出现了拥挤或竞争，如新到来的采集野生中药动植物资源的采集者损害了其他采集者的利益，影响了生态环境，此时野生中药资源就不再是纯粹的公共物品。这时采用有限采集和采集付费的办法对使用进行限制就会富有效率。对于私人物品的使用应该使其个别边际成本和边际收益相等。

2. 公益性理论

"公益"是一个外来词，最初是由日本人将英语中的"public welfare"翻译为"公益"，即公共之利益，相对于个人之私利、私益而言。公益性是相对私利性或经营性的一个概念，公益性是出于公共整体利益的考虑，一个团体（家庭、个人或厂商）的行为（服务或产品）使公共集体而非私人个体获得利益，自身没有获得相应补偿。

公益性带来的是公共利益。公共利益可以理解为，在特定社会条件下，能够满足作为共同体的人类的生存、享受、发展等公共需要的各种资源和条件的总称，即具有社会共享性的全社会的整体共同利益，不以营利为目的，具有层级性和可变性的价值或有用性。它是国家利益、社会利益、集体利益、私人利益等各种共同体利益的集中体现，是处于最高位阶的利益。公益是非赢利和利他行为。一般而言，公益具有两个本质属性，即非营利性和利他性。即从成本补偿角度看，可以完全通过市场补偿成本和投资，就具有 100% 的赢利性；必须通过政府补贴才能补偿成本和投资，就带来了公益性。

可见，公共品是从消费的角度来定义产品，公益性是从属性即本质的视角来判断组织行为，可以相互补充，公共品与私人品从产品特征相区分，公益性与私益性从组织运营行为的效果相区别。中药资源的公益性要从中药制药企业和中医机构如何分配资源和使得哪些人受益来思考问题。如清末的胡庆余堂就是胡雪岩为了救济穷人用药而创建的，生产的中药产品既为全社会服务，更多是穷人受益，这就具有了公益性。

（四）产权、公共产权资源和环境资源

某种经济能够实现资源有效配置的程度决定于该经济中主要财产权的性质。

著名的《新帕尔格雷夫经济学大词典》对产权的定义为：产权是一种通过社会强制而实现的对某种经济物品的多种用途进行选择的权利。产权是所有制的法律形态。作为财产形式的法权关系，产权不但是反映经济关系的意志关系，而且是历史的产物和历史的范畴，具有历史的形式。

Hartwick 和 Olewiler（1986）对财产权的定义是："一系列可以把某种权利让渡给财产所有者的特征"。这些特征包括回报的专有性、可分割与让渡性，权利的排他程度、存续时间及可操作性。对于某人或某公司来说，当某项权利具有排他的特性时，该项权利就是私人财产权。在这种情况下，就存在相应的市场，不需要政府的干预就能实现资源的有效配置。对于某些环境资源就不存在上述财产权，在这种情况下就不能实现社会福利最优的结果。

在不存在排他性产权的情况下，往往存在公共产权或开放产权。

公共产权是指财产的权利界定给公众行使，即任何人在行使对公共资源的某项选择权利时，并不排斥他人对该资源行使同样的权利。首先，在公有产权条件下，每个成员对全部财产拥有完全重合的权利，而在私有产权条件下，个人权利的大小取决于其拥有财产的多寡。其次，在公有产权条件下，任何成员的决定都将影响全体成员的利益，因而具有完整的不可分性。再次，在公有产权条件下，单个成员无权做出财产的转让或者出售决定，否则将会直接损害全体成员的利益。在我们分析的问题中，对于习惯性或传统性利用的资源一般称之为"公共产权资源"。这与"开放性资源"一词的含义是不一样的。对于开放性资源，市场自身不能实现资源的有效配置。但对于公共产权资源却有可能实现有效配置，虽然这种情况很少。

许多环境资源都是非私有的，并且具有公共产权或开放性的特征，其所有权一般不健全或根本就不存在。在这种情况下，多种因素可以造成此类资源的无效率利用，最主要的问题在于此类资产的产权不明，资源的开发利用者难以得到预期的投资回报。

环境资源都具有公益价值，环境这种共享资源为人类提供生存效用。**环境的价值包括两个部分：市场价值和非市场价值。而非市场价值的总量可能是十分巨大的。相对于一般物品，环境和中药野生资源具有巨大的正的外部性。**由于市场不能反映环境资源的非市场价值，导致环境易于遭到破坏。现在全世界都在重视环境问题，有些国家建立排污权市场，但是大多数国家还没有建立这种市场，使得环境权难以落实。

（五）不完全信息、风险，不确定性及不可逆性

通过完全自由市场达到排污权有效结果的假定条件是交易双方对直接和外部影响完全了解。在一些情况下，不完全信息反映了人类基础科学的不确定性（如温室效应的影响）；在另一些情况下，则反映了个人和组织对复杂世界认识的局限性（如生物多样性的影响，一些生物灭绝是不可逆的）。当存在特别敏感的未知信息，而且获取未知信息的现在成本非常高的时候，

政府干预也许确实能够再次提高效率进而增加效益。但是正如我们在下一节中将要讨论到的，政府干预也不是百分之百地能够实现这些潜在的净效益。

当代人在开发利用中药资源和环境资源时应特别谨慎，如我们的行动会产生不可逆的结果时，不完全信息和不确定性对我们的分析就变得特别重要。在现有认知水平和技术水平条件下，许多中药生物资源和环境资源过度利用的决策的确会产生许多不确定性风险甚至不可逆的结果。

（六）政府政策、政府失灵和市场失灵

通过消除或缓和市场失灵，政府干预提供了提高效率的可能性。首先，许多环境资源缺乏明确清晰的产权，如果政府能够制定或维护适当的制度安排以建立或支持产权，就能够提高效率。在已经存在产权但实施产权的成本非常高的情况下，通过健全法律和司法结构以纠正外部性造成的损失可能是一种高效经济的手段。如果在效率的基础上一种制度安排能够使提供具有正效益的公共物品或产生正的外部性的供给者得到适当的补偿，那么这种制度安排是值得尝试的，因为这些正效益或正的外部性无法在市场交易中自动反映。但是设计实现这些目标的手段途径是很困难的。

由于制定各种市场法律、文化和制度的历史原因，市场可能是不完善的，除非有"道法自然"、"天人相应"的文化道德支持和社会组织、社区组织以乡规乡约及民间讨价还价制度取代市场交换，否则外部性就可能增加。在市场经济发展中出现市场失灵，需要政府干预。

政府干预由各种法律法规制度形成，可以分成两类：一类被称为行政工具，如法律规章制度的限制、对特定行为的限制或规范。另一类是财政工具，如税收和补贴制度及市场许可，目的是建立对私人行为的激励模式。对已经存在的市场使用财政激励计划是比较合适的，因为对于许多物品、公共物品的供给，市场经济可能是不足的或无效的。公共物品和服务的供给就是需要政府干预的领域，政府干预能够显著提高社会效益。

政府干预也可以采取提供信息或资助能降低不确定性和增加社会知识总量的公共服务活动的形式。如果一些信息资源具有公共物品的特性，那政府就有责任购买或支助开展这些研究的人或组织得到公共部门的资助。

到目前为止，我们讨论的都是政府干预经济提高效率的可能性。但是政府干预也不是一定就能实现这些目标的，首先如果只消除了一部分经济中造成市场失灵的原因，而经济中的其他部分仍然存在市场失灵的情况，就难以实现更有效率的资源配置。其次政府干预自身也可能降低经济效率。例如，不合理的税收或补贴计划可能以意想不到的方式造成扰乱资源的有效配置。在评估政府干预对提高效率的价值时，所有可能因此产生的损失都应被考虑到。

为达到特定目标的经济干预经常要求制定一系列结构性的组织制度，这就形成了第三类"政府失灵"的可能性，有时也称之为制度陷阱。

有时我们选择的政策工具可能达不到预定的目标，尤其在使用数量管制或直接调控手段时更是这样。希腊政府试图减少雅典市汽车使用量的努力就是这样的一个例子。通过政策限制不同牌照的汽车上路日期的做法反而刺激了一些希望自由通行的家庭购买额外的汽车。同样，渔业中的数量管制政策也往往收效甚微（如限制鱼网网眼的最小尺寸、允许捕鱼的最多天数、限制船只出港天数等）。渔民此时就采取相应的措施调整自身的行为从而把政策对他们的影响最小化。

最后，我们应该牢记提高效率的努力不一定都是值得的，因为这也许会降低社会福利（当缺乏收入和资源再分配计划时）。原则上使用财政调控工具实现资源转移以达到公平分配的目的是可行的。也就是说，设计一揽子中立的分配政策在理论上是可行的，但在实践中往往是做不到的。

二、中药资源经济的成本–效益分析原理

成本–效益分析（CBA）是通过比较项目的全部成本和效益来评价项目价值的一种方法。其基本原理是：对某项支出目标，提出若干项方案，运用一定技术方法，计算出每种方案的成本和受益，通过比较选择最优的决策方案。成本–效益分析常用于评价需要量化社会效益的公共事业项目的价值。即当某一项目的实际成本或利益不能通过市场价格来表现或根本不能进入市场交易（而且也没有市场价格）的情况下，一般使用成本–效益分析方法。在这些情况下，市场无法正常评价所有相关的价值流，因此就采用非市场评价技术来评价该项目的净值。

人们进行活动是以取得最大限度经济效益为目的的。不产生经济效益的经济活动，不仅会造成社会再生产过程的中断，而且会危及人类的生存和发展。但是人类社会除了经济效率还有社会效益。中药资源的配置和利用既涉及经济效益，也涉及社会效益，涉及人类的经济、社会的可持续发展能力。如中药资源开发中的生态多样性效益，就要求人们在中药资源生产中依据再生能力和生态平衡规律，进行合理的适度开发与利用，确保自然界的中药生物系统对人类的生产、生活条件和环境条件产生的有益影响和有利效果不受破坏的前提下进行利用，这种决策关系到人类生存发展的根本利益和长远利益。

由于经济效益是人类生存发展的最基础的利益，是人们进行经济活动所取得的结果，而经济活动的生产环节又是整个经济活动的基础，决定着分配、交换、消费等环节。中药资源生产的成本–效益比率取决于某个企业组织的技术水平和管理能力。

中药资源绝大多数来源于植物、动物和矿物。它们的生长发育或形成积累具有周期性和不可再生性，同时中药资源与周围的自然环境有着极为密切的关系。这就导致中药资源生产的成本难以计算。近代以来，由于人们对天然中药资源需求的增加，中药资源的非市场价值不能体现，一些企业和组织过度开发利用严重，导致中药资源濒危状况的不断加剧，为了解决野生中药资源稀缺问题，人们进行野生资源驯化、进行中药材引种栽培，大面积种植导致病虫害频发，大量使用化学肥料和农药引发中药材质量的下降，农药残留问题，又破坏了生态环境。

这些成本应该进行充分的考虑。假设提出一个项目，政府想要评估此项目若被采纳对社会福利造成的影响。有了成本分析就会考虑市场不能体现的因素。如我们开发某个中药资源项目，就需要考虑环境效益、生态多样性效益等。应该认识到任何一个看似无足轻重的项目都将会对社会造成影响，并且这种影响可能长期存在，这应该作为我们分析的出发点。

作为成本–效益分析基础条件的原则非常简单。某项目对每个人在每一时点上的影响是确定的，每个人的得失也是可以评价的。原则上讲，这些评价应以被影响的个人的偏好为基础，理想状态是能反映个人对获得改善的支付意愿或补偿的接受意愿。

为了简便起见，假设有 A、B、C 3 个人分别在 4 个连续的时间内受到影响，这四个时期记为 0、1、2 和 3，以 0 为起始期。表 3-1 描述了每个人的效用在各个时期受到的影响。$\Delta U_{B,2}$ 为个人 B 在时期 2 内的效用变化量（实施项目后的效用减去项目前的效用）。

表3-1　四个连续时期内 A、B、C 三人效用的变化（ΔU）

个人	时间				
	0	1	2	3	总计
A	$\Delta U_{A,0}$	$\Delta U_{A,1}$	$\Delta U_{A,2}$	$\Delta U_{A,3}$	ΔU_A
B	$\Delta U_{B,0}$	$\Delta U_{B,1}$	$\Delta U_{B,2}$	$\Delta U_{B,3}$	ΔU_B
C	$\Delta U_{C,0}$	$\Delta U_{C,1}$	$\Delta U_{C,2}$	$\Delta U_{C,3}$	ΔU_C
社会	ΔU_0	ΔU_1	ΔU_2	ΔU_3	

但是，效用是不可见的，而且不是所有经济学家都同意效用在人与人之间有比性。因此，一般的成本-效益分析只评价可见的消耗（或产量）增减的变化。接下来就可以用项目总收益减去与项目有关的成本来确定净收益，收益和成本都采用与消耗一致的度量单位。这样就可以用表3-2表示项目的影响。

表3-2　A、B、C 三人在四个连续时期内的项目净收益（NB）

个人	时间				
	0	1	2	3	合计
A	$NB_{A,0}$	$NB_{A,1}$	$NB_{A,2}$	$NB_{A,3}$	NB_A
B	$NB_{B,0}$	$NB_{B,1}$	$NB_{B,2}$	$NB_{B,3}$	NB_B
C	$NB_{C,0}$	$NB_{C,1}$	$NB_{C,2}$	$NB_{C,3}$	NB_C
社会	NB_0	NB_1	NB_2	NB_3	

项目的净值为：$NV = NB_0 + NB_1 + NB_2 + NB_3$，这是表3-2中四个时期的社会净收益的总和。注意在计算净值时，无论个人特性和所处环境如何，在计算社会净收益时每个人各个期间的损益值都被赋予相同的权重。例如，NB_0 就是 $NB_{A,0}$、$NB_{B,0}$、$NB_{C,0}$ 的简单相加。

一般来说，某一项目 T 个时期（$T>0$）的净值为：

$$NV = NB_0 + NB_1 + \cdots + NB_T$$

某一项目的净现值（NPV）就是：

$$NPV = NB_0 + \frac{NB_1}{(1+r_1)} + \frac{NB_2}{(1+r_1)*(1+r_2)} + \cdots + \frac{NB_T}{(1+r_1)*(1+r_2)\cdots(1+r_T)}$$

因为我们计算的是一段连续时期内消耗（或等价消耗物）的总和，如果与某个贴现率相关，这个合适的比率应该作为消耗的贴现率。没有必要深究各时期的贴现率为什么相等，我们已经给出了消耗贴现率不等的 NPV 表达式，如果贴现率是固定的，就得到 $r_t = r$，$t=1$，…，T，在实际使用成本-效益分析时一般都是这样假定的，某一项目的 NPV 就采用下列公式计算：

$$NPV = \sum_{t=0}^{t=T} \frac{NB_t}{(1+r)^t}$$

正如我们前面所提及的，成本-效益分析的决策原则是：如果 $NPV>0$，实施此项目，否则不实施。

为什么这是一个敏感的规则呢？假如在某一时点 r 表示某个经济中最优替代项目的边际报酬率（消耗单位），如果稀缺资源没有投入到拟议项目中，那么这些资源就可以每期 r 的回报率投资到其他用途。只有当某项目的边际报酬率大于 r 时，项目的 NPV 才能大于零。因此，只有当拟议项目的报酬率至少等于最优替代项目的报酬率时，稀缺的投资才能拨付给该项目。这正是有效的投资评估所要求的——将稀缺的投资分配给最有价值的用途。因此，可以清楚地看到成本–效益分析是一项目的在于保证资源配置的经济效率的分析技术。

这些决策规则是否也存在道德判断？事实证明如果能满足附加的假设条件，就可以认为正的净现值会增加总的社会福利。条件之一是个人消费的边际效用相等，这就保证了个人消费（或替代消费）总量的变化在任何时期都为正，相应时期内总效用的变化也一定为正。即使按照功利主义的道德要求，讨论这一时期增加的社会福利也是有必要的。

但就 NPV 分析自身而言仍然是不充分的，NPV 标准表明若每一时期贴现后的福利变化总额是正的，则同期的社会福利就会增加。这要求我们也要承认这一时期的 SWF 有一个效用形式的问题，并要选择一个合理的贴现率。显然大量的假设表明应该采用道德评价支持成本–效益分析技术。

这些假设的另一个假设是通过现存社会财富的分配在每个时点都是最优的，在这种情况下由于个人损益值相对较小，因此个人间的损益分配就不会对项目福利造成影响。

对会产生代际影响的项目进行成本–效益分析时，考虑对后代会产生多大的影响（消极的或有利的），成本和效益分析并不能在未来长时期内进行效益分配准确的科学分析，虽然对于这类项目形成了一些专门的评估技术。但仍然不清楚的是，在中药资源开发中是否可以应用该技术，成本的哪些方面是重要的代际影响。

经济学中一个仍未解决的问题是，应该用什么样的标准为长期影响几代人的项目选择贴现率。对于仅产生代内影响的项目，一般依据市场利率来选择项目的贴现率。由于基于市场利率选择的贴现率忽视了未来人的利益，对于代际项目通常认为应使用比常规的短期项目的评估中更低的贴现率，一些学者认为评估有长期环境影响的跨期项目应使用零贴现率。

这些论点的原理不很清楚。依据之一可能是低（或零）贴现率能够减少经济行为对环境的影响。例如，Page（1977）提出零贴现率可以保护环境免遭由忽视造成的破坏。但是，很容易证明，选择低或零贴现率也不一定就能减少环境退化的速度或者更多地注意项目的可持续性。

依据之二是从道德上讲，零贴现率是应该选择的唯一的贴现率。但这个观点也有难于解释的问题。首先，很难弄清哪个贴现率应为零——是消费贴现率还是效用贴现率。如果是消费贴现率那么就与许多合理的道德立场相违背。如果预计实际收入将会下降，那么负的消费贴现率可能比零贴现率更合适，因为可能将来的技术发展使消费比现在的消费更有价值。如果预计消费效益将会随着时间而增加，那又会怎样呢？将来的单位消费与现在的单位消费等值吗？看来，任何一个贴现率都不能适用于所有的情况。最后，应该记住成本–效益分析技术本质上是实现资源有效配置的一个手段。如果接受了这一观点，就必须以其他某种途径实现最优目标。

参 考 文 献

阿兰·兰德尔. 1989. 资源经济学：从经济角度对自然资源和环境政策的探讨. 施以正译. 北京：商务印书馆.

鲁传一. 2004. 清华经济学系列教材：资源与环境经济学. 北京：清华大学出版社.

罗杰·珀曼·马越，詹姆斯·麦吉利夫雷迈克尔·科蒙. 2002. 自然资源与环境经济学. 北京：中国经济出版社.

汪安佑，雷涯邻，沙景华. 2005. 资源环境经济学. 北京：地质出版社.

第四章　中药生物多样性保护

第一节　中药生物多样性问题的产生

生物多样性构成了地球上的各种资源和环境系统，其结构的复杂性与组分的多样性是维持自然生态平衡的基础条件，是人类社会赖以生存和发展的前提。我国是世界上生物多样性最丰富的国家之一，拥有的生物物种数量约占全球的1/10，是全球生物多样性保护的重要地区。但随着我国工业化、城市化进程的加快，加上对生态与环境保护措施的缺失，我国的生物多样性正遭受着严重的损失和破坏，保护生物多样性已成为摆在人们面前重中之重的事情。

中药生态是我国自然生态的重要组成部分，我国中药生态资源非常丰富。1985～1989年全国中药资源普查统计，我国中药资源已达12 772种，其中药用植物11 118种，药用动物1574种，药用矿物80种。但是由于经济发展、人们健康意识的提高，中药资源在养生保健、防治疾病的有效性和天然性及回归自然的呼声下，国内外对中药资源的需求迅速增加，在经济利益的驱使下，造成人们对中药资源的过度开发和利用，导致生态环境破坏，野生中药资源减少甚至枯竭。野生中药资源既是作为中药产业、中药国际贸易的物质基础，又是我国区域生态环境及人类生物多样性的宝贵资源。目前大量的野生中药材资源分布于脆弱的生态环境中，长期的无序开发导致大量野生中药材资源处于濒危和消失状态，中药生物多样性在减少，维系天人合一、人地和谐关系的生态功能减弱甚至丧失，造成中药生物多样性问题。

一、中药生物多样性的概念

生物多样性，按照世界自然基金会生物多样性定义为：地球生命的宅库——无数植物、动物和微生物，它们所包含的基因，以及由它们构成的复杂生态系统。其主要内容包括生物物种多样性、遗传多样性和生态系统多样性等，是人类赖以生存和发展的基本食物，药物和工业原料的主要来源。

1992年6月召开的联合国环境与发展大会上各国签署的《生物多样性公约》（*Convention on Biological Diversity*）第二条对生物多样性作如下解释：所有来源于活的形形色色生物体，这些来源包括陆地、海洋和其他水生生态系统及其所构成的生态综合体，包括物种内、物种之间和生态系统的多样性。

1994年我国政府制定并公布的《中华人民共和国生物多样性保护行动计划》对生物多样性作如下概念：所谓生物多样性就是地球上所有的生物、植物、动物和微生物及其所构成的综合体。

我们认为，中药生物多样性是指地球上所有依据中医药理论能够帮助中医临床防治疾病的生物（包括中药植物、中药动物、中药微生物）的多样化，这些来源包括陆地（含高山、平原和湿地等)、海洋和其他水生生态系统及其所构成的生态综合体的多样性程度。

中药生物多样性即反映地球上所有能被中医利用的生物及其生境和所包含的组成部分的综合体。中药生物多样性包含三层含义,即中药生物遗传多样性、中药基源物种多样性、中药生态系统多样性。三者之间既有区别又有联系。中药生物遗传多样性即是中药生物遗传基因的多样性,指某个中药物种内个体在对环境适应中的变异性;中药基源物种多样性是指地球上中药动物、植物、微生物等生物种类的丰富程度;中药生态系统多样性是指中药生物圈内生境、生态群落和生态过程的多样性,以及中药生态系统内生境差异、生态过程变化的多样性。三者之中中药生态系统多样性是基础,而中药基源物种多样性是关键,中药生物遗传多样性含有的潜在价值最大。

二、生态系统多样性存在与发展的重要性

(一)生态系统多样性对中药物种的多样性的价值

我国幅员辽阔,地理地貌差异很大,是世界生物多样性最丰富的国家之一,同时也是中药资源生物多样性最丰富的国家。我国已查明的中药资源有 12 772 种,其中药用植物 11 118 种,药用动物 1574 种,药用矿物 80 种。全国民间药(草药)约 5000 种,民族药约 4000 种,藏药约 300 种,蒙药约 2230 种,维药 600 种,傣药约 1200 种。这些宝贵的生物资源既是国家的战略发展资源,又是我国人民在中医药理论指导下用来养生保健、防治疾病、休闲康复的健康资源。必须加以保护和合理开发利用,既为促进我国医药经济、医药产业、国际贸易发展提供资源,又为我国医疗保障提供"简、便、验、廉"的医药服务。

(二)生态系统多样性对中药资源的价值

我国气候和地貌类型复杂多样,具有陆地生态系统的各种类型(森林、灌丛、草原和稀疏草原、草甸、荒漠、高山冻原等),这样复杂的自然环境导致了药用动植物资源生态系统的多样性极为丰富。据徐世晓、赵新全等对江河源区自然生物资源的研究,我国仅在三江源区哺乳动物有 133 种,鸟类有 249 种,鱼类有 219 种,牧草植物有 800 种,药用植物有 808 种,食用植物有 80 种,观赏植物有 400 种。

生态系统多样性包括生境多样性、生物群落多样性和生态过程多样化等多个方面。它的存在既是维持自然生生不息的泉源,又是人类社会生存的资源和条件,给人类馈赠健康效益、经济效益和社会效益。生态系统多样性对生态系统自身的功能完善、干扰缓冲、环境适应及生态系统的发展演化起调节平衡作用。

生态系统多样性是生物多样性的基础,据王昌海等对秦岭自然保护区生态效益分析指出,秦岭自然保护区群的生态系统在保护生物多样性方面产生了巨大的生态效益,评估出总生态效益约为每年 88.16 亿元,其中涵养水源效益每年为 31.77 亿元,水土保持效益每年为 17.85 亿元,固碳制氧效益每年为 3.41 亿元,净化环境效益每年为 7.56 亿元,调节区域气候效益每年为 5.32 亿元,生物多样性保护效益每年为 22.25 亿元。

生态系统多样性给人类社会提供了巨大的服务价值,据李方、张柏等参照国家林业部发布的《森林生态系统服务功能评估规范》(LY/T1721—2008)对三江平原生态系统服务价值进行评估,结果表明三江平原生态系统服务总价值为 1660.29×10^8 元/年,占全国陆地生态服务总

价值的 2.96%。在各类生态系统中，湿地生态系统和森林生态系统的贡献率最高。

生态系统多样性给中药资源生物多样性提供了基础条件，中医药临床非常强调中药材的道地性，由于中药材种质资源在不同生态环境下变异较大，以至于不同环境下种内变异大于同地区的种间差异。古人在每味中药前面都冠以地名，如怀山药、浙贝母、潞党参、宁枸杞、建泽泻、广木香等。

我国地域辽阔，不同地区环境条件变化大，经过长期的生产实践，各个地区都形成了一批适合本地条件的道地药材。道地药材与地域是不可分的，根据我国中药资源的分布区域和主要药材道地产区，地道药被分类为：关药、北药、怀药、浙药、江南药、川药、云贵药、广药、西药、藏药。

西北干旱地区区域的药材分布特点以旱生植物药材，如秦药、北药如甘草（*Glycyrrhiza uralensis Fisch*）、枸杞（*Lycium chinense Miller*）等；青藏高原区域分布的药材具有耐旱耐寒的特点，是藏药产区，如水母雪莲花、总状绿绒蒿、红景天、冬虫夏草（*Cordyceps sinensis*）、麝香（*Moschus*）等。

（三）生态系统多样性对中药资源遗传多样性的价值

生态多样性是生物多样性的前提条件，任何一个生物或物种个体都保存着大量遗传基因，可以被看作是一个基因库。一个物种所包含的基因越丰富，它对环境的适应能力越强。基因的多样性是生命进化和物种分化的基础。生态多样性给生物个体抗逆性提供了环境，给遗传物种产生多样性创造了条件。形成种内显著不同的种群及同一种群内的遗传变异或突变，产生遗传多样性。遗传物质的突变主要有两种类型，即染色体数目和结构的变化和基因位点内部核苷酸的变化。前者称为染色体畸变，后者称为基因突变或点突变。我国幅员辽阔，地形地貌差异很大，生态系统非常多样化，给药用动植物产生提供了生态环境。为了适应市场需求，野生中药资源不能满足人类的健康需求，必须对野生中药资源进行驯化培育，对中药基源进行优化培育，也需要选择适宜生态环境进行种植栽培养护。我国有着悠久的中药材引种栽培驯化历史，除了原有的野生物种驯化种植，还应采用新技术形成培育并构建出大量的新型改良品种和农家栽培品种。如不同品种的人参（*Panax ginseng C. A. Mey*）就有：大马牙、二马列牙、园芦、长脖等。

三、我国中药资源生物多样性面临的问题

（一）生态环境恶化，野生物种分布范围日益缩小

尽管我国生物多样性非常丰富，但在工业化和城市化进程中，生态环境不断恶化，土壤、水资源、空气质量面临着严重的危机。加之长期以来，由于中药生产经营采取粗放式、耗竭式发展方式，对合理开发利用中药资源的认识不足，为了眼前利益、不顾长远利益，对中药资源采用掠夺式采挖和不合理经营利用，使中药野生资源面临萎缩和枯竭，导致野生中药资源短缺，分布范围日益缩小甚至消失，引起生态环境恶化。一些传统的道地药材优良种质正面临消失和解体，一些不能驯化种植的种类出现衰退甚至濒临灭绝，严重威胁中药资源生物多样性，威胁着中药资源产业的可持续发展，威胁着中医药事业的未来。中药资源的过度开发利用不仅可引起各种野生中药资源的减少，更重要的是给人类带来许多生态环境问题：生境破碎化、病

虫害猖獗、生态环境系统破坏，从而可能引发严重的生态危机。

（二）政策制度供给不足，中药资源开发利用无序

我国政府在保护中药资源方面已经做了一些政策、法规的支持。1984 年国务院先后发布了《中华人民共和国野生药材资源保护管理条例》、《中华人民共和国野生植物保护条例》等法规，并且公布了《中国珍稀濒危保护植物名录》、《国家重点保护野生药材物种名录》和《国家重点保护野生植物名录》等保护品种名录。随后一些省、市（自治区）也制定了相关的法令、法规，加强立法、执法工作的力度，这在一定程度上起到了保护珍稀、濒危中药资源的作用，但是物种的保存、生物多样性的保护和生物资源的保护是一项复杂的系统工程。

我国改革开放以来，在中药现代化的进程中，各地中药制药产业迅猛发展，对中药材的需求不断增加，由于中药资源是一种特殊产品，野生种源具有有限性，生长具有周期性，再生能力具有有限性。人工种植也受到多种因素的约束，如野生品种的驯化需要过程，栽培需要适宜生态环境、适宜种植土地的有限性，人力资源和种植养护技术的保障，劳动成本增加等。这些因素都很容易导致中药资源的短缺、价格飞涨，产生中药资源的供求矛盾。价格上涨引起人们过度采挖、过度猎取，更加剧了中药资源枯竭，形成恶性循环。如果政府不进行公共政策干预，就会造成"公地悲剧"。例如，目前由于我国空气污染——雾霾，严重肺部和呼吸系统疾病增加，蛤蚧是防治该类疾病的重要药物，临床用量迅速增加，价格上涨导致市场上药用动物蛤蚧等资源显著减少，已影响了近 30 种替代动物药材的市场供应；还有甘草不仅能治疗呼吸系统疾病，而且能调和诸药，是传统用药比较大的品种，加之 20 世纪下半叶国际市场开发甘草素，国际贸易量迅速增加，国内一些商家为了牟利，在内蒙古、新疆、宁夏、甘肃一带乱采滥挖，既破坏了沙漠植被，引起草原沙化，又导致药用植物甘草资源枯竭，后来政府采取果断措施，严禁采挖、停止出口，才使甘草资源近年有所恢复。像这样的无序采挖已导致我国近来有 100 多种中药植物资源量普遍下降，严重影响了 60 多个药材品种的临床医疗用药。还有近 20 种动物药、30 多种植物药，因野生资源稀少枯竭，以致无法保证商品市场需求，造成全国常用的 500 余种中药材每年约有 20% 短缺。

目前全国现有中药制药企业、中药商业法人机构、中医医院及零售药店需要中药资源。中成药消耗中药资源年产值达 727 亿，保健品消耗年产值达 207 亿，中药提取物年产值达 714 亿，中药饮片年产值达 815 亿，这给自然生态环境和中药野生资源造成了巨大的压力。同时也使我国中药产业可持续发展受到威胁。

面对这种形势政府应该有所作为，利用公共政策鼓励高校和制约企业创新。一方面支持野生资源驯化试验，选择优良品种进行规范化和规模化种植；另一方面国家食品药品监督管理局采取有效政策措施，在注册新品中能有利于替代品和新发现中药资源的产品通过。我国有记载的中药资源总数有 12 772 种，其中商品中药材 1200 种，约占资源种类的百分之十几，其余的为民族药、民间药和待开发品种。我国海洋药用资源近 700 种，目前使用的仅约 40 种；在植物类资源中，多集中在开发种子植物，对藻类、菌类低等植物综合利用率也很低。许多药用植物的根、茎等具有相同的化学成分和疗效，但由于缺乏科学创新技术，更缺乏政策制度供给，造成了许多药用部位的浪费。政府应该提供公共服务，建立中药资源深度开发共性技术平台，引导中药资源产业创新各种具体应用技术，促进循环经济发展，实现中药资源全产业链的转型升级。

四、地球生物多样性减少的原因

(一) 过度砍伐森林

19世纪工业革命后，经济快速发展，人口急剧增加，对木材的需求随之增长，人类过度砍伐森林造成了大量动物、植物、微生物受到最直接的威胁。大面积的森林砍伐加剧了荒漠化、山体滑坡、江河断流等灾害的发生。公元前700年，地球上2/3的陆地覆盖着森林。目前，世界森林覆盖率不到1/3，并且锐减的趋势仍在继续，热带雨林的减少尤为严重。热带森林主要分布于亚洲、非洲、拉丁美洲；而位于这些地带的国家大多数是发展中国家。拉丁美洲的亚马逊河流域拥有全球将近一半的热带雨林，聚集了地球生物总量的1/5，被称为"自然天堂"。从20世纪50年代开始，亚马逊河流域毁林造田、开辟农场，毁掉了人类拥有的最珍贵的热带森林。在热带雨林地区，栖息着种类繁多的植物和动物，许多植物的原种都来自热带森林；热带雨林的消失意味着生物多样性"基因宝库"将不复存在。中国森林由于不合理砍伐，不仅面积缩小了，其结构与功能也在退化，特别是林木稀疏使生活在原有林下的阴性植物不能生存。那些需要较大栖息面积的野生动物，因栖息地缩小、食物不足而随之消失，生物正常的能流、物流不能正常进行。

(二) 经济全球化，引起区域内外来物种的入侵

哥伦布发现美洲新大陆以后，地球人口和经济发生了巨大变化，人口迁徙移动和各种经济活动、政治活动、旅游活动迅速增加，导致外来物种的入侵对生物多样性造成了很大的威胁。外来有害物种入侵对当地的农业、林业或其他各方面的经济造成严重损失，对人类健康产生严重损害。外来物种的入侵方式有三种：第一种是有意引进，一些个人或团体出于经济利益、美化环境、观赏等目的引进外来物种，最后泛滥成灾；第二种是无意引进，是指外来物种随包装箱、海轮、入境旅客携带进入；第三种是自然飘落，像植物的种子顺风或河流移落到别的地方，或是被鸟吃掉后带到了另一个地方。由于全球经济一体化使得国际贸易往来越来越频繁，现代先进的交通工具及观光旅游事业的蓬勃发展，为外来物种长距离迁移、传播、扩散到新的生境中创造了条件。在全世界濒危物种名录中的植物中，有35%~46%部分或完全由外来生物入侵引起。澳大利亚原本没有兔子，150多年前的1859年，英国人托马斯·奥斯汀引进了24只兔子。在这没有天敌的国度里，它们至今已繁衍6亿多只后代，这些兔子常常把数万平方公里的植物啃吃精光，导致其他种类野生动物面临饥饿，许多野生植物也存在绝种的可能。

辽阔的地域使我国很容易遭受入侵物种的侵害，来自世界各地的大多数外来物种都可能在我国找到合适的栖息地，外来入侵物种包括植物、动物和微生物。目前，我国几乎所有的生态系统，森林、农业区、水域、湿地、草地、城市居民区等，都可见到外来物种入侵的现象，其中以水生生态系统的情况最为严重。2002年，来自南美洲亚马逊河的食人鱼（又名食人鳗）在我国掀起轩然大波。食人鱼一旦流入某一流域达到一定的规模时，它们可能会大量地"屠杀"水中其他的鱼类，给当地生态平衡带来严重危机，造成不可估量的损失。

加拿大一枝黄花是多年生的根茎植物，以种子和地下根茎繁殖，山坡地、沼泽地均可见生长。加拿大一枝黄花原产北美，20世纪30年代作为观赏植物引入我国，"落户"上海、南京一带，但是由于加拿大一枝黄花具有极强的繁殖能力和生存能力，现已扩散蔓延成为河滩、荒

地、道路两侧、农田旁、平原城镇住宅旁，甚至绿化地带的杂草，成为外来入侵植物。这种物种的入侵破坏了我国许多自然景观的原生态性和完整性，摧毁了原来的生态系统，危害了我国动植物多样性，影响遗传多样性。

为了解决外来入侵物种问题，国际组织已通过了 40 多项国际公约、协议和指南，而且有更多的协约正在制定中。在我国，这三种物种侵入形式中目前最值得警惕和重视的是"有意引进"。因为这些引进在短时期内可以为一些单位带来经济效益，引进者的积极性很高。例如，由于中国没有食人鱼，销售和观赏门票会为这些单位带来丰厚的利润，于是，有人就不经批准引进、繁殖、销售食人鱼。食人鱼之所以能顺利进入中国，主要是因为中国在物种进口方面，从物种生态安全的角度缺少相应的法律，中国目前还没有关于禁止交易食人鱼的相关法律，中国的渔业法也没有明确的规定。由于法律存有盲点，执法部门的执法力度也相对较弱。

（三）生物资源的过分利用

人类在经济发展中过分利用生物资源也是导致物种减少的一个因素。在所有濒危、渐危的罕见脊椎动物中，大约 37% 由于过分利用而濒临灭绝境地的。由于毛皮制品具有很高的经济价值，许多毛皮兽，像灰鼠、骆马、大水獭的种群已经下降到了临界水平。非洲象在 1981～1987 年从 120 万头下降到 76.4 万头，在很大的程度上就是利用象牙所引起的；巴哈马群岛的桃花心木、厄瓜多尔的可可叶鳄梨、毛里求斯的炭木已经所剩无几；黎巴嫩的雪松过去曾有50 万顷之多，现在只在少数地方有零星的分布；我国广西南部石灰岩地区的舰木也是这种情况。由于生态环境恶化我国许多药用植物，例如，人参、天麻、石斛、黄芪、三七、白及、砂仁、七叶一枝花、罗汉果等，野生的植株都已经很有限了，如果仍然无限制地采挖下去，它们必将陷入灭绝的境地。因此，利用野生物种必须要在掌握它们的生物学和生态学特性的基础上来制订方案，有计划地开发利用。人们需用量大的物种，必须实行人工栽培和驯养才能满足要求。

（四）过度开垦土地

人类历史上，原始人靠采集果实、捕捉野兽、鸟禽、鱼鳖得到生存所需的食物。即使这样低水平的生产方式，也会带来很多问题。过度采集往往消灭了居住地的许多物种，使自身的生存受到威胁。为了解决生存问题，古人群便进行迁徙，转移到有食物的地方去；但是，经过一个时期，又以同样的方式破坏了那里的生物多样性，又会被迫进行迁徙。人类活动从一个地区转移后，那个地区的生态系统可以慢慢地自行恢复。时至今日，随着人口的增加，人类对自然的影响力度之大、影响范围之广是自然的自我恢复能力无力挽回的，导致很多珍稀动植物灭绝。例如，在我国甘肃定西地区，当地农民出于对粮食的需求，在 35° 以上的陡坡上开辟了农田，这种土地被称为"挂田"。"在以粮为纲"的思想指导下一切为粮食让路，将乔木、灌木、草本植物统统挖掉，破坏了原有土地的生态性，导致土地沙漠化、水土流失，植被破坏使土地缺少了有效的生态屏障。青海格尔木地区戈壁滩的红柳被当地居民砍去当柴烧，青藏、青甘公路沿线 240km、30km 宽的沙生植物几乎被挖光。最近 30 年，柴达木盆地的戈壁滩面积增加了2.20km²，原因是燃料短缺引起人们对燃料的需求，砍伐野生树木使得西北仅剩的草木遭到进一步破坏。原来的生态性有机质不能返回土地，土地失去保养后，肥力进一步下降。树木草地破坏使牲畜失去了饲料，畜牧业的产量下降，有机肥减少、土地肥力下降又使得畜牧业产量减少，陷入"越穷越垦，越垦越穷"的恶性循环境地。

（五）环境污染

人类社会的生产和生活，特别是工业革命后，近代工业大发展，尤其是化学工业的发展产生的废物、废气、废水的排放，正在改变地球的大气成分和结构。人类向大气圈排放了大量废弃物质，例如，大气中碳氧化物、硫氧化物、氮氧化物、氟氯烃类等物质浓度不断增加，各种粉尘、微粒特别是重金属微粒含量不断增加，碳平稳和氧平稳结构的破坏导致地球增温和臭氧层破坏，使得许多动植物的生存环境受到影响。工业化和城市化相伴发展使许多城郊湖泊被排放大量的生活污水和工业污水污染，再加上不合理的开发经营，使湖泊自净功能严重受损，水体富营养化进程大大加速。河流污染更使各种鱼类生存受到威胁。我国从南到北几个大的水系包括珠江、长江、黄浦江、黄河和松花江的水源水和自来水的污染都相当严重，其中最严重的淮河流域，污染源主要是流域内几千个小造纸厂和近万家小皮革厂造成的，致使水生物多样性大大下降。酸雨对生物多样性也造成严重威胁，酸雨指 pH<5.6 的酸性降水，包括雨、雪、雾、露、霜等，是由大气中的硫酸、硝酸和云层的水蒸气发生反应形成的。自然生态演替过程也释放一定数量的硫氧化物和氮氧化物；但是，酸雨的形成主要是由于现代工业的发展，像燃烧矿物燃料、金属冶炼向大气排放硫氧化物和氮氧化物。世界酸雨区主要集中在欧洲、北美和中国的西南部。酸雨损害江河湖海中的水生物，影响森林和农作物生长，被称为"空中死神"。酸雨使土壤中钙、钾、镁等元素减少，抑制微生物分解有机质；同时，有毒金属像铝、铜、镉等元素被酸雨溶解而流动，伤害植物的根系，使植物不能吸收足够水分，躯干腐烂，树叶凋落，树冠枯黄。欧洲和北美的许多森林正在受到大气污染和酸雨的严重威胁。通常在经受大气污染和酸雨侵袭之后，森林可能出现严重的病虫害，许多敏感的物种种群因此大大减少。

（六）偷猎走私

随着市场经济的发展，野生动植物的偷猎、滥挖、走私行为越来越严重，成为生物多样性受威胁甚至灭绝的非常重要的原因之一。偷猎走私行为所涉及的野生动植物遍及全国各种生物类群，只要有钱可赚的生物均在遭灭之列。1987 年我国走私到日本的麝香达 700 多千克，而 700 多千克麝香需要 10 万多头麝。每年被盗猎的藏羚羊数量在 20 000 头左右。隼是飞禽中的骄子，飞行速度快，能从空中捕捉飞翔的猎物，能大量捕食害虫和鼠类。目前，中东国家驯养的猎隼，多数是偷猎和走私来的。1990~2000 年，来中国参与偷捕猎隼的外国人达 500 人次之多。因种种原因，被抓的外国偷猎者，往往是"归还护照，全部放人"。在世界上，猎隼资源并不丰富，它的主要栖息地东至我国东北地区，南至北非，西至东欧和伊拉克，北至俄罗斯。

（七）过度捕捞

过度捕捞严重影响了海洋生物的繁殖。为保护海洋资源，各国政府如今都制定了相应的休渔政策，但直到今日，各国也还未就公海远洋捕捞如何保护深海生物这一问题达成协议。英国科学家通过对北海中几种深海鱼的观察发现，由于过度捕捞，近年来生活在近岸带到深海区的鳍鱼在北海地区的数量明显减少，而作为重要的经济鱼类，欧盟一些国家的拖网鱼船总是撒大网捞鳝鱼，在深海区捕捞上来的鳍鱼并不多。20 世纪 80 年代以前，我国海洋捕捞对象以带鱼、大黄鱼、小黄鱼、乌贼等优品种为主，目前除带鱼和小黄鱼仍维持一定产量外，其他种类的产量大幅下降，捕捞强度大大超过了渔业资源的良性再生能力。由于主要经济渔业品种的衰退，水生生物平衡被打破。很多湖泊通江的港道中修建了水闸，致使江湖阻隔，使汛季与旱季水位大起大落，影响生物群落的稳定性，更重要的是对鱼类回游、觅食、育肥和繁殖产生不利影响，这样使湖泊鱼类天然资源无法从江中得到补充，大大降低鱼类的多样性。长期的过度捕捞和日益增加的江湖阻隔，使经济价值高的大型鱼类种群难以维持。水产养殖对淡水生态系统也会造成不良影响，为了取得渔业丰收，过度饲养草鱼，致使水草衰退。由于没有水草抑制作用，浮游藻类大量繁殖，大大降低了湖水的透明度，使沉水植物难以生存。大型水利工程破坏了一些动植物的生存环境，影响了生物多样性。20 世纪 70 年代初竣工的非洲巨大的水力工程阿斯旺水坝给埃及带来了廉价的电力，也控制了旱灾；但是，这一工程破坏了尼罗河流域的生态平衡，引起了一系列未曾预料到的严重后果。

（八）城市化的发展

伴随着工业化而来的是城市化发展，由于大部分人类居住的范围为混凝土建筑物所占据，缺乏足够的绿色面积，特别是缺乏天然植被，对人类的生活很不利。因为把复杂的天然生态系统简化，特别是把提供氧气的天然植被毁灭，而人口的增加、工商业的发展，又使耗氧量大增，渐渐超过自然生态系统本身的自我调节能力，其后果不堪设想。在人类社会的早期，城市化也同样给自然环境带来了影响；但是，通过自然的自我恢复能力，能够维持生态平衡。随着科学技术的发展，人类对生物多样性的影响是自然的自我恢复能力无力挽回的。

（九）旅游过度开发的影响

人类生活水平的提高、工作方式的改变、第三产业的发展使旅游业发展加快。人们在旅游开发过程中，一些生态旅游区由于缺乏景观保护意识和生态平衡思想，过分追求经济效益，游客严重超载，造成了生物多样性的破坏和旅游资源的退化。我国已有22%的自然保护区由于旅游开发不当而造成对保护对象的破坏，11%的保护区出现资源退化现象。一些生态旅游区旅游高峰期出现人满为患的现象，大量游客的涌入和游客留下的固体废物、噪声、废气对景区的水质、动植物等都产生了直接影响，使有限、脆弱的生态环境承受巨大的压力。还有一些生态旅游区大兴土木，引进、仿制、移植项目，用众多的城市化和商业化景观代替了具有多种生态功能的自然景观和文化景观，使一些旅游区的景观功能发生错位，最终使生态旅游失去了可持续发展的环境潜力，这是目前生态旅游区建设中亟待重视的问题。一个物种的消失不是单一因素的影响，而是多重因素造成的综合效应。生物多样性保护涉及生物学、生态学、遗传学、农学、资源学、经济学、社会学及法律等学科，是一项系统工程。

五、中药生物多样性丧失的原因

（一）我国在经济发展中对中药生物资源价值认识不充分

中华人民共和国成立后，中国人民需要在一穷二白、贫穷落后的土地上搞社会主义建设，人民公社化、大跃进、以粮为纲、以钢为纲、超英赶美等急于求成的心理和不切实际的措施，以至于形成不按经济规律办事方针政策，大量砍伐森林、大量开垦土地、大量围海造田、围湖造田，形成大量退化的生态系统。改革开放以后，饱受文化大革命灾难的中国再一次希望中华民族振兴崛起，向着四个现代化努力奋进。在以经济建设为中心的方针下，我国中药产业迅猛发展，传统中医药文化、知识和技术得以发扬光大。中华民族数千年来创造的人类文明的瑰宝，保障人民繁衍昌盛的养生保健、防治疾病的有效经验得以挖掘。中药资源以其天然性、生态性深受人民喜爱，除其防治急慢性疾病疗效确切、毒副作用小等优点外，很重要的一个因素就是资源丰富、采集成本低、市场价格低廉、可及性强。由于长期以来中药资源低价交易、为了发展经济采取过度采挖、过度开发利用导致了中药生物多样性严重破坏。由于人们在追逐经济利益时的非理性行为造成野生中药资源很快减少甚至枯竭。现在人们开始反思对于野生中药资源而言，是生态环境产品，除了思考经济效益，更要认识其社会效益、生态效益环境价值及科学研究价值。

（二）我国政府缺乏统一协同有效的管理措施

对于保护生物多样性，政府是有一定认识的，中华人民共和国成立以来，就生物资源耗竭、生物多样性丧失问题，我国已颁布了30多项保护野生动植物的法律法规。1987年，国务院特别就中药材问题发布了《野生药材资源保护管理条例》，条例中虽对三级76种保护药材名录作了明确规定，在实践中取得了一定成效，但在中央与地方政府"分灶吃饭、自负盈亏"的财政体制下，判断各级官员绩效以 GDP 为标准的情境下，地方政府为了发展经济，往往采取地方保护主义的对策措施，使得这些保护条例难以落实。而且在中药资源产业发展过程中保护的物种名录亦未能根据现实情况不断修订完善。

由于中药资源的来源复杂，有植物、动物和矿物，有些生长于陆地，有些生长于高山，有些生长于江河、湖泊、海洋，有些生长于沙漠，有些生长于湿地等，涉及的管理机构和部门复杂。从生物多样性保护工作而言，中国履行《生物多样性公约》工作协调组已扩展为20个部门，几乎每一个部门都涉及中医药的管理。如国家卫计委、国家食品药品监督管理局、国家中医药管理局、国家工商行政管理局、国家技术监督局，还有国家林业局、国家水利局、海洋局、国家农业部、财政部、国内贸易部、公安、司法、监察部门等。在这种情况下，往往难以协调，而且存在一些部门利益，最终很容易造成"多人管反而无人管"的局面。

（三）保护中药生物多样性，缺乏足够的资金保障

目前，我国已经逐步认识到生物多样性的重要性，投入一些财政经费建立国家和地方自然保护区、建立湿地公园等。但是其建设和管理经费还没有固定的资金来源渠道。各主管部门从部门经费中每年安排的经费只能满足所需的一半左右，经费严重缺乏导致我国大多数自然保护区基础设施差，机构不健全。而且国家还未专门建设野生中药资源保护区、野生中药动物保护区，对于中药矿物资源、化石资源也未对采掘进行限制性保护。

第二节　环境伦理与中药生物多样性

一、环境伦理观念的产生

生物多样性危机是人类非理性行为造成的，生物多样性可持续存在必须矫正和调整人们的思维和行为。面对环境危机人类开始反思，20 世纪 60 年代国际上掀起了环境保护运动，成立绿色和平组织和绿党，他们对工业化过程中引起的全球性生态危机进行了深刻反思，首先在理

论上突破了长期以来"人是万物的尺度"的以人为中心的狭隘的功利主义思想观念，在理性上重新审视人与其他生物、人与自然环境的关系，在此基础上创立环境伦理价值观。环境伦理观提出人类在对待和处理人与自然生态环境的关系时应深刻意识到"天人合一"问题，即是共同的生命体、具有共同的利益和共同的命运，人类对生物、生态和环境保护负有思想和行为的责任及义务。

目前，由于生境的破坏导致每年大约有 1.75 万种（即 2 种/小时）生物从地球上消失掉，这比地球历史上任何时期的灭绝速率都高（过去 2 亿年中，脊椎动物的灭绝速度大约为每个世纪 90 种；过去 4 亿年中，植物的灭绝速度大约为每 27 年 1 种）。据许多专家预测，可能在今后的 20 ~ 30 年中，有 25% 的物种将处于严重的灭绝危险之中；鸟类和哺乳类的灭绝速度几乎要比过去快 100 ~ 1 000 倍。

全球热带森林的面积为 8 亿 ~ 12 亿 hm^2，生长了半数以上的物种。据联合国粮农组织与联合国环境规划署估计，每年至少有 1100 万 hm^2 的热带森林彻底消失，另有 1000 万 hm^2 遭到严重破坏，致使每年有 0.5% ~ 1% 生长在其中的物种绝灭。就郁闭的热带森林而言，年砍伐率高达 0.6%，即使扣除新植林和自然增长的速度，全球所有的郁闭热带森林将在 177 年内全部消失。生物多样性的减少和退化不但存在于热带森林，而且海洋、淡水水域及其他陆地生态系统中也同样存在。

这些生态环境危机问题，深刻说明了人类为了生存和发展，创新并利用现代科学技术一味追求经济增长的过程中，没有从根本上认识到资源和环境对人类存在和可持续发展的基础性作用，从而没有能处理好人类活动与自然生态的关系，产生了当前的环境危机问题。由于人是有理性的动物，如果能从思想观念内部对人类的基本价值观进行反思和变革，重新理解和处理人与自然的关系，人类就有希望走出环境危机。作为生物多样性保护的内在动力，环境伦理观在生物多样性保护的实践中发挥了积极作用。但是由于不同的思想家视角不同，分析问题、解决问题的方法不同，下面就几种环境伦理观进行分析。

二、生物多样性的环境伦理观及评价

（一）动物权利主义环境伦理观的内容及评价

在如火如荼的要求保护非人类物种，尊重自然的运动中，"动物权"成为当前使用频率相当高的词汇。这主要是因为，动物特别是高等动物和家畜，是与人类关系最为密切的生物，是人类最为了解的人类以外的其他生物物种。从生命特征来看，动物也拥有诸多与人类相似的生理和心理属性，而植物次之，微生物再次之。所以在人们重新思考、调整与自然的关系时，动物成了首先的"受惠者"。

1975 年，辛格的《动物解放：我们对待动物的新伦理》被视为动物权利运动先驱的著作。他指出，人类宣称的生命权利应扩展至动物，人的利益和动物的利益同等重要。人用动物做实验不亚于反动的种族主义或性别歧视。与辛格同时期的动物权利理论者还有雷根，他认为动物具有其固有的价值，主张像对待人类一样给予动物平等的幸福。动物权利主义者认为，动物拥有在一个自然的环境中过完整生活的天赋权利，剥夺他们是不道德的，不管这能给人类带来什么利益。"动物权利运动是人权运动的一部分"，应当尊重和关心动物的价值和权利。从对动物任意践踏蹂躏到尊重它们的生命和权利，不能说不是人类伦理价值理念的一次飞跃，对生物多样性保护起到了很大的推动作用。但是动物权利主义的视野仍显狭窄，它仅仅将动物纳入了伦理关怀的范围，并把任何一个动物个体的价值都看得高于任何植物个体的价值。这种对生物价值区分的尺度是完全主观的人的感受。人的理性毕竟有限，动物权利主义者觉得毫无用处的某些植物资源，其重要价值可能在将来逐渐显现。实际上，作为自然界中物质和能量交换循环的枢纽，植物对于调节气候、涵养水源、保持水土、美化环境等起着重要的作用，同时还是社会生产和生活消费所需的重要资源。更为重要的是，植物种类的不断减少本身就是目前物种危机的一个重要方面。根据 IUCN 濒危植物中心的保守估计，到 2050 年有 6 万种植物将要面临灭绝。而根据生态金字塔及生态链的自然规律，一种植物的灭绝至少会影响到 20 种昆虫，并且通过食物链发生一系列恶性循环。如果植物量不足动物量的 100 倍以上，动物乃至人类的生存就会受到严重威胁。如果说只关心人类福利的做法是一种不合理的"人类利己主义"，那么只关心动物福利的"动物自己主义"同样是不合理的，植物也有生存和发展的权利。尤其是当我们要在一个对人类健康或者生产生活有害无益的动物个体（如老鼠）与一个属于濒危物种的植物个体的生存之间进行选择时，动物权利主义更是无法为我们提供指导。把大自然的各个部分人为地分成不同的等级的做法，还会造成大自然与大自然之间的对立。

（二）生物平等主义环境伦理观的内容及评价

以施韦泽和泰勒为代表的生物平等主义环境伦理观进一步将环境伦理关怀扩张并惠及到其他所有生物。生物平等主义首先抛弃了人的优越性，认为人只是地球生物圈自然秩序的一个有机部分。作为一个生物物种，人和其他生物起源于一个共同的进化过程，面对着相同的自然环境，其作为地球生命共同体的平等成员资格，也应该与其他生物共享。人类与其他生物密不可分，都是一个相互依赖的系统的有机构成要素。在这个系统中，每一个生命的重大变化或灭绝都会通过系统结构对其他生命或生命共同体发生影响。施韦泽认为所有生命都是神圣的，要求人类像敬畏自己的生命意志那样敬畏所有的生命意志。这就是著名的"敬畏生命"伦理。泰勒也在《尊重自然》一书中指出，人类只是地球共同体的一员，本质上并不比其他生物优越。其次，生物平等主义还拒绝对生物做出主观随意的等级区分。在其看来，把生命区分为高级和低级、富有价值和缺乏价值的，暗含着随意伤害和毁灭某些生物的危险。一个生物，不管其属于哪个物种，都应该获得平等的关心和关怀。对人的优越性及物种优劣性的抛弃正是物种平等观念的体现。生物平等主义要求人们平等地看待所有的动物和植物，认为所有的生命都具有相同的价值。

（三）生态整体主义环境伦理观的内容及评价

生物学发展和生态学的进步为人们全面理解生态系统提供了必要的知识基础。1914 年，苏格兰生物学家汤普逊提出了"生命之网"的概念。1935 年，坦斯利对"生态系统"一词的定义被广泛接受。受现代生态学的启发，被誉为"环保先知"的美国人利奥波德构建了著名的大地金字塔模型——低层是土壤，往上依次是植物层、昆虫层、鸟类与啮齿动物层，最顶层由大型食肉动物组成，最后两层之间还包括一系列由不同动物组成的较小的层。在这样一个高度组织化的结构体系中，每一生物物种都有自己的生态位，发挥保证整个生态系统的养分循环和能量流动的作用，以维系整个自然界的生态平衡。利奥波德进而提出了大地伦理学说，在其代表作《沙乡的沉思》中对其进行了详细的表述，不仅要求人类把角色从大地共同体的征服者转变为大地共同体的普通成员与普通公民，还要求把共同体的界线扩展到土壤、水、植物和动物，以及由它们组成的共同体大地。这意味着人不仅要尊重自然生态系统中的其他物种，而且要尊重生态系统本身。

与前两种环境伦理观相比，肯定生态系统整体价值的生态整体主义环境伦理观必然为生物多样性保护实践提供更有力的支持。

1. 生态整体主义环境伦理观进一步说明了生物多样性保护的必要性

"世界是一个相互依赖的整体，是由自然和人类社会共同所组成的，任何一方的健康存在和兴旺都依赖于其他方面的健康存在和兴旺"。就人类与其他物种的关系来看，他们作为生态系统的共同组成部分，相互依存，相互制约，协同进化。生物资源享有获取生存资源、利用环境条件的权利，也承担着参与生态竞争、成为其他生物包括人类的生存资源并被环境同化的义务。生态系统作为人类生存的母体，为人类提供适宜生活的环境，提供人类生存需要的给养资源，也理应享有受到人类尊重与保护、维系良性循环的权利。显然，生物资源及自然生态系统对人类承担有相应的义务，事实上人们业已享受着这种义务的恩泽，只是由于没有履行自己合理利用生物资源、尊重自然生态系统的义务，才加剧了人与自然的矛盾，造成了日益严重的生态危机。

环境伦理观只有转化为实际的行动，才能焕发出生命力。各种环境伦理观的区别在于理解问题角度和深度的差异，但这并不妨碍它们在实践层面的共识。各国只有把环境伦理观及对其他生命的尊重和对自然生态系统的爱护纳入到政治、法律和文化等体系中，才能真正实现生物多样性保护的目标。

2. 建立实行可持续性发展模式

环境伦理观不是狭隘意义上的自然保护主义，不仅强调其他生物和自然生态系统的基本权利，而且也认识到人类生存与发展的需要。其实质就是要寻求各方利益的交叉与平衡。要求建立科学的发展模式，协调生物多样性的保护与开发利用，实现生物资源的可持续利用和社会经济的可持续发展。每一物种及其生存环境都是完整、稳定的生态系统必不可少的组成部分，是其得以正常运转的最基本条件。自然保护区制度是生物多样性保护的重要措施，为其他物种保留一些永久的栖息地，与它们共享生存与发展所必需的各种资源，能够使人和其他物种的生命延续都得到保障。实际上，随着环境伦理观念逐渐深入人心，许多国家的生物多样性保护实践已经不再停留于特定自然保护区域对濒危野生物种的保护，而是向更广泛的区域和物种扩展。例如，认识到城市中人类的种群优势排挤、淘汰了许多动植物，城市建筑切断了动植物基因交流的廊道，导致其生存环境破碎、隔离度增加、灭绝率上升，人们把大自然引进钢筋水泥的城市，不断扩大城市的公园和绿化面积。以生态要求为基础的城市生物多样性保护规划也得到了蓬勃发展。英国在1938年就正式颁布环城绿带保护法（Green Belt Act），确定在伦敦市区周围保留2000多平方千米的绿带面积。由于开展了较好的保护工作，伦敦市中心皇家公园有40～50种鸟类，而城市周边地区平均只有12～15种。

生态整体主义环境伦理观也支持人们通过对生物资源的合理利用促进经济的发展和生活水平的提高。需要注意的是，生物资源的消耗一旦超过了自然生态系统的承载能力，就会造成生态资源的枯竭，将给人类的生存和发展带来严重不利的影响。所以要在把握资源综合承载能力的基础上建立和完善资源节约型经济发展模式，充分保证生物资源再生能力，降低损耗，提高利用率。生物资源的利用不仅包括对生物资源经济价值的开发利用，还应该包括对生物资源生态价值，如树木的防风固沙能力的开发利用。将生物资源的经济效益和生态效益相结合，在科学利用的同时对生物资源进行培育和改造，以提高其更新或繁殖能力，建立可持续与高效利用的模式和技术体系。正确处理生物资源保护与利用的关系，还要求贯彻正确的人口政策。因为人口的迅速无限制增长势必增加对生物资源的需求，加剧人与自然的紧张关系。首先从数量上控制人口出生率，掌握好人口增长与生物资源更新的协调关系。其次是提高人口的综合素质，培养树立正确的环境伦理观念，使越来越多的人主动参与到生物多样性保护的实践中来。人类应该重新定位生命的意义，崇尚俭朴的生活和有节制的物质消费，营造一种健康的文化氛围。只有确立绿色的生活方式，减少非必要的生物资源消费，才能将关心和尊重其他生物物种和自然生态系统的理念落实到行动中。

3. 完善生物多样性保护的法律调整机制

生物多样性保护不仅是道德、经济问题，也是一个法律问题。法律是协调人与自然关系的重要方式和途径。早期的生物多样性保护立法仅从经济效益的角度对生物资源进行有限的保护。环境伦理观对环境立法指导思想及实践产生了重大影响，完善的生物多样性法律调整机制应该包括生物资源调查机制，生物资源问题预防机制，生物资源开发约束、激励机制，生物资源整治、补偿机制，生物资源监督管理机制。生物资源调查机制要求建立统一的信息和监测系统，调查各种物种的分布、现状、受威胁程度，作为保护的依据。针对不同种类生物资源在生态系统和经济系统中的地位和作用，全面规划保护，制止滥用，实现总量上的动态平衡。在后续的保护和开发中，及时动态的生物资源调查能够评价生物资源的利用率和保护效果，有利于保护目标及行动的合理调整。生物资源问题预防机制旨在控制经济发展对其他物种及其生存环境的不利影响，包括建设规划、建设项目的环境影响评价、预警机制等。但是我国现行的发展规划、环境影响评价多注重对可能造成环境不利影响的考察。规划决策者对规划、评价项目对其他物种及生态环境的影响也应该予以足够重视，资源问题和环境问题同样重要。生物资源开发约束、激励机制包括对开发行为的禁止、许可、规范、鼓励等，目的在于保证生物资源保护与合理利用的统一。一方面，确保对生物资源的开发利用不超过自然系统的承载能力。特别是对濒危生物资源、处于环境敏感区的生物资源、具有重要科研价值的生物资源开发利用，从主体、时间、方式、程度等方面进行必要的限制。另一方面，鼓励对生物资源的合理利用。运用各种经济手段对开发利用者加以引导，使其主动和自觉地抛弃不合理的开发方式，在实现个人经济效益的同时实现整个社会的生态效益。例如，在土地法中规定反对开采矿石后的废弃土地进行复垦并种植林木的，林木归种植者所有，这就不失为一种好的激励机制。生物平等主义和生态整体主义都指出，生活在现代工业社会中的每一个人的福利都是以牺牲地球上的其他生命的利益为代价换来的，因此所有的人都对自然界及其中的生命负有补偿的义务，都应承担保护和恢复生态平衡所需的费用，增加受伤害的种群的数量，恢复被破坏的生态系统。砍伐森林威胁到许多动植物的生存，森林涵养水源能力的减弱也使其不能很好地保护土壤中的微生物，所以必须对树木及时补种和恢复。濒临灭绝动物的人工繁殖，对其受到破坏的生存环境的恢复也是生物资源整治、补偿的要求。总之，生物资源整治、补偿机制是生物多样性保护的法律调整机制的重要内容，目的是恢复人与其他物种之间的平衡，维护生态系统的健康和稳定。此外，确保政府部门积极履行职责，开发利用主体切实履行义务的生物资源监督管理机制也是完善的生物多样性保护法律调整机制的重要内容。

总之，从疯狂掠夺自然、蔑视人类以外的其他物种到对动物权利的思考、对一切非人类物种的关怀及对自然生态系统的敬畏和尊重，环境伦理观反映了人们对其他物种权利的逐步认同和对维护生物多样性及生态系统完整、稳定的日渐重视。把生命和自然生态系统作为与人一样公正、公平对待的"主体"，同自然平等相处，是一种从物质生产方式到政治、法律及社会文化观念的整体转变，需要采取涉及经济、社会、政治和文化各个方面的"大战略"。我们真心地希望，在环境伦理观的指导下，法律对生物多样性保护能走得更深、更远。

三、生态文明伦理与中药生物多样性保护

（一）生态文明伦理观的内涵

当今世界可持续发展问题已成为摆在全世界人民面前的一个难题，也是迫切需要解决的一个重要课题。要实现可持续发展，要改善人类生存环境，就需要倡导指导人们行为的新的伦理道德。"生态文明是落实科学发展观、构建和谐社会的题中之义"，"伦理学要我们通过反思自己的生活来反省我们自己该做什么，该怎么做，该成为什么样的人"与可持续发展观念相适应，产生了一种以追求生态文明为目标的崭新的环境伦理观，即生态文明伦理观，又称为生态伦理观。它不仅要求人类将其道德关怀从人类社会延伸到非人的自然环境，而且呼吁人类把人与自然的关系确立为一种道德关系。美国著名环境哲学家 JB 克里考特曾说："我们生活在西方世界观千年的转变时期——一个革命性的时代，从知识角度来看，不同于柏拉图时期和笛卡尔时期。一种世界观，现代机械论世界观，正逐渐让位于另一种世界观。谁知道未来的史学家会如何称呼它——有机世界观、生态世界观、系统世界观。"生态文明伦理观从道德角度来研究人与未来的后代，特别是人与自然的关系。它主要确立、制定人与未来后代人和自然间的道德准则及规范。它是人类哲学、文化和伦理学新近发展的重要组成，是当今控制人口，防止环境污染，保护生态平衡和节约能源、资源等政策、法规制定的重要伦理依据。生态文明伦理观主要研究和探索的是生态环境中的人类的伦理道德问题。生态文明的伦理观具有极其丰富的内涵，主要包括以下几个方面：

第一，打破人类中心主义，建立人与自然的平等观。西方产生人类中心主义思想历史悠久，从巴门尼德"人是万物的尺度"到贝克莱的"我思故我在"再到康德的先天理性论，一直到启蒙运动（核对一下）无不以人为本来思考问题。按照这种人类中心主义的观点，人类的利益是唯一的、至高无上的，自然界是人类实现自身利益的工具。"人类中心主义立场，坚持人类是一切价值的焦点，一切价值励志，都可归结为对人类价值的贡献，自然界的一切组成部分，充其量只有满足人们利益的工具价值"。以此为指导，人们对待自然的态度不是文明而是野蛮，不是尊重而是征服。人类对自然肆无忌惮的索取和掠夺，导致了如今的全球性环境污染和生态破坏，严重威胁了人类的生存。为了整个自然界的生态平衡，为了人类自身更好的生存，为了人类与自然的可持续发展，人类必须超越人类中心主义，建立人与自然协调发展的平等的道德意识和道德原则。人与自然平等的道德原则，不再以人为唯一的尺度，不再以人的利益为出发点和归宿；而是把道德对象由人类扩展至自然界，强调人与自然的平等关系，承认自然界与人类有同等的存在权和发展权，以"人-自然"共同体的协同进化与发展为出发点和归宿。人与自然平等的道德原则，赋予了自然应有的道德地位。在人类与自然的平等观下，人类珍惜环境，敬畏自然，尊重生态规律。人类不再野蛮开发和滥用自然资源，而是在合理继承工业文明的基础上，用更加文明与理智的态度对待自然生态环境，重视经济发展的生态效益，努力保护和建设良好的生态环境，改善人与自然的关系，使人与自然的关系达到和谐状态。从而，人类不再是自然的支配者、主宰者，而是与其他生物同属于自然这个大的生态系统，是自然界的"管家"，其目的是使人类更好地与自然协同进化，实现人的全面发展。

　　第二，打破人类中心主义，建立人类的生态平等观。人类的生态平等观是指人类代际之间享有平等的生态权，主要包括两个原则。第一，代内平等原则。它是指公平、平等地对待代内间的人际关系，注重维护弱者发展的要求，建立新的伦理秩序——"全球伙伴关系"，人与人、国与国之间，患难与共、唇齿相依，以最终实现一国之内和全球范围内的可持续发展。第二，代际平等原则。它是指社会的发展不仅要满足当代人的需求，还要考虑下一代人及子孙后代的需求，当代人的发展不能以损害后代人的发展为代价。代内平等的道德原则，不允许为了一部分人的发展而危害和牺牲另一部分人的利益，不允许为了一部分地区和国家的发展而损害另一部分地区和国家的发展。在地球上，任何人、任何地区与国家都没有以自我为中心无限制发展的自由，亦即要在地区、国家和全球范围内防止和消灭贫富两极分化，实现"同舟共济"。但是，我们可以看到某些发达国家为赢取利润与改善本国的环境，则不惜进行"污染出口"，危害他国的生态环境，损害他国的利益。据资料显示，外商在我国投资项目中，高污染产业呈上升趋势。中国环境与发展国际合作委员会专题政策研究课题组在 2008 年发表的一份报告指出，1995 年投资资源消耗型、污染密集型产业的外商占外资企业数的 30% 左右，而到 2005 年，这一比例上升到 84.19%。与此相比，环保产业的外商投资比例不到 0.2%。代际平等应当是当代人和后代人共同享有地球资源。因为所有的人都享有生存环境不受污染和不受破坏的权利，从而能够过健康和健全的生活。环境不公平必然促成社会不公平，社会的不公平也反过来会加重环境不公平。所以，按照公平性原则，不但当代人之间，也包括后代人都应该公平享有地球资源和经济利益，同时承担保护生态环境的责任，才能实现社会、自然与人类的永续发展。在科技昌明的今天，环境污染，包括水源污染、空气污染、土地污染等，以及资源浪费，包括能源危机、粮食危机、人口危机、森林滥伐、水源枯竭等，这一切是对生存环境的不负责任的毁弃，是对自然资源的预支和超支，现代有些人自私地享受着"吃祖宗饭、用子孙钱"，认为"我死了以后，管它洪水滔天"，只顾当前的、短期的、一代人的利益，其结果必然是"吃祖宗饭，造子孙孽"，对历史犯罪，对后代欠债，毁灭自己的"类"的生存。这种生态文明伦理观对人类提出了新的要求：既要关注和追求人类自身生存和发展的权利，也要尊重自然界其他生物的生存和发展的权利；既要重视人与人之间利益关系的平衡，也要重视人与自然之间关系的平衡；既要在发展生产、经济的基础上实现生态环境的可持续发展，也要协调人与人、人与自然之间的关系。

（二）中药资源的可持续发展需要生物多样性的保护

　　在我国药用生物基因资源及其多样性是中药现代化的基础，由于在中药产业的迅速发展中对中药野生资源的过度开发和利用导致了野生中药资源处于稀缺和濒危状态，一些物种已经枯竭甚至灭绝。已构成对中药产业可持续发展的一种现实的威胁。物种的灭绝意味着这些物种所携带的遗传基因也随之消失。因此我国必须加强中药生物多样性的保护，实现中药资源可持续利用。

1. 中药生物多样性保护是实现中药现代化的基础

　　中药现代化是指将传统中药的特色优势与最新的现代化科学技术密切结合。传统中医防治疾病以复方为主，依据中药的"寒热温凉"四性和"苦酸甘辛平"五味的特征进行"君臣佐使"配伍来临床应用。传统中成药以丸散膏丹为主，现代中药剂型改革在运用现代工程技术和工艺技术中，还必须以临床疗效为基础，中药材成分的多样性和复杂性是以中药材品种存在的物质多样性为基础的，归根结底是由其生物多样性决定的。中药现代化不仅需要现代化学分析技术、药理学实验证据为其阐明临床应用的物质基础及作用机制，更需要探索形成这些"特殊"生物的本质——遗传物质的特殊性，达到能动地控制其质量和物尽其用的目的。因此我国必须加强生物多样性保护，实现真正的中药现代化。

2. 中药资源的深入研究需要以生物多样性保护为前提

地球上的每一个物种都是独一无二的基因库，具有无法估量的现实和潜在价值，目前所知的药用价值只是其价值的一部分。对药用资源过度利用而导致物种的灭绝，将会对全人类造成不可估量的损失。也许若干年后人类所遭遇的某一疾病正需要依赖这些物种来治疗，而它们却已经灭绝了。在发达国家每种栽培的农作物或药用植物，都可以追溯到几代前的母本和父本，所以能够根据需要进行改良得到优良品系。如果野生资源已经灭绝，品种改良则无以为本。如云南文山的三七，现在连一棵野生三七品种都找不着了；霍山石斛，其资源已濒临灭绝，现在需要大面积发展人工栽培，但其种子资源已非常稀少，连寻找几株进行组织培养都非常困难，驯化栽培更是无以论谈。因此，中药资源的深入研究需要尽可能多地保存现有的野生物种。

3. 生物多样性保护可促进中药产业的可持续发展

中药产业可持续发展是指中医药经济的发展在满足当前和未来国内外对中医药健康资源需求的同时，对生物多样性的损害降低到最低程度，实现经济、社会、生物资源和环境保护的协调发展。中药的产业链很长，它特别需要在发展经济的同时，又要保护好野生中药资源赖以生存的大气、淡水、海洋、土地和森林等自然资源和环境，使其能够永续发展和保障中医药事业的可持续发展。由于当前中药产业的快速发展，伴生而来的环境污染、对生态环境的严重破坏及对野生中药资源的掠夺性开发等因素造成大量生物种类急剧减少甚至从地球上消失。据估计，全世界大约有10%的植物处于濒危或灭绝状态，因此保护生物多样性已成为全球环境问题的热点之一。随着现代科学技术的飞速发展和人类疾病谱、医学模式、健康消费理念的改变，人们对西医局限性和西药毒副作用的不断认识，人类回归自然的意识和愿望不断增强，崇尚天然药物和传统药物疗法的潮流方兴未艾。人们对中药资源的需求量越来越大。但目前有些企业和地区对野生中药资源的不合理开发与利用致使大面积植被被毁，野生中药材资源快速枯竭，给自然环境造成了巨大的压力，生物多样性保护面临严峻的挑战。如政府制定政策机制促进地方组织和相关企业合理开发和利用野生中药资源，既能达到保护生物多样性，又能达到中药资源的可持续利用。同时我们还要注意协调中药资源在国内外两个市场的发展，由于世界各国也把中药作为创制新药的重要研究对象，回归自然和绿色和平组织发展导致全世界对健康意识的增强和对天然药物的需求增加，使得世界中草药市场不断扩大，年销售额已达400亿美元，而且每年以20%~30%的速度增长。这一方面给中药材的开发利用提供了更为广阔的空间与机遇，同时由于经济利益的驱动，会导致一些企业产生对野生中药材资源被乱采滥猎状况，给我国生物多样性保护构成巨大的压力。所以我们既要从国际和国内协调的视角来处理好野生中药资源开发利用与生物多样性保护的平衡与统一，又要处理好当前与未来的平衡与统一关系。

目前，人类科学技术水平对野生中药物种的认识和利用仅仅是极少部分，大部分的野生中药物种尚未开发、研究和利用。我们只有对中药生物多样性进行保护，将来才有可能对其加以研究、开发和利用，才能使其为中药产业的发展起到持续的输血功能，促进中药产业的可持续发展。

第三节　中药生物多样性保护的经济学分析

一、中药生物多样性问题产生的经济学原因

（1）由于野生中药生物多样性在很大程度上是一项"共有资源"，现代市场经济的市场失灵导致负外部性效应，致使人们能够共享并无偿使用野生中药资源。根据公共品理论，这种共享资源缺失排他性和竞争性，形成野生中药资源开发利用中私人成本小于社会成本，个人或企业在私利驱使下容易产生过度开发利用行为。

因为在人们追求物质财富的过程中，价格体系所反映的经济利益主导着人们的经济决策和经济行为。这就必然要求价格体系能够全面准确地反映涉及人类经济生活的各个方面和各种要素的真实价值，当然也就必须包括中药资源的生态价值和社会价值（如中药生物多样性在中医药教育、中医药文化、中医药研究和中医药美学方面的价值）。但现实制度体系和市场体系实际上都不能形成有效的中药生态价值。因为从经济学角度看，自由市场体系不能解决公共品的供给问题，野生中药资源和形成的生态环境属于公共品，以生态环境为基础的生物多样在很大程度上是一项社会共有资源，作为共享资源，其价值在市场价格体系中无法实现，也就是说，野生中药生物资源和生态环境的使用基本上是免费的、无偿的。这就误导了人们的经济决策和经济行为，人们在成本最小化和利益最大化的目标下，必然致使中药生物资源过度消耗，生态环境不断退化而行为者不需付出代价，从而加速了中药生物多样性的丧失。例如，在 20 世纪末中药产业飞速发展和外贸需要，人们为了获利拼命采挖野生中药资源，不仅破坏了生态环境，而且致使我国野生中药资源迅速减少和枯竭。在内蒙古、新疆、宁夏一带大量采挖甘草就是典型案例。在中药产业化初期，为了发展中药经济，人们曾认为向自然生态环境排放中药制药过程中的三废是很正常的事，不须向生态环境支付任何费用就可无偿免费使用，从而导致了生态环境的不断恶化，这种案例举不胜举。

（2）迷信市场经济"看不见的手"能够自动调节私人利益和社会利益。从 1776 年亚当·斯密《国富论》发现人们在追逐个人利益的时候，无意中实现了更大的社会利益。由于坚信市场的作用，错误地低估了社会机制的作用，而不能及时认识中药生物多样性的社会价值，致使中药生物多样性保护常被认为是无益的耗资而不是有益的投资。因为在现实中有许多生物资源和生态环境被直接消耗而从未进入市场。如在林产品中，锯材、纸浆原料、藤条和树胶可能进入市场，而当地居民收获的大部分食品、薪柴和药用植物，以及森林提供的清新空气、保护土壤保护水湿向河流提供的清水却没有进入市场。因此，原木和其他一些潜在消耗利用的经济价值被过高地估计了，而生态环境的持续利用的价值（如生态价值、环境价值及科研价值等）却被低估了，从而产生了随意砍伐森林的动力。也就是说，利益驱使和认识误区相结合使中药生物多样性保护也迟迟没有运用社会机制来解决。例如，湿地的保护对中药多样性有实质性的和明显的益处，但这种益处没能在经济学家运用"投资-效益"分析中得到完全反映，使人们忽视和低估了保护湿地所产生的中药资源多样化效益。这样就会更进一步鼓励湿地的利用向更大的商业化方面转化。

（3）中药野生生物资源保护和治理的生态环境效应"正外部性"利益缺乏市场实现机制，

使得私人和企业没有积极性进行保护。减少野生中药生物资源开发和保护生态环境是维系中药生物多样性持续发展的唯一选择，这需要社会机制来调整。社会利益的实现也可通过内部化来实现，即任何一个经济实体或个人只要采取上述措施，它只要给其他实体或社会带来社会利益，政府通过政策机制进行相应的报偿。例如，采取排污权交易制度、向大气和河流排污的企业购买排污权、为环境生态提供帮助的企业获得补助就能有效解决这些外部性问题。有些问题可通过政府规制解决如甲渔民为保护鱼类资源的再生能力，主动减少捕鱼量，即提供了外部性利益，乙渔民不向甲渔民支付任何费用，却可以获得机会捕捞更多的鱼。这样，在经济利益的驱动下，甲渔民不再保护渔业资源，而会改进捕捞技术以提高产量。当社会上大多数经济实体和个人都采取相同的行为时，所剩的只能是资源被竞相消耗，环境不断恶化，这就是生物多样性不断丧失的重要原因。后来政府采取强制措施规定休渔期、对渔网的网眼大小进行规范逐渐缓解了问题。

（4）从生物多样性中获利不均。在现行的经济体系下，那些从过度开发生物资源而受益的人却很少偿付全部的社会和经济代价，代替的是，这些代价（现在的或将来的）整个来说却被转嫁到社会或那些为保护生物多样性而几乎没有从最初开发活动中获得利益的个人和单位。也就是说，通过过度开发生物多样性所获得的暴利流进了少数人的腰包，而依赖这些资源和环境进行持续生产的当地居民不但没有得到相应的利益，反而为之付出了沉重的代价。例如，木材特许经营者（如长江中上游的林场）并不关心他们引起的下游泥沙淤积和洪水，以及正在消失中的物种。这些势必加速了生物多样性的丧失，为此，必须扭转这种局面，使保护者得到相应的报偿。

（5）未能将生物资源的开发与保护、资源存量的减少及其再生、环境的恶化与重建等纳入协调的宏观经济运行中。目前，由于资源存量和用量没有完全进入国民经济核算体系，生物资源定价不准、无折旧，这样势必造成掠夺式的开采利用，片面追求经济利益的短期行为，从而造成遗传基因流失、物种减少和生态环境恶化，也不能在国民经济总值中得到反映，致使合理开发生物资源和保护生态环境的宏观调控弱化。另外，由于生物资源未能按等价交换和实行有偿使用，国家难以提高财政收入。同时，为了维护生物资源在社会再生产过程中的正常转换与循环，弥补、更新与保护生物多样性所耗费的必需的补偿性支出，又得靠国家财政大量拨款。这就使积累资金与补偿资金混淆不清，造成开发利用生物资源和保护生态环境的资金补偿机制缺陷和资金循环系统紊乱。在社会积累有限的情况下，国家根本无力承担巨额的资源、环境补偿支出，从而加速了生物多样性的丧失。

总之，生物多样性的不断丧失实际上是由人类对生物资源的利用不当引起的，特别是错误引导的价格体系和不完善制度的激励，致使开发者们能逃避偿付他们开发活动的全部代价。

二、生物多样性保护的经济价值

1. 生物多样性产权问题是资源过度利用的根源

生物多样性资源具有双重属性，它既是重要的环境资源，又具有很高价值的经济资源。但现行法律和政策除对野生动植物驯养利用企业征收少量的资源费外，没有规范地征收其他资源占用和使用税费，使这些资源的利用者无偿或低于资源价值利用资源。由于他们的行为增加了资源的消耗，也增加了生物多样性保护的成本，使个人资源利用的边际成本低于社会边际成本，产生显著的生物多样性资源利用的负外部性。由于产权公有和产权不清晰造成资源难于通过市场进行配置，使用者得以低成本获得和利用资源，其后果是形成个人经营利用生物多样性资源的超额利润。利用者造成的生物多样性资源利用的负环境成本，是由社会来承担的，是对生物多样性公益的一种侵害。

2. 非国有产权的生物多样性供给的不合理性

生物多样性保护是国家的公益事业，生物多样性效益的供给者应主要是国有的生物多样性资源。但由于现行产权制度和政策的原因，使相当数量的集体，甚至私人所有的资源被作为保护性资源用以如许多的集体林被划在保护区内，并由保护区根据保护的需要进行保护。集体或私有产权资源被用于公益事业的直接后果是严重侵害了生物多样性保护地区集体和群众的利益，导致他们在生物多样性保护中承担了本不应由他们承担的成本，使个人的边际收益小于社会的边际收益，他们实际上成为生物多样性供给的贡献者。世界各国的经验证明贫困是环境和生物多样性保护的最大敌人，我国的自然保护区和重要的野生动植物栖息地都位于偏远的贫困地区，丰富的生物多样性资源不仅没有成为他们经济发展的资源，反而成为限制其经济发展的制约因素，而贫困和经济发展过分依赖自然资源反过来还将对生物多样性保护造成更大的危害。

3. 不完全产权对保护地区资源利用的制约

在生物多样性保护过程中，由于生物多样性保护资源及生态系统的开放性，应纳入生物多样性保护范围资源的权属关系必然呈多样性，因保护而对资源和环境的使用限制，也必将使不同资源所有者的权属利益的实现受到较大的影响，造成产权缺损或不安全。由于生物多样性保护使保护范围内的某些资源所有者部分丧失了资源的收益和处置权，由于土地生产力的相对下降，一些原来具有经济利用价值的土地成为经济价值的置荒地，使生产性资源的数量减少，造成经济发展和生存的更大困难。在保护地区资源权属清晰的情况下，由于保护而造成权益不能得以实现，政策性地形成不完全产权，进而使可利用资源的减少和资源经济收益的减少必然造成保护和发展的冲突。

从以上论述看出，我国生物多样性产权在公有情况下被虚置，权属和权益不对应。由于产权问题导致的外部性广泛存在，这不仅造成了对生物多样性资源过度利用，也严重损害了保护地区集体和群众的利益，导致发展的不公平性，以及保护与利用矛盾的激化。为此，从产权角度进行制度创新和政策调整，特别利用经济政策手段将是未来我国生物多样性保护的重要措施。

三、生物多样性保护的成本效益分析

生物多样性价值是生物多样性直接价值（实物型价值、服务价值）、间接价值（生命支持系统相关的生态服务）、选择价值、遗产价值、存在价值等的总和，生物多样性的成本包括直接成本（物种、生态系统和保护区建设所投入的设施、基本建设费、保护资源的购买支出和保护管理机构的运行费用）、间接成本（生物多样性保护造成的各种损害补偿费用、社会宣传教育费用等）、机会成本（土地、森林、草原、湿地和水体等资源经济性利用的收益）等。

生物多样性具有多种经济价值，而其中除了有明确市场价格的直接使用价值外，其他大量经济价值很难以精确的市场价格加以衡量。受计划经济和观念上的影响，生物多样性的价值长期没有被体现出来，如选择价值、遗产价值、存在价值等。

生物多样性保护是社会公益事业，具有广泛的社会、经济和生态效益，但生物多样性保护也需要承担巨大的成本，其成本形式既有直接成本，也包含众多的间接成本和机会成本。从经济学的角度看，成本的承担者是否能够得到与之对应的效益直接关系到经济的公平性，进而关系到生物多样性保护经济外部性的消除，以及在市场机制的作用下能否实现资源的最优配置。从区域主体看，显然上游地区与下游地区、西部与东部都存在生态保护收益的不一致。上游地区、西部地区损害生物多样性，破坏生态环境可获得短期经济利益，而造成的负的外部效应大部分不由他们自己承担，而转移到下游和东部。而如果要求上游地区、西部地区放弃短期经济利益保护生态环境，虽然对下游和东部地区产生较大的正外部效应，但是他们自己并没得到相应的经济补偿，因此他们没有激励来保护生态环境。

同其他环境资源一样，随着投入保护的生物多样性资源的增加，其边际效益是递减的，而获得每个单位效益的边际成本则是递增的，其投入水平应遵循边际原理，即边际成本与边际相等的最佳投入量。因此，作为国家公共支出的重要内容，生物多样性保护投入水平并不是越高越好。生物多样性保护作为国家公共物品的供给是由国家社会经济发展水平、生物多样性资源的丰富程度及各种保护的社会需求共同决定的。

参 考 文 献

艾宁，刘淑云．2000．生物多样性的保护与我国中药产业的可持续发展．中国中医药信息杂志，10（7）：1-3．

白隆华，缪剑华，柯芳．2005．论生物多样性与中药资源可持续发展．中药研究与信息，7（7）：29-32．

陈士林，黄林芳，王琚，等．2005．中药资源生物多样性保护问题及对策．中医药信息，22（2）：3-5．

冯维波．2000．关于生物多样性丧失与保护的经济学思考．重庆师范学院学报（自然科学版），17（2）：56-60．

洪国伟．2010．论生物多样性减少的原因及其保护策略．安徽农学通报，16（2）：47-49．

黄琴，孔令英．2006．生物多样性保护的经济学分析．新疆农垦经济，5：64-66．

黄锡生，关慧．2006．环境伦理观与生物多样性法律保护的相关问题．广东社会科学，4：149-155．

李方，张柏，张树清．2004．三江平原生态系统服务价值评估．干旱区资源与环境，18（5）：19-24．

李明明．2010．生态文明伦理观及其当代价值．怀化学院学报，3（29）：18-20．

王昌海，温亚利，李宵宇，等．2012．秦岭自然保护区群成本效益研究（Ⅲ）-综合效益评价．资源科学，36（11）：2154-2163．

王丰年．2003．论生物多样性减少的原因．清华大学学报（哲学社会科学版），6（18）：49-52．

徐世晓，赵新全，孙平，等．2004．江河源区主要自然生物资源概述．长江流域资源与环境，13（5）：448-453．

第五章 中药可再生资源的优化配置

中药资源分为可再生中药资源和不可再生中药资源，可再生中药资源包括野生资源和栽培的药用动、植物资源，而不可再生中药资源指药用矿物资源。在我国，现有的 12 807 种中药资源中，药用植物 11 146 种，药用动物 1581 种，药用矿物 80 种。据 20 世纪 80 年代开始进行的全国中药资源调查表明，常用的 320 种植物类药材的总蕴藏量达 850 万吨左右。因此，我国可称为世界上药用资源最丰富的国家之一。然而，由于长期以来无计划的开采，取之过多，用之过度，保护不力，本来蕴藏量丰富的药材都在不断衰退枯竭，有的甚至濒临灭绝。

作为中药产业的物质基础，药用生物资源的多样性是中华民族的宝贵财富。但大量的野生中药材资源分布于脆弱的生态环境中，长期的无序开发导致大量野生中药材资源濒危，破坏了自然生态环境及生物多样性。如国务院批准公布的《国家重点保护野生药材物种名录》收载了野生药材物种 76 种，涉及 42 种中药材；国家环保领导小组办公室组织编制的《中国植物红皮书》收载了野生濒危植物物种 388 种，涉及中药材 106 种；《濒危野生动植物种国际贸易公约》（CITES 公约）附录收载了我国有分布的物种 209 种，涉及中药材 24 种。当前，我国被列入国家重点保护名录、红皮书、限制进出口名录等珍稀濒危中药材资源有 280 多种，不仅包括玳瑁、麝香、虎骨等名贵中药材，更包括黄连、贝母、羌活等大宗常用中药材。以宁夏道地药材银柴胡为例，野生银柴胡已近枯竭，各地不得不以山银柴胡代替；1978 年全国销售的 35 万千克银柴胡中，正品不足 10%。野生人参、川贝、冬虫夏草等名贵药材，正沿着"越贵越挖—越挖越少—越少越贵"的恶性循环而走向衰竭。因此，中药可再生资源的优化配置问题迫切需要解决。

第一节 中药可再生资源的概念及基本特征

一、中药可再生资源的自然特征

中药可再生资源的自然适宜性和可行性分析，包括自然理化环境、物种多样性、生态系统多样性等特征的分析。目标是寻求中药可再生资源利用和人类活动的生态最适性。这种状态可以描述为负熵-适应-健康。其对立面则是正熵-不适应-病态。要达到第一种状态，系统需要找到最适的环境，使环境适应自己，也使自己适应于环境。这时，对中药可再生资源的每一种利用都反映中药可再生资源本身的内在价值，而这种内在价值可以通过对所在地理环境进行系统的科学分析来发掘。

次生代谢产物（secondary metabolites）通常是中药的主要药效成分，目前，国际、国内很多学者从次生代谢产物在植物药体内的分布和代谢，以及次生代谢产物的分类、化学、药理药效等不同角度进行了大量相关研究。植物的环境胁迫因素分为物理、化学和生物三大类。其中，物理类包括干旱、水涝、热害、冻害、辐射、电损伤、风害等；化学类包括营养缺乏、元素过剩、毒素、重金属毒害、pH过高或过低、盐碱、农药污染、空气污染等；生物类有竞争、抑制、化感作用、病虫害、有害微生物等。植物对逆境的抗性叫抗逆性。它通常由植物在长期适应环境中获得，或通过人工选育获得。植物抗逆性可体现在群体、个体、组织器官、细胞、生理代谢、分子、基因等不同水平。植物本身是否能有效地运用自身的防御机制去抵制环境胁迫是决定其生存繁育的关键。多种因素决定植物如何适应环境胁迫，如植物的基因型和发育环境、胁迫的严重程度和持续时间、植株适应胁迫和任何多重胁迫协同效应的时间长短等。通常，植物通过多种反应机制抵抗胁迫，无法补偿均衡的严重胁迫将导致植株死亡。植物体可以与受到和识别的环境信号组成应激性反应。进行环境胁迫识别后信号被传输到细胞内和植物体全部。典型的环境信号传导导致细胞水平基因的表达，反过来又可以影响植物体的发育和代谢。植物体通常是以细胞和整个生物有机体抵抗环境胁迫。逆境下，植物会在形态结构、组织细胞及分子水平不同层次做出反应，如植物形态结构、生理生化、渗透调节、植物激素水平、膜保护物质及活性氧平衡、逆境蛋白形成等诸多环节发生变化，涉及植物水分、光合、呼吸、物质代谢等过程。总体上讲，植物可以通过避逆和耐逆两种方式来抵抗逆境。前者指植物通过对生育周期的调整来避开逆境干扰，在相对适应的环境中完成生活史；后者指植物处于不利环境时，通过代谢反应来阻止、降低或修复由逆境造成的损伤，使植物仍保持正常的生理活动。

生长/分化平衡（growth/differentiation balance，GDB）假说认为，在资源充足时，植物以生长为主，而在资源匮乏时，植物以分化为主，任何对植物生长影响超过对植物光合作用影响的环境因子（如营养匮乏、CO_2浓度升高、低温等）都会导致次生代谢产物的增多。这一假说的理论基础是植物的生长发育在细胞水平可分为生长和分化两个过程，前者主要指细胞的分裂和增大，后者主要包括细胞的特化和成熟。次生代谢产物是细胞特化和成熟过程中生理活动的产物，因此，随植物生长年龄的增大和老化含量的增大，如人参、三七、黄连等不少中药材都必须种够一定的年限，药效成分含量才能达到用药要求。

植物的生活史分为营养生长与生殖生长两个阶段，营养生长是生殖生长的物质基础，而生殖生长是营养生长的直接结果，两者是连续往复的，同时两者在具体的环境中表现为相互制约，这种制约在生物量、营养元素等分配上表现得尤为明显；生殖分配指一株植物一年所同化的资源中用于生殖的比例，实际指总资源供给生殖器官的比例，常常采用将植物的生物量分为生殖部分和非生殖部分，如果用营养元素来做指标，那么应该选择那些与结构功能有关的营养元素，如C、N、P、K等。

二、中药可再生资源的商品特征

中药可再生资源的商品属性，使其在实现经济效益最大化的过程中，基本衡量指标是成本效益，货币价值被用来计量自然资产和人造资产。根据成本−效益模式，分析和追求环境资源保护与利用的最大社会效益，允许以人造资产来取代被消耗的环境资产。如果这样，只要最大程度地获取自然资本与人为资本的总和，我们的后代就可以得到最大的利益，也就是说，当代人的经济活动肯定可以使后代人的生活更好而不是更差。

但由于中药资源商品的独特性，使得对其商业价值衡量存在缺陷：①用货币价值来衡量环境资产的成本或效益可能导致"定量偏差"，因为估价大多基于人的偏好，即"支付意愿"。一个合理的环境计价必须依赖于完全的信息背景，但这种背景往往是不存在的。今日的杂草也许正是明日的癌症良药。②假设自然资产是可以用人为资产来取代的。这样一来，所谓的可持续性就被误以为可以通过维护最大的人为资产和自然资产之和来实现，而不是通过保护环境资产来取得。③把效益作为人类代际之间及人与其他物种之间环境资产分配的唯一决定指标。但实际上，成本-效益分析模型只能反映当代人的此时此地的偏好，而不是下一代人的、更不是其他物种的偏好。

不少珍稀濒危中药材栽培技术没有完全突破，如重楼、川贝、冬虫夏草、白及等，由于种苗繁育障碍、产量低、品质不能有效控制等，多种原因造成栽培成本高、风险大，导致投入产出比过低，严重影响了农民栽培珍稀濒危中药材的积极性。野生珍稀濒危中药材面临持续的掠夺式开发。随着野生珍稀濒危中药材日益减少，供需矛盾突出，一些珍稀濒危中药材价格出现成倍甚至几十倍的增长。越是珍稀濒危的中药材，越会引起掠夺式采挖。另外，珍稀濒危中药材价格波动剧烈。珍稀濒危中药材的价格急剧上涨，造成中成药价格低于药材原料价格，导致一些临床基本药物减产或停产，影响基本药物目录制度的全面推行。由于供不应求，野生药材价格直线上涨，如冬虫夏草、白及、重楼等的价格都上涨数十倍。加上无序的、投机性囤积导致价格的波动更加剧烈，阻碍中药材产业的良性发展。

第二节　中药可再生资源的生态增长模型

一、中药可再生资源的种群生态区域特征

中药可再生资源的种群生态的区域特征十分明显，与中药自身的自然特性密切相关。近年来，自然环境对中药道地性形成的影响受到空前的重视，不少学者开展了相关研究，积累了大量的本底资料和有益的研究结果。道地药材是中医药的精髓，它在传统中医药中是优质药材的代名词。现代生物学认为，道地药材的生物学本质为：表型变异＝遗传变异＋环境饰变，可见，道地药材的表型可塑性与自然环境关系密切。道地药材的形成与中药的优良种质和特定自然环境密不可分。为此，不少道地药材在药名前多冠以地名，以示其道地产区。如西宁大黄、宁夏枸杞、川贝母、川芎、秦艽、辽五味、关防风、怀地黄、密银花、亳菊花、宣木瓜、杭白芷、浙玄参、江枳壳、苏薄荷、茅苍术、建泽泻、广陈皮、泰和乌鸡、东阿阿胶、代赭石等。古人对环境影响道地药材的记述很多，如"诸药所生，皆有境界"，"一方土地出一方药也"，"离其本土，其质同而效异"等。如果说"天人合一"是中医学的基本思想，则"天药合一"就是古人认识道地药材的基本思路，《内经》指出"岁物者，天地之专精也"，说的即是这个意思。

通常，经过长期对环境的适应，药用植物已经选择了较为适宜的自然环境，当自然环境的突然改变或在环境胁迫的条件下，植物通过物理手段与其他植物竞争有限资源的能力大为降低，此时化学的方法就会上升为其竞争的重要手段。次生代谢产物是植物保护素，环境胁迫下，植物通过向外界环境释放次生代谢产物来抑制其他植物的生长，以提高自身的竞争能力。由于干旱、严寒、伤害、高温、重金属等环境胁迫能刺激植物次生代谢产物的积累和释放。在这个意义上讲，逆境可能更利于中药道地性的形成。如郭兰萍等研究发现，苍术道地药材茅山苍术在生长发育过程中土壤酸化严重，养分状况不理想，并受到严重的缺钾胁迫。同时发现，

高温是苍术生长发育的限制因子，而茅山地区几个与温度有关的气候因子均为其整个分布区的最高值，其道地产区处于苍术整个分布区的东南边缘。

二、中药可再生资源的种群生态增长过程

中药可再生资源的种群增长受到多种因素的影响，具有一定的规律性。承载力（carrying capacity，CC）是用以限制发展的一个最常用概念。CC 最早在生态学中用以衡量某一特定地域维持某一物种最大个体数目的潜力，现在则广泛用于说明环境或生态系统承受发展和特定活动能力的限度。它被定义为"一个生态系统在维持生命机体的再生能力、适应能力和更新能力的前提下，承受有机体数量的限度"。CC 意味着我们应该在对环境造成的总的冲击与我们所估计的地球环境承受能力之间留有足够的安全余地，因为尽管我们知道环境存在着某种顶极的界限，但我们并不知道什么时候我们会越过这种界限。环境和生态系统的再生能力对中药可再生资源可持续发展存在种种限制。在自然资源与环境强加在中药可再生资源可持续发展过程的阈限中，有一些限制是绝对的、最终的，即顶极阈限。超过这一极限，就会使中药可再生资源生态系统出现一系列的连锁反应，导致整个中药可再生资源生态系统或其重要局部的不可逆的破坏，将难以回复到原有的条件和平衡。

中药可再生资源的种群生态增长过程中的一个关键问题是遗传特征。我国药用植物资源丰富，但由于种类繁多且遗传背景复杂等原因，药用植物的基因组学与转录组学研究难度较大，目前整体尚处于起步阶段，先进测序技术和分析手段应用的欠缺是导致这一现状的重要因素。单分子实时（single molecule real-time，SMRT）DNA 测序技术，是通过大规模实时记录单个 DNA 聚合酶在零模波导（zero-mode waveguide，ZMW）纳米孔中 W 样品 DNA 为复制模板催化 DNA 合成的过程，获得样品 DNA 碱基序列信息的高通量 DNA 测序技术。在 DNA 测序技术的发展史中，SMRT 是目前世界上最先进的 DNA 测序技术，自 2009 年问世以来，助力解决了生物学和医学领域诸多重要问题。SMRT 的技术原理对解决高通量测序时代药用植物学研究领域的一些关键问题具有显著优势。充分利用现有的先进、适用技术，深化中药可再生资源的种群生态增长过程的规律性特征的把握，对中药可再生资源的可持续利用具有十分重要的意义。

三、中药可再生资源的种群生态增长模型

植物物候模型是通过对植物物候的长期观测资料进行统计分析，然后建立基于植物生长发育对环境因子响应机制的数学方程。其中，模拟物候期最古老最广泛使用的是积温模型，它选择累积某一界限温度以上的日或小时的平均温度被作为一个预测的独立变量，如树木发芽的开始，瞬时温度被认为直接同发芽速率有关，而积温代表芽的发育状态，按照传统的积温方法，假设植物的发育速率同温度呈线性关系，并提出不同的响应函数。目前常用的植物物候模型为有效积温模型：

$$D=D_1+A/(t-B)$$

式中，D 为未来（预测的）发育期开始日期；D_1 为前一个发育期的开始日期，t 是预报期间的日平均气温；B 为该作物前一个发育期的生物学下限温度；A 为自上一个发育期至预测法与其开始日期的有效积温。A 和 B 可以通过物候期及气象的平行观测资料求得。张福春根据我国近30年的物候资料和气候资料的统计分析，论证了气温是影响中国木本植物物候的主要因

子，并利用建立的物候与年平均气温线性统计模式，计算了未来全球年平均气温升高 0.5 ~ 2.0℃和未来大气中 CO_2 倍增的情况下，我国主要木本植物物候期的大致变化，研究结果认为，春季树木的展叶开花主要受春季气温影响，果实或种子成熟主要取决于果实生长期的积温，秋季树木开花和落叶主要是气温下降到一定界限所引起。

自组织理论发展了一整套描述复杂系统演化过程的基本方法，其中较为重要的是宏观层次上的动力学方法，亦可以对中药可再生资源种群生态增长过程进行分析。复杂系统由大量子系统构成，一般来说很难确定子系统的所有信息，复杂系统的一个突出特点是在宏观层次上涌现出一些微观层次上不可能具备的新结构、性质和功能。所以，一般用宏观层次或中观层次的具有统计意义的变量来描述它。在宏观层次上，要证实宏观性质的存在及揭示它们就必须具体分析系统及系统内发生的过程，分析各变量间相互作用机制，需要动力学方程及数学分析方法。

中药可再生资源复杂系统的状态一般可以用一组中观或宏观变量来描述，状态变量在不断的相互作用中发展，形成中药可再生资源种群的演化过程。这一过程依赖于时间、空间、演化过程、状态变量、外界条件等多种因素，描述形式一般是一个复杂的非线性微分方程，在一定条件下，可化为反映扩散方程：

$$\frac{\partial X_i}{\partial t} = f\left(\{X_j\}, \lambda, t\right) - D\nabla J \quad (i, j = 1, 2, \cdots, n)$$

式中，第一项 $f(\{X\}, \lambda, t)$ 称为反应项，它体现了系统演化的动力学机制。反应项决定了系统内各要素之间相互作用及系统的外部环境条件，这些条件用参数 λ 表征；第二项称为扩散项，反映系统状态的变化。当我们考虑系统总量的变化或处理空间均匀的系统时，可略去扩散项，则方程化为：

$$\frac{dX_i}{dt} = f(\{X_j\}, \lambda, t) \quad (i, j = 1, 2, \cdots, n)$$

这是一个非自治的微分动力系统，当右函数不显含 t 时，则可化为一个自治的微分动力系统：

$$\frac{dX_i}{dt} = f(\{X_j\}, \lambda) \quad (i, j = 1, 2, \cdots, n)$$

一个复杂系统的核心问题是它随时间的演化，这一演化过程在某些条件下可以用以上三个动力系统来描述。右函数 $f(\{X_j\}, \lambda)$ 反映了系统相互作用机制，它是由系统中组元与组元之间，以及系统与环境之间各种复杂的相互作用来决定的。在一定参数条件下，选定某一初始状态，就可以考查系统的演化。

第三节　中药可再生资源开发利用的经济决策模型

一、待开发种群数量动态变化的特征

传统生态足迹模型是一个静态指标，它得出的结论往往是瞬时性的，近年来生态足迹研究试图通过计算各指标的时间序列值来追踪各个时点的自然、社会、经济变化，以弥补指标静态性的缺陷，如《地球生命力报告》中对 1961 年以来全球生态足迹的变化分析。长时序研究中需要解决的重要问题是产量因子是否需要建立在当地潜在的生产力基础上，生产力因子可能比产量因子更容易解释生态足迹和生物生产力在长时间序列上的变化原因。

时序研究的重要目的是进行趋势模拟和预测。例如，Vuuren 等利用 IMAGE 2.2 模型进行因子模拟。也有研究者直接根据生态足迹序列值，尝试引入非线性的预测模型，如综合自回归移动平均模型、集对分析、灰色预测模型、动力趋势模型、经验模态分解 EMD 方法等。还有的研究通过分析生态足迹与其驱动因素的定量关系，建立动态模型，进行生态足迹预测。主要采用的方法包括多元线性回归、偏最小二乘回归、递阶偏最小二乘回归、库兹涅茨曲线分析、环境压力随机模型、人工神经网络等。另外，有学者采用了基于土地利用和土地覆盖变化的生态足迹预测方法，如 Wood、Chang 等进行的相关研究。上述方法处理了生态环境系统的变化复杂性，给出了具有指导意义的对生态系统总体趋势的预测，但缺少在生态系统结构上进行模拟和仿真，很少涉及生态承载力的变化。

从长远来看，人类活动的影响如土地利用与土地覆盖变化、气候变暖会危害中药可再生资源生态系统功能，进而损害人们所能获取的中药可再生资源生态服务。因此，理想的生态足迹动态模拟应当包括影响人类活动与生物生产力关系的所有自然、经济、政策、技术因素，以结构解析的方式来建模。Lenzen 等提出的动态生态足迹（DEF）模型沿此方向做了有益的尝试，基于人类消费活动、生产活动、土地利用、温室气体排放、生物多样性、生物生产力等的相互影响和趋势进行了国家生态足迹的时序分析。

二、中药资源开发与种群平衡

中药资源开发与种群平衡是中药资源可持续利用工程中的核心问题。中药资源可持续利用问题的实质是以人为主体的生命与中药资源间相互关系的协调发展，包括物质代谢关系，能量转换关系，信息反馈关系，以及结构、功能和过程的关系。与作为主体的人一起构成"社会–经济–自然"复合生态系统，具有生产、生活、供给、接纳、控制和缓冲功能，构成错综复杂的人类生态关系，包括人与自然之间的促进、抑制、适应、改造关系，人对中药资源的开发、利用、储存、扬弃关系，以及人类生产和生活活动中的竞争、共生、隶属、互补关系。中药资源可持续发展问题的实质就是破解复合生态系统的功能代谢、结构耦合及控制行为失调的问题。在此系统中，每一个因素都是该系统的一个子系统，其变化经过系统的耦合作用，或者加大系统的变化（称之为耦合升压效应），或者减小系统的变化（称之为耦合减压效应），或者系统发生微小的扰动（称之为耦合恒压效应）。该系统可以用下述数学函数来表示：

$$R = f(S, E, B)$$

式中，R 表示中药资源持续利用水平；S 表示社会因素；E 表示经济因素；B 表示生态因素。假设社会因素保持不变，只探讨生态因素和经济因素相互作用产生的各种耦合关系，耦合结果见表 5-1。

表 5-1　生态–经济耦合效应

类型	生态变化率（r_m）	经济变化率（r_n）	r_n/r_m 绝对值	耦合结果
1	>0	>0	>1	经济型强可持续
2	>0	>0	<1	生态型强可持续

续表

类型	生态变化率（r_m）	经济变化率（r_n）	r_n/r_m绝对值	耦合结果
3	>0	<0	<1	生态可持续
4	>0	<0	>1	生态可持续
5	<0	<0	>1	不持续
6	<0	<0	<1	不持续
7	<0	>0	<1	经济持续
8	<0	>0	>1	经济持续

最低安全标准（safe minimum standard，SMS）是经济学家提出的众多关于限制经济活动和发展的概念之一。最早由 Ciriacy-Wantrup 提出，用来解决濒危物种的保护问题。这一概念试图阐明怎样避免经济发展所带来的最坏状态，如物种的灭绝。这种最糟状态是不可逆的，而其社会损失又是不可确定的。SMS 认为物种是一种可再生的资源，但其可再生性只存在于一定阈限之内。一旦超出这一阈限，资源的进一步利用就造成不可逆的后果，导致人类可利用资源库的枯竭。由于社会和自然的不确定性，这种不可逆的后果是不可知的。防止这种灾难后果或最坏后果的一个办法是采用最低安全标准。利用这一标准，使足够的栖息地得以保护。SMS 实际上来源于博弈论的最小-最大值原理。

在深入研究中药可再生资源开发与种群平衡路径之外，可以通过其他途径形成互补性效应。以道地药材为例，道地药材的代谢表型由遗传基础和环境因素共同决定，所以在道地药材的研究中，往往同时存在着基因型、表型和环境等多个变量。次生代谢产物是道地药材药性的物质基础，因此次生代谢产物的组成、含量及其生成规律是道地药材这一复杂问题的核心部分。当前，我国经济高速发展，由此带来的城镇化规模迅速扩大，生态环境破坏严重，可用耕地持续紧缺，中药材的野生资源供给和人工生产都面临着巨大的压力。合成生物学为中药材短缺问题提供了一条可行的途径。基因元件的挖掘和标准化、合成途径的装配和底盘系统的优化是天然药物的合成生物学最关注的三个问题。当前合成生物学应用的大部分底盘系统都来源于模式生物，元件的标准化工作也基于相应的底盘系统展开。药用模式生物是很好的天然药物合成系统，次生代谢产物合成酶一般高效，合成过程中代谢流分配合理，在相同物质输入的前提下更易获得大量的目的产物，在元件发掘、改造和适配性等方面对合成生物学具有重要的借鉴意义；药用模式生物遗传信息清晰，遗传操作方便，有条件进行系统的基因组简化和改造，且较其他生物而言，对自身高产的天然药物具有较强的耐受性，有机会为天然药物合成生物学提供新的底盘系统。药用模式生物研究体系和合成生物学的结合有利于天然药物的人工合成，为中药材提供替代资源。

三、中药资源开发的最优利用

中药资源开发的最优利用，就是要有效平衡中药资源存量、再生量、利用量三者间的关系。中药资源的存量是由该种类的中药所具有再生力和利用量来决定的。t 期的再生量是由 $(t-1)$ 期的存量所决定的，而 t 期的中药资源存量的大小，又直接影响到 $(t+1)$ 期的可能利用量的大小。现将这种关系用数学公式表示如下：

$$X(t+1)-X(t)=F\{X[t]\}-H(t)$$

其中，$X(t)$ 表示 t 期中药资源的存量；$X(t+1)$ 表示（$t+1$）期中药资源的存量；$F\{X(t)\}$ 表示 t 期中药资源的再生量；$H(t)$ 表示 t 期中药资源的利用量。

中药资源的再生量服从 Logistic 规律，即

$$F\{X(t)\} = rX(t)(1-X(t)/N)$$

其中，r 为中药资源固有的再生率；N 为生态环境容许的中药资源的最大存量。

而 $H(t)$ 可表示为：

$$H(t) = kX(t)$$

其中，k 为采挖强度。

当 $X(t) = N/2$ 时，$F\{X(t)\}$ 取最大值 $rN/4$。即当中药资源存量为生态环境所允许的最大存量的一半时，中药资源的再生量为最大（$rN/4$）。如果此时利用量与再生量相同，则可以获得最大的持续利用量。则有：

$$H(t) = kX(t) = rN/4$$

由于 $X(t) = N/2$，所以 $k = r/2$，即要想获得最大的持续利用量，中药资源的采挖强度必须是中药资源再生率的一半。

第四节　中药植物药资源的优化配置

每一种中药资源（或属、科）都不是在地球表面普遍分布，而只是出现于某种特定生存环境，占据地表某一有限范围，其分布的地理范围也不断地发生变化。同时，在它所占据的地理范围的不同部分，它在群落中的分布格局不同，尤其是其化学成分及其含量也不同，药效也就存在显著差异。因此，借鉴植物地理学、生态植物地理学、历史植物地理学等植物地理学分支学科，以及生态学、地质学、古生物学、气候学、土壤学的原理和方法，研究中药资源数量和质量的空间分布规律及其形成的原因，研究中药资源与地理系统之间的整体性与相关性及机制，进而鉴别中药资源空间分布的区域特征，提供在其分布区的不同部分数量和质量的估算，对指导中药资源宏观调控及栽培种植有重要意义。

我国具有多种相对较为丰富的重要传统大宗中药材资源，这些植物药资源往往具有多功效、多道地产区特征。如典型代表——大黄，在历代本草记述的"凉州大黄"、"铨水大黄"、"河州大黄"、"西宁大黄"、"庄浪大黄"、"岷县大黄"、"清水大黄"、"雅黄"八个道地产区大黄，其资源蕴藏量和产地现状、药材质量特征，以及药材质量差异形成的遗传和环境机制等存在诸多差异，系统开展不同道地产区大黄资源调查和药材质量评价研究，并且在此基础上，进一步对不同道地产区药材质量差异形成的遗传和环境机制进行探讨，将具有十分重要的经济学和生态学意义。

一、中药植物药资源的特征

1. 多功效

由于每一味中药中蕴含着许多化学成分和微量元素，所以中药具有多功效特征。以临床常用中药大黄为例，始载于《神农本草经》，大黄列为下品，其药用历史悠久，功效独特。张景岳在《景岳全书》中云："人参、熟地、附子、大黄为药中之四维。人参，熟地者治国之良相

也，附子，大黄者乱世之良将也。"《神农本草经》中记述："大黄，味苦寒，归胃、肝大肠经。主下瘀血、血闭寒热、破癥、积聚、留饮宿食、荡涤肠胃、推陈致新、通利水谷、调中化食、安合五脏。"我国 2010 版《中国药典》记述大黄具有"泻下攻积，清热泻火，凉血解毒，逐瘀通经，利湿退黄的功效"。生大黄擅长泻下攻积，制大黄擅长清热泻火。其功效作用主要集中于循环系统、代谢系统、神经系统与消化系统。在临床上常用于便秘、肠痈腹痛、高热神昏、热毒疮痈、湿热黄疸及血热引起的上部出血症及下焦瘀血症等。

2. "道地"药材

道地药材是中医临床公认的优质药材，其在中医临床疗效好、用量大，千百年来受到医家的推崇。"道地药材"是指来源于特定产地且临床公认的名优正品药材，是我国古代的药物标准化概念。当今道地药材已经成为优质中药材的代名词。道地药材的形成是特定的种质资源、生态环境，以及特定的加工炮制工艺综合作用的结果。但是，在道地药材形成的过程中，除上述客观因素外，各种历史原因造成的药材主产区变迁，以及本草作者的误断和古代药材商人的商业炒作等主观因素也发挥着不同程度的作用。因此，有学者提出，现在有些所谓的"道地药材"不能简单地认同为优质药材，特别是对于道地性沿革复杂、道地产区多样化的药材品种，其药材质量是否优良，还有待于进一步进行科学的评价。

地理环境对道地药材形成的贡献自古就引起人们的高度重视，中医自古就有"诸药所尘，皆有其界"的说法。生态学及生命科学的发展为人们认识中药道地性提供了新视角，现代生物学认为，"道地药材"是同种异地，是生物学上的"居群"，是一个具有共同基因库的由交配和亲缘关系联系起来的同一物种的个体群，它的形成是特定种质与特定环境长期交互作用的结果。因此，以道地药材为对象，开展中药资源的生态地理学研究，不仅可以揭示道地药材的分布规律和道地性形成的科学内涵，而且可以从生态地理的高度为其他中药资源的生态地理学研究提供模板。

不同的生态位有不同的生态资源，适宜不同类型中药植物药材的生长。如甘草的道地产区为我国北方沙质草原，干旱的环境促进优质药材质量的形成，同时在广阔的大草原，甘草具有较为适宜的生态位，产量也较大。因此，道地产区的形成不仅仅是药材质量的保证，还有保护环境的生态效益。如龙胆草药材有 4 种植物基原，其中条叶龙胆质量最佳，历史上为龙胆药材的主流品种，道地产区为主产条叶龙胆的东北地区松嫩平原。生态地理环境条件是中药材赖以生存的必要条件，在适宜的环境条件下可获得较高的质量和产量。北柴胡主要分布于北至黑龙江东北部，南至山西、陕西，黑龙江无霜期 110～130 天，而北京无霜期 190～195 天，可见道地主产区河北、河南和北京具有较高产量。人参是我国东北的道地药材，在整个生产区域内，吉林省抚松县、靖宇县、白山市县产量最大、最负盛名，这与该地光照时间较长、位于长白山腹地昼夜温差较大有密切关系。

3. 空间分布不均衡

不同的植物药资源的生长环境要求不同，如大黄各功效组分均与经纬度及海拔具有较强的相关关系，大黄 4 种功效组分与经度均呈现负相关关系。大黄功效组分物质双蒽酮类物质的含量与纬度的相关性达到显著程度。大黄中各功效组分的含量与海拔高度均表现出正相关关系。由于大黄本身生长喜冷凉、光照而厌湿热，但由于其高大的植物又不能在水分少的地区生长，因此降水较多，但海拔较高的地区是其最佳的生长环境。适宜大黄功效组分形成和积累的地理范围并不宽阔，在大黄的适生区域中，高质量的大黄药材主要生产于甘肃、陕西南部，青海东部，以及四川、云南北部地区。在这一范围内，降水较为丰富，高海拔又能增加日照时间，避免潮湿。因此，在这一地区内，海拔越高的地区生产的大黄总体质量越高。

功效组分的含量与土壤因子表现出较为复杂的关系，而这也正是不同道地产区其功效不尽一致的主要原因。不同植物药资源对土壤中比较适宜各个功效组分的形成和积累要求不同。而且植物药资源各个功效组分最佳的土壤条件又不尽一致，如全氮能够显著促进游离蒽醌类物质的形成和积累，但对酚类物质及双蒽酮类物质的形成和积累影响不大，但却对结合类蒽醌的形成和积累不利；偏碱性的土壤适宜结合蒽醌类物质的形成，但其他功效组分却对土壤的酸碱度要求不高；而有效镁却对结合蒽醌类物质的形成和积累不利，但有效镁却能显著促进游离蒽醌类物质及酚类物质的形成和积累；土壤中的速效钾能够极显著地促进游离蒽醌类物质的合成和积累，对结合蒽醌类物质及双蒽酮类物质影响不明显，但却抑制酚类物质的形成和积累。因此，由于不同道地产区土壤条件差异很大，造成不同产区生产的药材功效组分含量之间的比例差异很大，因而各个产地生产的药材具有不同的侧重功效。除了遗传因素以外，土壤因子是影响植物药功效组分形成的最重要原因。

另外，植物的生存环境并不总是适宜的，植物生长发育的过程中经常受到各种环境胁迫environmentalstress），也称逆境。20世纪80年代以来，植物对逆境的反应及机制研究引起人们的高度重视，植物抗逆性研究在代谢机制、基因定位和遗传研究等方面取得了重要进展。当前，植物整体抗逆性概念的出现和整体抗逆性研究的开展，使植物抗逆性研究进入一个崭新的阶段。

近年来，计算机技术、空间分析技术及分子生物学技术的高速发展，为道地药材的研究提供了技术平台，使得道地药材的研究取得前所未有的突破。黄璐琦等针对道地药材的表型特征及形成机制，提出了表型自适应特征、边缘效应、特化基因等模式假说；郭兰萍等运用地理信息系统（GIS），研究了气象因子对苍术挥发油形成的影响，取得了以中药次生代谢产物进行中药区划研究的突破，并证明了茅山苍术道地药材形成中的逆境效应；而国家863项目"利用基因芯片技术研究丹参品质形成的分子机理"及科技部科技基础性工作和社会公益研究专项"基于3S技术的道地药材生态评价体系的构建"等项目的完成，将有望分别在道地基因筛选及道地药材空间分析数据库的构建及运行方面取得突破。

4. 遗传多样性

很多植物药资源在不同生态环境下形成了丰富变异的形态特征，暗示其具有丰富的遗传多样性，这可能与自交不亲和特性有关。通过对各类型植物药资源的药用部位进行取样测定，其根型、药材产量和成分含量亦存在很大的差异，这为优良品种选育提供了很好的空间。

药用植物在长期的演化过程中，类群之间存在或远或近的亲缘关系，在植物界的分布也存在一定的规律性。亲缘相近的种类由于遗传上的联系，其生理生化特性也相似，特别是次生代谢产物。例如，甘草属的甘草组均含有甘草酸；龙胆属秦艽组都含有龙胆碱等活性生物碱；紫草科紫草亚科的紫草属、软紫草属、假紫草属、滇紫草属均含有以紫草素为母体的萘醌类色素等。肖培根院士据此提出药用植物亲缘学，它的核心思想是植物次生代谢产物常常是药用植物疗效的物质基础，因此探索植物亲缘–化学成分–疗效三者的内在规律，对发现新资源、寻找中药代用品有重要意义。植物亲缘学为替代药材的寻找提供了好的方法。如卫矛科植物美登木具有较好的抗癌效果，但有效成分美登碱含量太低。人们从同科属植物巴吕纳美登木及同科植物波特卫矛中分离出美登碱，其得率约为美登木的60倍。以后，又从鼠李科塔克萨野咖啡中分离到美登碱类成分美登纳新；又如与人参同属五加科的刺五加有很好的提高免疫调节功能的作用的发现；人们以植物亲缘学为线索，对进口药沉香（*Aquilaria agallocha*）、马钱（*Strychnos nuxvomica*）、大风子（*Hydrocarpus anthelmintica*）、胡黄连（*picrorrhiza kurroa*）等分别在国产同科属中找到白木香（*A. sinensis*）、云南马钱（*S. wallichiana*）、海南大风子（*H. hainanensis*）、国产胡黄连（*P. scrophulariaeflora*）等代用品，并经化学成分分析和临床疗效的评价，肯定了其质量的可靠性，从而摆脱了依赖进口，又积极利用了国内资源，为这些常用或紧缺中药扩大了药源。

近年来，现代生物学发展迅速，其相关的概念和技术正不断渗入并影响着药用生物的研究领域，包括基于模式生物的研究策略。丹参（*Salvia miltiorrhiza*）、灵芝（*Ganoderma lucidum*）等模式药用生物已经提出了多年，受到国内外的广泛关注。模式生物研究体系包括四个基本方面：高精度的遗传信息、高效的遗传转化体系、高覆盖度的突变体库、适合的次生代谢产物生产研究系统。模式物种的研究需要较清晰的遗传背景信息，最直接的方法就是全基因组图谱的绘制。基因组图谱绘制包括材料获取、遗传图谱或物理图谱构建、测序文库构建、序列测定、序列组装、基因注释和后期分析等。材料获取是基因组图谱绘制的第一步，纯合体是基因组测序的最优选择。单倍体加倍或者多代自交是纯合系获得的主要方式。获得单倍体的方法有花粉花药培养、基于种间杂交的染色体消除、诱导孤雌生殖等。遗传转化技术已成为当前生物技术领域的重要组成部分，也是研究基因功能的重要手段。很多药用生物自身生长周期较长，活性成分也多在特定发育阶段或特定的部位富集，因此在药用模式生物研究中，推荐建立除全植株外的辅助研究系统，选择恰当的发育阶段或合适的培养方式，建立优化的研究系统，使目的产物产量最优，也可有效稳定实验条件、缩短实验周期、降低实验背景噪声。

二、中药植物药资源的开发

对于野生植物药资源来说，由于用药历史悠久，很多野生植物药资源面临着严重的恢复危机。野生资源的蕴藏量采用公式"蕴藏量=单位面积蕴藏量×资源分布总面积"来估算，但是，如何确保蕴藏量的估算准确度一直是难点问题，这主要是由于很难准确求得单位面积的产量，也非常难得到资源分布总面积。特别是对于资源分布不均匀的物种，如果只是按照找到的目标植物的地方做样方，就势必会造成估算单位面积产量过大的偏差。此外，如果按照全省面积作为资源分布总面积，也会导致资源分布总面积过大的偏差。在很多地区不要说形成批量大货，即便找到几株野生植物药资源也非常困难，分布范围在不断收紧。

对于栽培植物药资源来说，随着野生资源的逐年减少，栽培植物药已成为市场药材的重要来源。近些年，对提高栽培质量的研究已经取得了一定的成效，但是栽培植物药资源受到多种因素的影响，如质量的不稳定性和市场的不确定性，给栽培产业的发展带来了障碍。尽管部分植物药资源栽培历史悠久，但是多数地区多年来没有进行优良品种选育，重复着自留种自繁殖的过程，多年不人工选育导致了种质退化。此外，各地由于人工种植周期长、经济效益低、多数管理粗放、种植技术含量低，如为了增加土地周转，在甘肃等农区的大黄栽培多为育苗1年，栽培2年（合计3年）采收，采收的大黄干燥后只有手腕粗，或者更细，相对此而言，野生大黄生长会有5~10年或者更长，大的植株根茎粗度可达脸盆大，一般也可以达到茶缸粗，如此快速培育的大黄质量无法保证。因此，有必要加强栽培的机械化程度和规范化程度，本着保证药材质量、降低药材栽培成本的原则发展种植产业。

目前，很多植物药资源的利用还是停留在产品粗加工的落后生产力上。在医药应用上，市场上的高效产品，除了提取主要成分及其一系列的衍生物产品外，很少有从药材中开发的其他产品。而大部分植物药资源中的有效成分很多，利用价值很大，例如，大黄中的没食子酰基糖苷类和二苯乙烯苷类成分，在改善肾功能、胃肠道保护、降脂等方面有较好的药效。但是当前对其价值的开发利用很欠缺，如果能从大黄有效物质中提取出一种或多种成分真正用于医疗实践中去，将会对提高大黄带来的经济效益和社会效益起到重要的推动作用。

另外，对于中药废弃物资源化是一个涉及经济、环境、社会效益等多个目标的连续过程，在其资源化过程中经济效益目标和环境效益目标之间的权衡及其动态演变特性与资源化模式密切相关。传统"非药用部位"多途径利用策略、药材与饮片加工过程废弃物回收利用策略、中药资源深加工过程废弃物回收利用策略；"三类资源化模式"，即粗放低值资源化模式、转化增效资源化模式及精细高值资源化模式，为推动我国中药资源产业化过程废弃物的资源化利用提供引导和借鉴，为中药及天然药物资源领域推进和逐步实现资源节约型、环境友好型、低碳型循环经济发展做出应有的贡献。

随着中药需求量的增加、野生资源的减少、栽培的种类和数量也在不断增加。目前，全国栽培药材种类已近 300 种，栽培面积 600 万 hm² 以上。然而，不可否认的事实是药材发展面积扩大，异地引种的现象日益突出，如板蓝根主产于安徽，以亳州、宿县为佳，由于近些年来用量的急剧增加及该物种较大的适应性，板蓝根产地也迅速扩大，几乎遍及全国各省，其中非板蓝根分布区的黑龙江省的大庆市已成为全国的最大产地，种植面积达几千公顷。主产山东省的北沙参和桔梗也在内蒙古赤峰大量引种，江苏射阳大量种植杭菊花并成为重要的生产基地。此外，我国经济发展迅速，一些传统的药材产区也日渐消亡，如"石牌藿香"、"双流郁金"等，这些状况都需要不断挖掘新的产区。由于地区经济发展不平衡，还有一些经济较发达的产区虽未消亡，但其市场的主导地位也逐渐削弱，如浙江的延胡索转至较为贫困的陕西、四川平原地区江油的附子转至山区安县等。

受限于种植方式，一些代表性药材产区的长期发展面临诸多问题。举世闻名的中药材"三七"主产地云南文山州近年来遇到种植瓶颈，由于土壤地力恢复慢，三七面临无地可种的困境，文山州正向云南其他州市"开疆拓土"，推广发展种植地。有补血、活血、化瘀等功效的"三七"喜在半阴和潮湿的环境中生长，云南文山适宜的自然环境和海拔条件使这里成为了全国三七的主产区。因为多数三七必须种植 3 年以上才能成熟，成熟后这块种植过三七的土地就会由于土壤地力下降不能继续种植，必须间隔 8~20 年的时间使土地恢复后才能再次种植三七，这样的"轮作"方式正是制约文山三七发展的瓶颈。由于"轮作"周期长，三七种植面积不断减少，市场需求却日益加大，价格自然水涨船高。为此，文山州正向云南省其他州市开展三七种植产业。

三、中药植物药资源开发利用的政策建议

中药植物药资源进行可持续利用及保护的建议：一是要对野生药用植物的年允采量进行控制；二是要尽快发布第二批、第三批保护的野生动植物名录；三是要从行动上禁止或限制使用国家重点保护的濒危野生植物；四是要大力发展大宗药材的人工养殖栽培，从根本上解决野生动植物药材紧缺的问题；五是要加强宣传教育，增强人们保护野生药用植物的意识。

一个物种从资源珍稀到濒危到灭绝是一个量变到质变的过程，它们有其内在的必然性和外部环境条件。换言之，中药资源物种灭绝包括内外部两种机制，涉及内外两种因素。内部因素主要包括中药资源自身的遗传背景及生理生化特点，如生殖力、多样性水平、种群结构等；外

部因素主要是指资源无序开发、生存环境破坏等。因此，需要运用政策机制促进对濒危植物进行综合研究，才能较全面地解释植物濒危的原因，才能制定更为全面的保护策略。因此，濒危机制及政策保护措施的研究是珍稀濒危中药资源保护生物学最主要的政策机制。

中药资源内在的致危因素不可忽视，充分研究中药资源种子生物学、生殖生物学、开花传粉生物学的特点，在生态系统多样性、物种多样性及遗传多样性 3 个层次上开展中药资源多样性研究，总结中药资源共性和个性规律，揭示中药资源致危的生物学原因。在此基础上，针对中药资源致危的外部因素，提出有效、合理、综合利用我国药用中药资源的方案和策略，通过宏观调控，制定相关法律法规，建立自然保护区和国家公园，实施部分濒危物种的迁地保护，进行物种编目和监测，划分物种濒危等级，建立中药资源濒危预警系统，实施物种保护的优先原则，开展替代品研究等综合手段，实现濒危中药资源的可持续利用。

中药材的栽培生产是中药资源可持续发展的最重要措施之一。中药资源栽培品种多、历史悠久。栽培中药材，一方面，缓解了野生资源的压力；另一方面，长期的栽培种植培育出许多中药新品种，对提高中药的品质、保证中药质量的稳定性和均一性起重要作用。近年来，随着中药栽培面积的不断扩大，特别是中药材规范化种植的开展，中药栽培种植中的品种退化、连做障碍等问题及相关的品种选育引起人们前所未有的重视。

栽培中药材的质量首先取决于其优良的遗传品质，这主要通过品种选育获得。种质资源是在漫长的历史过程中，由自然演化和人工创造而形成的一种重要的遗传资源，它是中药高产、优质和抗逆品种选择的基础。例如，道地药材是长期适应某种特定生存环境的优良种质。核心种质就是用最少的样本最大限度来代表基础种质的多样性。核心种质的构建可以有效地加强和实现对重点种质资源的重点保护和管理，更有助于了解种质资源遗传多样性的组成特点和分布状况，以及其潜在的利用价值，进而更好地指导种质资源的引种、收集工作，包括引种方向、引种类型、材料的确定等。我国是绝大多数中药资源的原生分布中心，具有丰富的中药种质资源。但由于人为破坏、环境变化，中药种质资源流失或丧失严重。如何制定有效的政策措施促进相关组织收集有代表性的种质资源，并应用形态描述和分子标记分析相结合的方法，进行遗传多样性评价，构建出含有野生种、栽培种、道地药材、农家种和主要改良种的核心种质，并进行有效保护，研究各类优异种质资源的分布规律，走出中药遗传资源收集、保护的特色之路，是中药资源栽培、育种的长期重要任务。

四、案例分析

以不同道地产区大黄资源为例，探讨植物药资源的特征。

(一) 大黄的基因型分布特征

大黄大部分基因型只存在于一个产地，即一个产地对应一个特有的基因型，例如，四川康定、甘肃迭部、甘肃天祝及甘肃夏河等道地产区，均分别含有一种特有的基因型，可与其他产地明显地区分开来。根据产地特有单倍型，可以实现对大黄的产地鉴别。然而，大部分基因型同时存在于多个产地中，这说明大黄不同道地产区之间可能存在基因交流现象，对于甘肃岩昌、甘肃礼县等栽培产地基因型一致性的原因可能是由于引种栽培时选择了同样的种源。

(二) 大黄的遗传距离特征

掌叶大黄和唐古特大黄无论是各产地内，还是各产地间，其遗传距离都存在较大的差异。

掌叶大黄各产地内遗传距离最小为 0.000 000，最大为 0.002 640；唐古特大黄各产地内遗传距离最小为 0.000 000，最大为 0.002 519；掌叶大黄各产地间的遗传距离最小为 0.000 000，最大为 0.004 200；唐古特大黄各产地间最小遗传距离为 0.000 000，最大遗传距离 0.302 600，这说明大黄有的产地内及产地间样本之间的亲缘关系较近，可能为同一种源一直繁衍而流传下来，且没有个别样本经历过较大的环境变化；而有的产地内及产地间各样本之间的亲缘关系则较远，可能是其母本自身携带的基因型比较丰富，也可能是个别样本之间遇到过较大的环境变化而导致其基因发生突变。

(三) 大黄的系统发育特征

对大黄进行所有道地产区的系统发育分析发现，除了个别产区的样本以外，掌叶大黄、唐古特大黄和绿花唐古特大黄各样本分别聚为一支，而在基因型的系统发育树，三种大黄品种并没有分别聚为一支，这可能是由于个别产区的样本在样本量比较多的道地产区发育树中不会被明显地突显出来，而这些个别产区的样本由于独自成为一种基因型，而在样本量较少的基因型发育树中就会占据一定的突显位置，而使三种大黄没有明显地聚为三支。从所有道地产区的系统发育树中可以看出，大部分样品呈现一定的产地聚类趋势，即同一产地或产地地理距离较为接近的样本聚为同一支，这在基因型的系统发育树中也可以得出相似的结论。同时，还有一部分产地之间的样本及基因型在系统发育树中聚为一支，证明大黄不同产地之间还存在基因交流现象。

(四) 大黄的网状进化特征

大黄的网状进化树和系统发育树特点完全一致，从网状进化树中可以看出，大黄二十三种基因型可以分为四部分，每一部分中唐古特大黄和掌叶大黄的基因型混杂，说明唐古特大黄和掌叶大黄之间存在基因交流现象，且由前述系统发育分析可知，大黄各产地之间也存在基因交流现象。大黄的基因型在网状进化树中分为四部分，进一步说明了大黄各产地及各基因型之间存在一定差异性。导致这种差异性的原因可能是从远古流传下来的原始基因型之间的差异，也可能是后期生态环境的变化造成了基因突变。

(五) 不同道地产区大黄的遗传特异性征

在掌叶大黄中，RB 分布最为广泛，为六个居群所共享，其次为 RC，为五个居群共享，其余单倍型均只分布在一个居群中，其中，RG 为迭部居群所特有。雅黄以 RB 为主，其中新龙、炉霍、丹巴、小金居群所产大黄含有两种单倍型，且各居群具有独特的单倍型组成。而铨水大黄、清水大黄、庄浪大黄单倍型组成相同，均为 RC。根据单倍型的分布情况，可进一步推测RB 有可能是掌叶大黄祖先单倍型，四川新龙、丹巴、道孚等产地有可能是掌叶大黄的发源地。

在唐古特大黄中 TA、TB、TE 均为 3 个居群所共享，TC、TK 为 2 个居群所共享，TH 为甘肃天祝居群所特有。西宁大黄中久治居群有 4 种单倍型，贵德、同德、班玛居群都只有 1 种单倍型，玛沁和祁连有 2 种单倍型；雅黄中唐克居群的单倍型最为丰富，具有 4 种单倍型，河州大黄具有 3 种单倍型；根据单倍型的分布情况，可进一步推测 TC 是唐古特大黄祖先单倍型，青海久治和四川唐克等居群有可能是唐古特大黄的发源地。

不同道地产区大黄具有各自独特的单倍型组成，说明不同道地产区大黄在遗传背景上具有一定的差异，说明各道地产区药材质量产生差异的原因与各居群遗传背景上的差异有关系。

（六）大黄的物种保护和良种选育

大黄由于具有多方面的药理作用，且在临床上应用广泛，因此在市场上的需求很大。然而，近年来，由于对大黄的过度采挖及生态环境的破坏，大黄物种已经到达濒危状态。虽然目前大黄的栽培技术已经全方面展开，但是其栽培品种的质量和野生品种还有一定的差异，如何选育优良的栽培品种这是一个需要解决的问题。肖小河通过深入解析大黄的质量特征，并从分子遗传方面解释大黄质量特征形成的内在因素，给大黄的良种选育提供一定的依据。

第五节　中药动物药资源的优化配置

据 2011 年国家第四次中药资源普查结果显示，我国中药资源共计 12 807 种，其中药用野生植物 11 146 种，药用野生动物 1581 种，药用矿物 80 种。动物药是中医药的重要组成部分，有显效、特需、紧缺等特点。犀牛角、麝香、穿山甲等是动物药中最有代表性的种类。国家中医药管理局早在 1983 年公布的 140 种紧缺药材中，动物药占 60%。由此可见，动物药材的紧缺是中医药面临的一个重要的制约因素。从另一个角度来说，这也表明物种濒危程度和中药需求之间存在一定的关系。某些动物物种濒临灭绝危险的主要原因，正是由于传统医药对之过度利用所致。这种情况已经引起国际保护界的关注，并且开展了一些项目来进行调查和监测。动物资源是一种可再生资源，如利用得当，可持续地造福人类。面对难以满足的需求，有计划、有控制地开展人工驯养繁殖或栽培，可以成为减轻对野外种群压力和满足药用需求的一种重要手段。鹿茸是一种常用药材，野外种群稀少，通过驯养繁殖，现鹿茸产量不仅满足了药用的需求，还可部分出口。

一、中药动物药资源的特征

药用野生动物资源主要有以下几个特点：

（1）可再生性：药用野生动物资源是能够进行不断自然更新和繁殖扩大的资源，但同时也具有脆弱性的一面。如果开发合理，且生物种群得到保护，药用野生动物资源产业就可以持续地发展下去；相反，如果不重视资源保护，过度开发资源，种群的繁殖能力就会降低，甚至导致种群灭亡。所以，虽然药用野生动物资源属于可再生资源，但其资源量也不是取之不尽、用之不竭的。这种可再生性与稀缺性并存的特性决定了合理开发利用药用野生动物资源的必要性。

（2）多样性：据有关资料表明，地球上有 200 多万个物种，而一些生物学家则估计地球上的物种高达亿种以上，其中被人们发现的仅仅只有 140 万种，地球的这一特点，被称之为生物多样性。生物多样性保证了非生物环境（包括空气、阳光、水、土壤等）的相对稳定，为人类提供了基本的生存环境，是人类食物的保证，是多种工业品的原料来源，是构成人类生存发展必要的生态环境。因此，生物多样性与人类命运息息相关。另外，不同的生物物种对生存环境的要求也不同，这就决定了其地域性的分布特点。

（3）流动性：是指物种进行的长距离的迁徙活动，是种群行为的特殊形式。例如，秃鹫是国家二级保护动物，被列入 2000 年版《中国药典》，具有滋阴补虚的功能，其骨软坚散结，能治甲状腺肿大，分布于地中海盆地至东亚的广大地区，冬季也到印度、泰国、缅甸等地。我国大部分地区见到的都是迁徙后罕见的留鸟。像这种无法圈定在某一地域进行管理的物种是造成药用野生动物资源产权不明晰的原因之一，这也造成了资源的非排他性。然而，它与其他公共资源非排他性所不同的地方是，虽然人们可以对药用野生动物资源进行获取，但是需要有相应的工具，如捕猎证及猎枪等，这就对于没有捕猎工具的人具有一定的排他性。鉴于药用野生动物资源的特殊性，可以认为，对于所有捕猎者来说，是具有非排他性的。

（4）公有性：《野生动物保护法》第 3 条规定："野生动物资源属于国家所有。国家保护依法开发利用野生动物资源的单位和个人的合法权益。"1992 年 11 月国务院批准发布的《陆生野生动物资源保护管理费收费办法》中规定："野生动物资源属于国家所有。"由此可以看出，国家应是药用野生动物资源的所有者，但是长期以来，国家所有权缺少人格化的代表，药用野生动物资源在实际的管理过程中，资源的产权是模糊的，一些非国家重点保护的药用野生动物仍处于开放性获取的状态，即"谁开发，谁受益"，易导致捕猎竞赛现象的出现。

根据药用野生动物资源的特征，可以将其归为公共资源。公共资源是指不具有排他性但具有竞争性的物品。药用野生动物资源是一种具有"多重"价值属性的资源，例如，提供生态服务、基因多样性及生物多样性等。它在消费上往往表现出非排他性和竞争性。根据边际效用递减规律，消费公共资源的边际效用也是递减的。假设药用野生动物资源量为固定，公共资源的非排他性使得消费者在消费时不用付费，于是每一个消费者的边际成本都为零，因为边际收益等于边际成本，所以消费者会不断地进行消费，直至个人边际收益为零。然而，此时社会边际成本不但不为零而且还会随着消费量的增加而递增，所以公共资源的消费行为会影响社会福利。

二、中药动物药的养殖与利用

深入开展中药动物药的养殖与利用工作，对于中药资源可持续利用意义重大。

第一，开展中药动物药的养殖可以极大地缓解昂贵的价格与物种濒危现状间的矛盾。一般情况下，市场价格是物种稀有程度、濒危状况、供求关系的一个项重要指标。市场价格越高，相应的利益驱动就越大，这对药用野生动物种群无疑是一个巨大的潜在威胁。目前市场价格下，人工合成的麝香在药店的价格约为 8 元/克，天然麝香过去 1kg 的批发价超过人民币 9 万元，由于野生动物药材价格连年上涨，天然麝香的价格目前在每千克 20 万元人民币左右，其价格在所有出售的药材种类中名列前茅。然而在四川的自然保护区和非保护地带，1985～2002年，麝香的种群密度下降幅度达 12%～95%。同时调查显示，20 世纪 80 年代初，蕲蛇和乌梢蛇的年需求量相差不到一半，而目前蕲蛇的市场价比乌梢蛇高 4～12 倍，如果目前两者的年需求量保持不变，那便意味着蕲蛇的种群现状比乌梢蛇严峻得多。蕲蛇，俗称五步蛇，蛇脱为药材，蛇毒有液体黄金之称，蛇肉又是常见的食品，这些用途必然使它趋于濒危。

尽管市场价格能够从一定程度上反映出物种的濒危状态，但也不是所有的药用野生动物物种都适用这种规律。猴枣是猕猴等猴类的内脏结石，由于稀有，其市价仅次于麝香，但是虽然价格较高，我国猕猴野外种群数量仍较为可观，饲养种群也数量众多。熊胆是一种名贵的药材，在只能依靠杀熊取胆的年代，我国每年至少损失 1 万多头熊以满足药用需求。20 世纪 80年代中期，国内出现不少养熊场，通过活熊取胆解决药用问题，熊胆粉产量已完全满足国内需求。调查的 13 个中药厂目前无一用野生熊胆制药，其中有 3 个厂用熊胆粉制药，每年共消耗近30kg。这一需求量相当于猎杀600头野生熊，而10～20头饲养熊的年产量便可满足。尽管熊胆在市场上没有出售，但从价格表可看出目前处于滞销状态。药厂的停止使用说明熊胆粉这种新药基本上替代了野生熊胆。

第二，开展驯养繁殖对减轻物种药用需求所起的作用重大。我国是一个农业大国，生产力水平较低且人口众多，对自然资源的依赖性较强，由于当今社会需求量越来越高，仅依靠野生资源很难满足生产生活的需求，因此国内野生动物保护界和中医界一直推崇通过饲养繁殖以减轻野生种群的压力。我国早在20世纪60年代就开展了对具有药用价值的物种的饲养繁殖，就脊椎动物而言，目前看来，梅花鹿和鳖的养殖比较成功。梅花鹿作为一种常用的药用动物，20世纪80年代就已经能够通过繁殖满足人民群众的药用需求。调查也发现，在药材公司收购的鹿茸中，90～95%来源于驯养繁殖种群。另据中药材公司反映，目前收购的部分鹿角仍存在野外来源。鳖的养殖目前已十分成功，然而调查发现，药材公司收购的鳖甲主要来源于野外，这意味着尽管养殖获得成功，但主要满足食用的需求，由此可见，尽管人工养殖能够缓解需求，但是人工养殖的药材仍然比不上野外的药材受欢迎。所以，总体来看，人工驯养繁殖是解决用药需求的一个主要途径，但是这个途径还需要技术方面的改革和发展。

目前养殖成功的药用动物种类主要有：宽体金线蛭、茶色蛭、墨江蜈蚣、少棘蜈蚣、东亚全蝎、中华地鳖、珍珠贝类、赤子爱胜蚓、拟多黑刺蚁、蛤蚧、中国林蛙、乌龟、黄缘闭壳龟、中华鳖、山瑞鳖、乌梢蛇、尖吻蝮蛇、银环蛇、大海马、乌鸡、环颈雉、穿山甲、小灵猫、大灵猫、虎、熊类、麝类、鹿类等。

三、中药动物药的优化配置

与全球生物多样性所面临的普遍威胁相似，我国多数药用野生动物资源面临日益减少的态势，如黑熊、马鹿、大鲵等40个物种的资源显著减少，这40种资源的减少直接对市场上30种动物药材的供应产生影响；黑长臂猿、海南坡鹿等近20种动物因野生资源稀少，已经无法提供商品或只能提供少量商品；高鼻羚羊、印度犀、野马和厦门文昌鱼4种野生动物资源几近绝迹。在这之中，以虎骨、麝香、穿山甲等最为典型。虎骨是指老虎的全身骨架，在中医药中被认为具有祛风镇痛、强筋健骨与镇惊的功能，用于治疗筋骨与腰腿疼痛，尤其是风湿性关节炎。历史上虎在我国的分布遍及30多个省市的大部分地区，而现今仅残存于黑龙江、吉林、湖南、福建、江西、广东、云南等省的部分林区，数量极其稀少。我国境内的野生东北虎数量已不足15只，华南虎不足10只。麝香是名贵稀有的中药材，在我国许多医学古籍均有记载，李时珍在《本草纲目》中说，麝香"通诸窍，开经络，透肌骨，解酒毒"。在《全国中药成药处方集》中，含麝香的处方占总处方的11.26%。我国是世界上麝香资源最丰富的国家，麝香产量曾占全世界总产量的90%。由于栖息地的不断破坏及猖獗的偷猎获取，我国现存麝资源仅为20世纪60年代的1/50～1/40。相应地，所有麝类物种的保护地位也在2002年由国家二级保护动物提升到国家一级保护动物。穿山甲是我国14种重要的药用濒危野生动物之一，具有突出的药用价值与生态价值。历史上，广东、广西、云南、福建、贵州、湖南、海南和台湾曾是我国穿山甲资源储藏的大省区，由于栖息地过度破坏和过度捕捉等原因，现在福建、广东、广西等原穿山甲产区至少一半以上已极为罕见或濒临绝灭。

据2002年"中国药用濒危野生动植物资源保护战略研究"课题组组织的"中药企业应用濒危野生动植物的情况"调查来看，主要存在以下问题：药材用量较大的保护动物问题突出。

中国药材公司出版的《中国常用中药材》（1995）一书收录了17种动物药材，其中乌梢蛇、金钱白花蛇、甲片、海马、鹿茸、蛤蚧、蛤蟆油、蕲蛇、蟾酥和麝香药材涉及《野生动物保护法》、《野生药材资源保护管理条例》及《濒危野生动植物种国际贸易公约》明文规定予以保护的动物。这10种药材中，只有鹿茸和蟾酥的产量在20世纪80年代中期能够满足需求。调查发现，涉及保护动物的药材有多种，除上述10种和虎骨、犀牛角外，还包括熊胆、熊胆粉、象皮、豹骨、猴枣、羚羊角、狗肾、玳瑁、珊瑚等。利用量较大并涉及保护动物的药材种类有麝香、鹿产品、羚羊角、甲片、豹骨、蕲蛇、金钱白花蛇、蛤蚧、乌梢蛇、蟾酥、蛤蟆油、海马等。因此，优化配置中药动物药资源任务十分艰巨。

　　中药动物药资源优化配置问题需要着力于以下几个方面：一是因地制宜，合理规划。充分发挥各地生产优势的同时注意全国生产布局的调整。进一步改变动物药资源养殖布局分散和药材生产小而全的状况，从全局着眼，从自然条件的适宜性、技术条件的许可性、经济条件的合理性等多角度考虑。加强典型药材商品基地建设，扶持重点品种生产，合理调整生产布局和品种结构，打造专业化、现代化养殖基地。二是贯彻可持续发展理念。发挥野生中药资源优势多年以来，由于生态环境遭到不断的破坏，药用动物资源赖以生存的环境日益恶劣，加之对野生动物资源保护的重要性认识不足、保护不到位、开发利用无序等问题，野生动物药资源日趋减少，供需矛盾十分突出。掠夺式开发不可持续。本着可持续发展的理念，在合理开发利用的同时，一定要强化对野生动物资源的保护力度，尤其是珍稀物种的重点保护一定要加强，采取各种措施，使野生动物资源得以合理有效利用。三是充分发挥龙头企业的作用。充分利用现有雄厚的中药科研力量，激励企业加强中药产品研发投入力度，发挥其示范、辐射作用，组建一批现代中药企业，提高我国中药企业的市场竞争力。

参 考 文 献

陈念祖（清）.2002.续修四库全书：子部：医家类：神农本草经读四卷.上海：上海古籍出版社.

段金廒，宿树兰，郭盛，等.2013.中药资源产业化过程废弃物的产生及其利用策略与资源化模式.中草药，44（20）：2787-2797.

郭宝林.2005.道地药材的科学概念及评价方法的探讨.世界科学技术—中药现代化，7（2）：57-61.

郭兰萍，黄璐琦，阎洪，等.2005.基于地理信息系统的苍术道地药材气候生态特征研究.中国中药杂志，30（4）：565.

郭瑞，安伟健，高元泰.2001.中药龙胆原植物的研究及本草考证.中草药，32（11）：1039.

胡世林.1989.中国道地药材.哈尔滨：黑龙江科学技术出版社.

黄璐琦，郭兰萍，崔光红，等.2005.中药资源可持续利用的基础理论研究.中药研究与信息，7（8）：1-6.

黄璐琦，郭兰萍.2007.环境胁迫下次生代谢产物的积累与道地药材的形成.中国中药杂志，32（4）：277-280.

黄璐琦，张瑞贤.1997."道地药材"的生物学探讨.中国药学杂志，32（9）：563-566.

李化.2008.黄芩采收规律及其数学模型的研究.中国中医科学院研究生学位论文：32-36.

李莉.2011.不同道地产区大黄资源现状与药材质量特征及其形成机制研究.长春中医药大学研究生学位论文.

李秋实.2015.基于SMRT测序技术的药用植物遗传序列研究.北京协和医学院.

廖建雄，王根轩.2003.甘草酸在甘草适应荒漠生境中的可能作用.植物生理学通讯，39（4）：367.

瞿丹凤.2013.我国药用野生动物资源的规制研究.南京中医药大学.

索风梅，陈士林，任德权．2005．道地药材的产地适宜性研究．中国中药杂志，30（19）：1485-1491.

魏建和，陈士林，魏淑秋，等．2005．北柴胡适生地分析及数值区划研究．世界科学技术—中医药现代化，7（6）：125.

夏末铭，赵德怀．2006．传统中医药发展与濒危药用野生动物的保护．四川动物，25（3）：523-526.

向兰，杨美华，陈虎彪，等．2000．论药材道地性的研究方法．世界科学技术—中药现代化，2（1）：44-46.

肖小河，夏文娟，陈善墉．1995．中国道地药材研究概论．中国中药杂志，20（6）：323-326.

肖小河，肖培根，王永炎．2007．基于道地药材和生物效价检测的中药质量控制与评价模式的研究．湖南中医药大学学报，27：5-8.

徐江，孙超，徐志超，等．2014．药用模式生物研究策略．科学通报，59（9）：733-742.

许赣申．2003．采用数学模型对中药资源可持续利用的量化分析．天津药学，15（2）：41-42.

张伯礼．2015．重视珍稀濒危中药材资源保护及可持续发展．中国医药导报，12（10）：1-3.

张辉，李建平，林喆，等．2006．中药动物药的发展与思考．2006海峡两岸暨CSNR全国第七届天然药物资源学术研讨会论文集.

中华人民共和国卫生部药典委员会．2010．中华人民共和国药典．2010版一部．北京：化学工业出版社：22-23.

周涛，王云鹏，龚健周，等．2015．生态足迹的模型修正与方法改进述评．生态学报，35（14）：1-17.

第六章　中药不可再生资源的优化配置

第一节　中药不可再生资源的概念及特征

不可再生资源是指相对于人类活动而言，其再生速度非常缓慢，慢得甚至可以忽略不计的资源，包括各种能源及矿产，如石油、矿石、化石、中药等。因其具有不可再生性，必然会随着人类的开采而不断减少，甚至完全消失。不可再生资源，又称可耗竭资源，其质量几乎不发生变化，但储藏量会随着人类的开发而不断减少。

一、中药不可再生资源的概念

中药资源分为可再生资源和不可再生资源，前者包括动物资源和植物资源，后者主要是指矿物资源。

所谓中药不可再生资源，是指相对于人类活动而言，具有不可再生性的药用资源，是指地球在亿万年的漫长地质年代演化中，在特殊的地质条件下（如高温、高压、火山喷发等），经过长期的物理或化学变化，形成并储存于地下或地表的能作为中药使用的自然物质，如矿物药雄黄、朱砂、石膏、青礞石等；动物化石龙齿、龙骨等。这些自然物质的数量、质量、性能、地理分布等能被人类开发和利用，具有现实和潜在的经济和社会价值。

二、中药不可再生资源的特征

因中药不可再生资源的特殊性，人类对其特点的掌握有利于对其合理开发和利用，充分发挥其药用价值。总体而言，中药不可再生资源具有以下特征：

（一）稀缺性

中药不可再生资源是稀缺的，随着我国人口的逐年增加而带来对中药不可再生资源需求的不断扩大，这种稀缺性表现得越来越明显。近年来，出于对短期经济利益的追求，大量中药不可再生资源被开采，导致部分资源被严重消耗，稀缺性体现得尤其明显。

（二）不可再生性

中药不可再生资源因其数量有限，往往是经历了亿万年的演变而形成，不可通过人为的方式扩大其数量，因而具有不可再生性。中药不可再生资源一旦被开发、利用，开采一部分便减少一部分，直至消耗完为止，资源的实物形态将会永远消失，这势必要求对其加以保护并做到合理开发和利用，否则将造成永远的枯竭。

(三) 地域性

地域性，也称为分布不均衡性，是中药不可再生资源的另一个显著特点，与其他自然资源相比，中药不可再生资源具有典型的不均衡性特征。我国幅员辽阔，不同的气候和地质条件决定了中药不可再生资源不同的地理分布。由于地壳的演变，药用矿物资源只有在特定的地区和岩层内才能形成，因而具有显著的地域性。如朱砂在我国主要分布于湖南、贵州、广西等地；龙齿、龙骨主要分布于内蒙古、山西、陕西、甘肃、青海、河南、四川等地。中药不可再生资源的地域性这一特征可作为中药资源区划的重要依据，只有根据其地域差异，才能做到因地制宜、合理的开发和利用。

(四) 国际性

我国主要的中药不可再生资源分布区域非常广泛，且分布在不同的岩层中。我国跟多个国家接壤，处于相同的岩层范围内，这就决定其具有国际性，包括同时进口和出口相同或相似的药用矿物资源，同时也有利于国际交流的展开。这就要求在研究我国中药不可再生资源时，应立足国内、国外两个市场，做好充分的供给和需求预测，以便合理的开发和利用。

总之，要充分利用中药不可再生资源的上述特点，对其全面系统地分析、归纳和整理，以发挥其最大价值。

三、中药不可再生资源的稀缺性度量

中药不可再生资源具有典型的稀缺性特征，需要找出衡量其稀缺性的方法或指标。一套理想的指标应具有以下几方面的特征：

第一，可预见性。理想的度量指标应具有一定的前瞻性，既需要考虑现阶段中药不可再生资源的供求，也需考虑未来市场对其供求的变动情况，还应包括影响因素、其他可替代的资源形式、开采成本的变动、国家法律法规的变动等方面。

第二，可操作性。理想的度量指标应具有较强的可操作性，能根据客观的数据及现有方法进行准确的计算，以做到合理的开发和利用。

中药不可再生资源稀缺性的度量一般有两种方法，一是物理度量，二是经济度量。

(一) 中药不可再生资源的物理度量

中药不可再生资源物理度量是指从储存量或已探明储量等物理指标对中药不可再生资源进行度量评价的方法，以确定其稀缺性程度。通常可以从两个方面进行，一是绝对量指标，二是相对量指标。所谓绝对量指标是从资源储存量的大小进行度量，通过比较各种资源储存量的绝对大小进行比较。但不同资源的年开采量或利用量往往不同，导致资源的使用年限存在差异，因此，用相对指标来进行度量更为合理。所谓相对量指标是指用资源的储存量与年开采量或利用量的比值来对资源的稀缺性进行度量，反映该资源在多少年之内将被耗尽，即用静态耗尽年限指标来衡量各种中药不可再生资源在一定时期内的稀缺程度。首先计算出某种中药不可再生资源已探明的储存量，其次根据市场供求计算出年消耗量，最后计算出该资源的可使用年限，以切实反映其稀缺程度。

资源的储存量一般包含两部分，一是在现行的技术条件和经济条件下已探明的储存量，二是未发现和技术、经济条件不可行的部分。后者因存在较大的不确定性，很难准确进行预估，因此，在计算相对稀缺性时，一般只用前一部分，即只考虑在现行的技术条件和经济条件下已探明的储存量。

按照中药不可再生资源储存量使用年限计算，根据每年开采量或利用量是否有变化，分为静态储量指数和动态储量指数两种方法。静态储量指数适用于资源每年的开采量几乎保持不变的情况，利用资源储存量与年开采量的比值进行计算，公式如6-1式所示：

$$N = S/R \tag{6-1}$$

6-1式中，N表示该中药不可再生资源的可使用年限；S表示该资源的储存量；R表示该资源年开采量，且每年的数值基本不变。但实际上，中药不可再生资源每年的开采量不会保持不变，一般会随着技术的进步和资本的积累，资源年开采量会逐渐增加，因此，应采用动态储量指数来计算，公式如6-2式所示：

$$N' = \mathrm{Ln}(c * n + 1)/c \tag{6-2}$$

6-2式中，N'表示中药不可再生资源的可使用年限；c表示该资源平均开采变化率；n为静态储量指数。

储量指数的计算过程简单、易懂，具有可预见性和可操作性等特点，储量指数越小，表示该资源可使用年限越短，资源就越稀缺，反之亦然。

（二）中药不可再生资源的经济度量

在现实经济中，资源的稀缺性往往不是物理上的概念，更多指的应该是经济上的，因此，经济度量在衡量中药不可再生资源的稀缺性中占有重要地位。所谓中药不可再生资源稀缺性的经济度量是指利用一套科学、完整的经济指标对其相对稀缺性程度进行度量，主要涉及资源获取的代价大小，包括资源的开采成本、资源市场价格和租金等方面。

1. 资源的开采成本

对于中药不可再生资源的开采，其成本并不遵循经济学中的边际成本递减规律，而是具有李嘉图效应，即单位开采成本会随着开采规模的扩大而增加。原因在于容易开采的资源早已被开采完毕，剩下的大部分都是开采品味较低的资源，需要花费更多的费用，这也正好可以反映其稀缺程度。

2. 资源市场价格

在市场经济条件下，价格是反映资源稀缺程度的重要信号。对于中药不可再生资源的市场价格，其变动一般呈现为U型，即当新资源难以发现、成本居高不下时，其价格自然会趋于上升。因此，资源市场价格也可以反映中药不可再生资源的稀缺程度。

3. 租金

租金一般是指资源产品的现行市场价格与边际开采费用的差额，也称为使用者成本。租金实际上是存量资源的影子价格，用以度量资源的稀缺程度。但资源的边际开采费用往往难以准确计算，常用资源的勘探成本来进行替代使用。最优的资源勘探条件是边际租金等于边际开采成本。

第二节　中药不可再生资源最优配置原理

资源配置是经济学研究的核心内容，相对于人类无限的需求，中药不可再生资源的供给总是有限的，因此对中药不可再生资源如何配置以达到最优就显得尤其重要。

一、中药不可再生资源跨期最优配置原理

中药不可再生资源具有稀缺性和不可再生性特征，其跨期最优配置其实就是对现在和未来的权衡，即作为特殊的资源，现阶段应该利用多少，将来应该利用多少，才能实现最大的社会价值。现在过多的开发利用必将牺牲将来的开发利用。因此，随着人类文明的进步，对中药不可再生资源的跨期配置就引起越来越多的重视。应从政治、经济、法律等各方面确定跨期优化配置的原则，既要注重短期利益，更要注重长期利益。

（一）中药不可再生资源跨期最优配置的原则

1. 保证国民经济稳定、持续发展的原则

经济发展必须建立在物质基础之上，中药不可再生资源的跨期配置必须保证国民经济稳定、持续的发展。从历史发展来看，人类在利用资源发展经济的同时，都必然会将一部分资源储存起来留给后代使用。因此，对中药不可再生资源的利用，不能涸泽而渔。

2. 维护社会长远利益最大化原则

中药不可再生资源跨期配置的矛盾主要体现在短期利益和长期利益的矛盾，以及局部利益与整体利益的矛盾。在经济发展过程中，短期利益和局部利益往往是看得见、摸得着的利益，容易受到重视；而长期利益和整体利益往往是看不见、摸不着的，容易受到忽视。因此，如果只重视资源的短期开采和获利，必将影响长期利益，给将来带来不良影响。

3. 保护生态环境原则

环境恶化在我国很多地区都有发生，水土流失、气候异常等灾害屡见不鲜。中药不可再生资源绝大部分深埋于地下，是经过成千上万年的历史演变而成的，如果短时期内大量开采必将带来生态环境的破坏，容易导致不可逆的环境恶化。

（二）中药不可再生资源跨期配置最优的标准

按照经济学原理，资源配置最优的标准是达到帕累托最优状态，即不可能在不减少一部分人福利的情况下使其他人的福利增加。该标准同样适用于中药不可再生资源跨期配置最优的标准。即在对中药不可再生资源这种特殊的资源不同时期的利用过程中，在不减少某个时期福利的情况下，不可能增加其他时期的福利。也就是说，当中药不可再生资源的开发利用在不同时期的转移不能增加总效益时，该资源的利用方式便是最优的。当然，在计算总福利时，除了考虑经济效益之外，还应考虑社会、环保等其他多种因素带来的效益。

二、中药企业最优配置的基本条件

按照经济学原理，企业最主要的目标是获得利润最大化，即达到企业资源的最优配置，中药企业亦是如此。达到该目标的基本条件是企业的边际收益等于边际成本。所谓边际收益，是指企业最后一单位投入所获得的收益增量，边际成本是企业获得最后一单位产出所需投入的成本，当这两者相等时，企业即实现利润最大化，资源配置达到最优。

三、中药不可再生资源勘探与挖掘决策

中药不可再生资源的供给主要包括勘探和挖掘两个主要阶段，勘探的作用主要是确定资源的储存量，探明资源的相关特征。挖掘的作用是从地下取出资源，形成实际的市场供给。资源的市场价格会影响到勘探和挖掘决策，同时勘探和挖掘的成本也会影响到市场价格。

中药不可再生资源因其数量有限，增加现阶段的开发就必然会减少将来的开发利用。资源的开发是多时期的生产活动，其成本和收益均涉及较长时期。因此，该类资源的勘探与挖掘决策就是要把企业和社会的资源利用决策规范化、科学化，寻求有效利用资源的相关条件，确定不同时期的开采规模，以达到最大的社会效益。

四、健康产业资源最优配置的基本条件

健康产业是指生产或提供以促进、维护健康为目的的产品和服务的行业，以及与其直接相关的行业，包括医疗产业、医药产业、传统保健品产业和健康管理服务产业。产业的主体是企业，而产业是由微观主体构成的中观概念。对于健康产业资源的最优配置，除了要求企业达到微观的资源最优配置以外，还应从产业的角度进行中观资源的配置，以达到最优状态。

第三节　基于税收问题的中药不可再生资源开发决策

在我国，中药不可再生资源所有权一般为国家所有，但不一定完全由国家进行开采，最常用的取得资源收益的方法就是征税和收费。对于中药不可再生资源的征税，一般从三个角度进行税制的设定，一是针对中药不可再生资源产品征税，为资源使用费；二是针对开采中药不可再生资源获得的收入或利润征税，为收入税或利润税；三是针对中药不可再生资源的"绿地潜能"进行征税，为资源租税。

一、资源使用费（产品征税）

资源使用费是指国家以资源所有者的身份将一定年限的资源使用权出让给资源使用者，而向其收取的资源出让金，常见的有土地出让金、水资源使用费、森林资源使用费等。中药不可再生资源作为国家总体资源的一部分，开发主体在开采和利用过程中必然也需要向国家缴纳一定数量的资源使用费。所谓中药不可再生资源的资源使用费是指资源开发主体以获得的资源产品的市场价值为基础而缴纳的相关费用，主要考虑总价值而不计成本。

资源使用费具有简单易行、便于实施等优点而被许多国家所采用。如在英国，该项费用由开采机构向政府缴纳，税费标准为资源价值的12.5%左右。但资源使用费也存在一定的不足之处，主要表现为开采主体在缴纳一定费用的情况下，随着资源开采量的加大，其边际成本在同一个资源矿区内会逐渐增加，传统的资源使用费容易导致中药不可再生资源矿井过早废弃而造成浪费。

二、收入税或利润税

为了解决中药不可再生资源矿井品味较高却结束开采而造成浪费的问题，许多国家采取针对收入或利润来进行征税，这便是收入税或利润税。该种方法允许企业在纳税前扣除开采成本等支出，有利于减轻企业负担。

该项税收有利于解决中药不可再生资源矿井品味较高就结束开采的问题，不会影响资源开发决策，但也存在一定弊端，如开采成本的计算存在一定困难，如果误差较大会影响资源开采的效率；一定程度上减少了企业利润现值，从而降低企业开发新资源矿井的积极性。对中药不可再生资源的勘探和开采是一项充满风险又耗资巨大的活动，对于追求利润最大化的企业来说，最优的开采方案是边际成本等于边际收益的点上。在征收收入税或利润税后，企业的总支出必然增加，从而容易导致勘探和开采规模的缩减。

三、资 源 租 税

为了弥补收入税或利润税的不足，经济学家提出了另外一种以"绿地潜能"为基础开征的税收，这便是资源租税。中药不可再生资源租税是指以中药不可再生资源的勘探、开发和开采全过程的净现值为基础所开征的税收。中药不可再生资源的勘探、开发和开采往往需要较长时间，而资金存在时间价值，因此，采用净现值计算税收更加科学，它是一种"中性税"，即税率高低或课税与否不会影响资源的最优开发决策。

一般而言，国家对企业实际实现的利润按照一定的税率进行征税，当实际发生亏损时则给予相应的补贴。但在构建现代企业制度的大趋势下，企业自负盈亏是必然要求，即使国有企业也不例外，因此政府补贴已经不适合当前及未来形势。因此，在企业实际亏损的情况下，政府允许企业将早期亏损进行结转，以抵消后期利润，从而可以减少整个项目期间的税收总额。如果该项目整个运行期间的净现值为负，政府也不必承担任何损失，开采企业也不会增加任何税收负担。

第四节　中药不可再生资源的储备制度

发展生产、保障供给是一切生产事业的根本目的和方针。保障中药不可再生资源的持续供给，从根本上必须依靠发展矿产资源生产，因其具有不可再生性，这就要求必须保持必要的储备。

一、中药不可再生资源的不确定性

中药不可再生资源的自然客观属性决定其丰富度和地理分布均具有较大的差异，有些国家或地区某种资源的储藏量很丰富，而另外一些国家或地区另外一些资源的储藏很丰富，没有哪个国家所有资源的储藏都很丰富。因此，我国在中药不可再生资源的利用方面必须着眼于国内、国外两个市场，利用国内、国外两种资源。

当今的国际经济和政治形势并不十分稳定，地区性争端甚至战争不断，许多国家和地区的政局尚不十分稳固。因此，为了保持中药不可再生资源较为稳定地供给，防范出现危机和障碍，必须进行必要的资源储备；否则，一旦出现危机、战争等意外事件而导致资源供给中断，必将影响到中药不可再生资源生产乃至国民经济的正常进行。

二、中药不可再生资源储备的类型及特点

中药不可再生资源具有重大的战略价值，需要进行战略储备，这早已是西方很多发达国家多年前已经做过的事，我国应借鉴国外经验，尽快建立中药不可再生资源储备。

综观国内外中药不可再生资源的储备，其类型主要有以下几种：

（一）矿产品储备和矿产资源战略基地储备

矿产品战略储备是指针对矿产资源本身的储备，矿产资源战略基地储备是指对于那些已经探明或可能蕴藏有中药不可再生资源的地区作为战略保留基地，禁止商业性资源勘探和开采，仅供国家在非常时期使用。国家可制定专门的法律、法规，在战略基地内禁止所有针对中药不可再生资源的商业性开发。这种做法在国外早有先例，如美国将阿拉斯加的部分地区作为国家铁矿石的储备基地，只探不采。另外，玻利维亚、墨西哥等国家也均有此类做法。

（二）战略储备和商业储备

战略储备是指由政府或公共机构直接投资、开采和控制的资源储备。商业储备，又称为民间储备或公司储备、企业储备等，是由相关企业按照国家相应的法律、法规规定，在维持正常的市场供给量之外保有的储备量或相关企业根据国家法律、法规规定，必须存储的与企业生产规模相适应的最低库存量，还包括在国际资源市场中必须保有的期货储备量。政府战略储备可以是矿产品储备，也应包括战略基地储备。目前，国外和我国战略基地储备的产品主要是石油，因此，国家应尽快建立中药不可再生资源的战略基地储备，以确保国内资源的长期稳定供应和中药产业的长期发展。

中药不可再生资源储备的特点主要表现为国家性质。中药不可再生资源作为国家重要的战略资源，必须由国家作为储备的主要主体，其动用的条件和程序必须有严格的法律、法规加以约束。

三、中药不可再生资源储备的制度构建

中药不可再生资源储备制度是指各级政府机构依据法律和法规，通过行政或经济手段对中药不可再生资源进行科学储备的制度。储备制度的构建一般包含储备的主体、储备资金的筹集、储备动用的条件和流程等要素。

（一）储备的主体

现阶段，资源储备的方式主要有两种，一是美国模式，即由国家作为储备的主体建立资源储备；二是日本模式，起始阶段以民间主体为主，最终形成国家和民间共同建立资源储备的制度。我国中药不可再生资源的储备属于国家战略性储备，其重要性毋庸置疑，储备主体应以国

家的形式进行。但在国家财政资源有限的情况下，可积极鼓励民间资本进入储备领域，形成以国家为主，民间为辅的储备模式。

（二）储备资金的筹集

中药不可再生资源的储备需要大量资金，其来源成为储备制度能否顺利实施的关键。作为战略性资源的中药不可再生资源，其储备主体应以国家为主，因此其资金应以政府拨款为主，民间资金为辅进行筹集，具体的资金来源包括以下几种：

1. 建立特别消费税

中药不可再生资源储备所需经费多，必须建立稳定的资金来源，可参照石油等矿产资源建立相应的特别消费税筹集资金。资源的消费者是储备的直接受益者，可按照谁受益谁缴费的原则进行征税，为资源储备提供长期、稳定的资金来源。

2. 发行储备债券

在建立资源储备的初期，固定资产等投入较大，特别消费税相对较少，不可能依靠系统内部的资金积累维持平衡，因此必须借助外部资金的投入，发行债券便成为一种可行的选择，国家可通过发行储备债券，为储备制度的建立提供资金来源。发行对象应以长期投资者为主，如养老基金等，也可以向国外主体发行。该债券因有资源的长期收益做担保，风险相对较小，预计会有广泛的市场，可为资源储备建立的初期提供资金来源。

3. 政策性银行贷款

政策性银行是指为实现国家特定的社会、经济目标而组建的不以营利为目的的金融机构。我国现阶段的政策性银行主要包括国家开发银行、中国农业发展银行和中国进出口银行，其中国家开发银行的主要职能是为涉及国家战略层面的重大项目提供资金支持。中药不可再生资源的储备具有重大的战略意义，追求的主要是国家长远的社会效益，而非短期的经济效益，属于国家重要的基础性设施。因此，国家开发银行为中药不可再生资源的储备提供资金支持责无旁贷。另外，从经济层面而言，因可获得长期稳定的消费税作为未来的收益，也符合银行贷款的相关要求。

4. 商业银行贷款

随着我国金融体制改革的不断深入，资金成本的下降应是一种趋势。违约风险小、具有稳定的未来现金流的主体应是商业银行提供贷款的首选客户。中药不可再生资源储备的主体是政府，违约的可能性几乎为零，特别消费税可为其提供较为稳定的未来现金流，因此，通过商业银行贷款可为中药不可再生资源的储备提供资金支持。

5. 企业的投入

我国中药不可再生资源的开发企业主要是国有企业，为了合理规划、避免重复建设，在满足日常生产经营所需的存量的情况下，可将企业的储运设施纳入国家战略储备中进行统一管理，在确保国家绝对控制的前提下，可积极鼓励相关企业参与。

（三）储备动用的条件和程序

建立资源储备的目的是当出现非正常情况时，开启动用程序加以应对，因此储备动用的条件和程序成为制度是否有效的关键因素。

1. 储备动用的条件

对于储备动用的条件，各国的规定不尽相同，一般考虑的因素有：储备资源的市场价格、紧急状态、国内市场需求变动等。如美国国会授权总统在紧急状态下可动用储备资源，对于紧急状态，法律有明确规定，即对国家安全或国家经济可能带来重大不利影响；事件的范围和持久性具有危机的典型特征；事件可能会造成储备资源的供给中断。符合上述条件即为紧急情况，才可以动用储备资源。美国在1939年即制定了战略物资储备的相关法律，我国到目前尚且没有。因此，我国应尽快建立符合我国国情的战略物资储备法律体系和储备动用的具体条件，可借鉴美国的相关模式。

2. 储备动用的程序

当市场达到储备资源动用的条件时，即可开启动用的程序，对此各国的规定不尽相同，如美国规定经由国会批准，总统签署命令方可动用储备资源。我国可规定，当市场情况达到动用的条件时，由主管部门向国务院提出申请，再由总理下达动用命令，正式动用储备资源。

参 考 文 献

陈建宏. 2009. 矿产资源经济学. 长沙：中南大学出版社.

韩洪云. 2012. 资源与环境经济学. 杭州：浙江大学出版社.

刘静暖，董正信. 2012. 不可再生资源跨期优化配置中的环境保护理论与机制. 河北大学学报（哲学社会科学版），37（5）：114-117.

刘世伦，杨宏伟，倪明仿，等. 2014. 不可再生资源稀缺性的度量方法. 资源与产业，16（5）：65-69.

曲福田. 2001. 资源经济学. 北京：中国农业出版社.

芮建伟. 2002. 不可再生资源稀缺性研究的意义、现状与问题. 中国人口·资源与环境，12（1）：36-40.

汪安佑，雷涯邻，沙景华. 2005. 资源环境经济学. 北京：地质出版社.

王晓东. 2005. 战略性矿产资源储备规模及其管理研究. 长沙：中南大学研究生学位论文.

曾克峰. 2013. 环境与资源经济学教程. 武汉：中国地质大学出版社.

章铮. 2008. 环境与自然资源经济学. 北京：高等教育出版社.

第七章 中药材共享资源的优化利用

第一节 中药材共享资源的概念及基本特征

一、中药材共享资源的概念

中药材共享资源是指中药材开发利用中可供具有一定能力且有兴趣的单位及个人共同使用和消费的资源。中药材资源一旦以共享的方式存在，则意味着每个人或每个单位都同时使用和消费这种资源而不能被排斥在外。中药材资源包括植物资源、动物资源和矿物资源。植物资源和动物资源合称生物资源，属于可再生资源；矿物资源是在长期复杂的环境中形成的，因其形成周期长，被划为不可再生资源。中药资源是在特定的环境下生长或形成有药用价值的资源，其产生受当地环境的影响，具有一定地域性。

中药材共享资源包括中药材公共资源共享、中药培育开发共性技术共享、中药信息公共资源共享。中药材资源具有一定的地域性特征，而人们对中药材的需求几乎是普遍存在的，这就促使中药材公共资源进行合理的再分配，实现不同区域共享。中药培育开发共性技术交流的加强是中药材共享资源的重要内容之一，对推动中药材的合理开发及新应用的开发有着极其深远的意义，对中药国际化有巨大的推动作用。在当今信息化时代，利用现代互联网信息技术，能实现中药材共享资源动态信息共享，为全社会服务。

无疑，中药的文化资源、科技资源、生态资源首先要继承好，才能有本土化创新。因此，对中药材共享资源的使用和开发，要求中医药工作者既要不断传承中医药文化，又要不断地探索制度创新。中药材共享资源的合理开发和优化利用无论是前人经验还是新的发现，都会对中药材共享资源的社会利用产生巨大的推动作用。随着健康中国的建设、小康社会的实现、人们对中药的防治疾病认知和接受度的提高，国内外对中药资源的需求也越来越大，适度开发利用共享资源具有重要的经济和社会价值。

二、中药材共享资源的基本特征

1. 中药材资源的共享性

中药材资源一旦以共享方式存在，则意味着每个人、每个单位都能利用和消费其健康价值、生态价值、文化价值而不能够被排斥在外。

2. 供给的地域性

中药材共享资源很明显的特征是地域性。我国地域辽阔，复杂多变的地域及气候条件，使我国的中药资源丰富多样。我国从北到南跨越 8 个气候带，也造成了我国中药资源分布地域性明显。如有些药材只能生长在低温半湿润环境中，而无法在南方高温多雨的环境中生长；另外，有些药材即便是在其他地区中能够生长，因其气候差别，临床使用药效差别明显。例如，秦归、酸枣仁、茅苍术、附子、云木香、广藿香、川芎、川贝母、怀山药、杭菊花等是典型的地域性药材。人们对中药材的需求几乎是普遍存在的，这就促使中药必须以原药材或半成品的形式，走出其生长区域，进行中药材共享资源再分配，以满足各地区各区域人们对各种中药材的需求。

3. 利用的外部性及拥挤性

由于中药材共享资源不属于任何单位和个人所有，资源的共享性使得使用者有过度利用资源的激励。一旦对中药材共享资源的利用超过了其自身的承受能力，资源使用者之间就会互相干扰和排斥，加重社会成员的其他代价，形成外部性；同时，由于一定时间内中药材共享资源所能提供的服务是有限的，特别是不可再生资源在总量上绝对有限，过多的资源使用者进入使用者的行列不可避免地造成中药材共享资源利用中的拥挤，并产生物质和精神损害。

4. 管理的必要性

由于中药材共享资源利用中使用者过度利用共享资源的外部性效果并不进入单位和个人的决策模型，因此中药材共享资源的开发利用具有超出社会最优水平的倾向。如果政府不采取有效的措施进行适当的管理，中药材共享资源的过度开发利用倾向就会成为现实，并最终导致对中药材资源的破坏。

三、中药材共享资源发展的社会动力

1. 健康中国建设将对中药材资源的需求不断增加

21 世纪医药卫生工作将从单纯性疾病治疗模式逐步过渡到预防为主治疗为辅的以维护和增强人们身心健康，提高人们生活质量的轨道上来。国家中医药发展十三五规划、中药资源十三五发展规划的出台对推进中医药事业和产业发展提供政策支持。新医改的深入发展、分级诊疗制度的推进、以城市社区和农村乡镇卫生院建设为核心新的卫生医疗网络形成为中医药卫生事业的发展提供了巨大的发展空间。居民在社区进行预防保健，养生康复、防治结合既节约了大量医保经费，又为利用中医药"治未病"理念和方法提供了用武之地。中药资源在预防保健、养生康复中，对干预慢性病和恶性病有其独特优势。中药资源可以多种形式因地制宜为居民健康服务，如以药茶、药膳、药熏、药浴、药酒等居民喜爱的方便的方式来实现。这将有惠于中国 13 亿人民，同时也将使中草药、中药饮片及中成药需求显著增加。据有关资料表明，"十五"期间，仅农村药品消费年增长幅度超过 15%，而随着新医改政策的推进，这些需求呈现加速增长之势。据南方医药经济研究所提供的数据：从 2006 年开始，中成药年产值连续保持 20% 以上的增速；而中药饮片需求更是达到 40% 以上的增速。这其中，基层居民消费群体对需求增长的促进作用很明显。

随着全球进入老龄化社会，老年人群是最需要医疗卫生呵护的特殊人群，也是消耗医药卫生资源最多的人群。许多令人棘手的医学难题都集中在老年人群，特别是心脑血管疾病、糖尿病、老年性痴呆、骨质疏松、帕金森病等疾患，都需要终身服药，需要在确切、有效的基础上寻找更少毒副作用的新药物、新方法、新途径。由此，疾病谱和医疗卫生模式均将围绕着这个课题发生重要变化。而由于合成药物带来的毒副作用大，中药的天然药物特点等虽然作用缓和，但副作用少，利于长期服药，特别是对多脏器具有慢性疾病的老年人群更是理想药物，"银发中药"必将迎来前所未有的发展机遇。

健康中国建设是国家对人力资源的健康投资，是造福全中国人民的福祉事业。中药资源中有许多是药食两用物品，既是药品又是食品，利用中医药理论指导可以为不同年龄的人群提供预防保健作用。如滋补类中药材党参、人参、西洋参、太子参等具有补气作用；延年益寿的生地、山药、灵芝、何首乌、黄精、黑芝麻、螺旋藻等具有滋阴补肝肾功效；当归、川芎、三七、桃仁、红花、丹参、芍药等具有养血活血功效。

2. 中药材共享资源发展的医药经济动力

由于居民经济生活水平提高，疾病谱发生重大改变，慢性病发病率已占到疾病的70%～80%。如心脑血管病排在慢性病首位，心血管类药品用药在国际市场上早已成为第一大类药品，在我国，心脑血管药物也已上升为第二大类药品。据有关部门统计，我国心脑血管药物市场规模在160亿～180亿元人民币，其中西药与中药制剂各占"半壁江山"。在过去的10年里，心脑血管中药制剂（尤其是中药注射剂）早已成为国内医院的常用制剂。

同时，随着我国经济的发展，中药资源市场也快速发展。目前我国中药保健品年销售额超过500亿元，并以每年13%～15%的速度增长。由于居民可支配收入的增加、生活水平的提升，引导中药保健品市场出现以下新变化：一是开发利用范围向多领域发展，如饮食中的中药减肥茶、降脂茶、美容茶等；美容化妆品中的毛发再生精、中药面膜等；卫生用品中的云南白药牙膏、硫黄香皂、何首乌洗发露等；日用工业品中的中药纺织品、中药保健衣裤、中药防臭鞋袜等。二是保健品的剂型朝着更方便、更实用的方向发展，在传统的丸、散、膏、丹的基础上，又开发出冲剂、片剂、颗粒剂、软胶囊、微丸、透皮剂、贴膏剂、缓释剂、粉针剂、针剂等多种剂型。三是研制生产向多元化发展，药品的研制不再是中医药行业的"专利品"，更广泛的行业如食品、保健品、化工、酿造、调味品制造等企业都相继开发利用中药资源。四是销售经营呈现多渠道的网络化模式，保健品不单纯在医药商店经销，而是大型商场、百货商店、食品商场或保健品连锁店均有销售，形成了百业竞销的新格局。

民以食为天。中药资源在食品业有着广泛的社会文化基础。在民众生活日益富足的大背景下，药膳食疗更适应居民养生保健的消费需要。中医药天人合一的文化，中药四气五味、升降浮沉理论，促进人民在顺应自然规律中利用中药的性、味功效来调理平衡人体的阴阳气血。数千年来中华民族一直以中药资源作为滋补食疗药膳食品，如广东地区居民善用中药煲汤，多数食疗方法出自古代医籍或民间经验，有些是近代传承改进的制品。如按药膳食品工艺特点分类，其中有茶饮类、汤品类、果实粉面类、家蔬类、酿造类、甜食类、粥糜类等。中医药文化善于把防病治病、养生康复与强身健体结合起来，按精气神一体化的方法维护生命健康。据统计，目前常用的5000种中草药材中可供制作滋补食品、保健饮料和食疗药膳补品达500种以上。有些民间保养方法经挖掘就会形成巨大的市场，如王老吉中药饮料年产值已经超过500亿，形成足以与外资饮料企业相抗衡的民族品牌。

第二节　保护区中药材共享资源优化利用的社会与经济学分析

一、保护区中药材共享资源利用的社会学分析

中药资源既是医疗卫生资源，又是国家战略资源；既是私人品，又是公共品。其合理开发利用既需要市场机制，又需要社会机制。

1. 中药材共享资源权属问题解决的社会机制

由于中药资源品的特殊性、生长环境的地域性，资源权属性与市场需求广泛性会产生矛盾。

如有许多野生药用资源都生长在国家或地区保护区内，而它们又是当地群众赖以生存的物质基础，要可持续地利用好这些资源，首先是权属问题，谁有权来适度开发利用这些资源，应该是国家和地方政府，但是他们的任务是管制，要开发也离不开当地群众的参与，政府要改变把村民视为破坏资源的主体的主观意识，认同村民是资源管理的重要力量，应与村民一道制定野生药用植物可持续开发利用管理的制度方案，有计划地指导村民进行科学采集、野生抚育和人工种植。如凉山州美姑大风顶国家级自然保护区专门划出一块地探索中药材的利用和管理模式，让社区老百姓参与进去，打破社区和保护区的社会二元结构，共建和谐、可持续、共赢的中药资源利用共享局面。国家自然保护区的中药资源应归属国家，但是当地居民是有直接具体利益的群体，需要从社会机制着手兼顾两方面利益。保护区管理者要积极想办法帮助社区群众开拓经济发展新路子，帮助社区群众提高收入，使群众从"靠山吃山"的简单生产方式中解放出来。通过一系列的中药资源养护活动，有限适度开发利用方法可以缓和保护区与社区之间的矛盾，改善双方的关系，社区也可以在长期的合作共赢中接受中药资源可持续发展利用的意识，采取保护共享行为。

2. 中药材共享资源发展的社会机制

我国是世界药用资源最丰富的国家之一。从 1982 年开始，历经 10 年的全国中药资源普查结果表明，我国药用植物达 11 146 种。这是祖先留给我们的宝贵财富，国家中医药管理局应以各省地道地产药材主要产地和未来市场需求为原则，结合中药产业发展的实际情况，确定地道药材基地建设的地域和规模。在当地建立栽培、繁育基地。这样可以保证具有相对一致的气候、土壤等环境条件，便于人工栽培、繁育种类的成活并保持良好的品质。因此，在国家层面根据野生资源分布的特征，在相应的地区建立人工栽培、繁育基地，建立各地间合作联盟，促进各区域间中药材资源共享。

二、保护区中药材共享资源培育开发技术的经济机制

1. 运用优质优价机制实现野生药用植物的野生抚育的经济价值

野生抚育指的是在生物的原生环境中，特别是生态环境明显退化、野生资源已急剧减少的地区，实行围栏保护封育和采收控制，同时充分利用和适当创造适宜生长条件，施行帮助繁殖

和生长发育的措施，以增加生物个体数量和生长量为目标，促进植物的自然更新或人工辅助更新。野生抚育尤其适合于目前对其生长发育特性和生态条件认识尚不深入、生长条件比较苛刻、种植（养殖）成本相对比较高或者种植药材与野生类型质量差别较大的药用动植物。野生抚育具有较少投入管理、药材质量较少改变、不容易产生病虫害和一般远离污染源等优点，是生产绿色药材、保持药材特性，同时保护生物多样性和维护生态平衡的重要方法，更进一步，通过深入研究，繁育良种，种植于野生环境中，以及科学规范地采收和加工，可以达到质量稳定可控和提升的目的，因而是非常值得提倡的、实现资源可持续利用的药材生产措施。

由于目前对一些野生药用植物的生长发育特性和生态条件认识尚不深入，其生长条件要求比较苛刻，人工种植困难或成本相对比较高，或者种植药材与野生类型质量的差别较大，通过野生抚育增加生物个体数量和生长量成为必然。这需要有市场实现机制，以人参为例，人参具有强身、健体、美容、延年益寿等功效，而野山参的疗效更为显著，目前资源却远远不足，野山参年出货量仅有 50kg 左右，但仅浙江省就有 2 亿元以上的销售市场。如此野生抚育山参的需求量将越来越大，市场将有相当的空间。随着人民生活水平的提高、保健意识的增强，该药材使用人口率与区域逐年扩大，同时由于回归自热，对野山参的青睐，野生抚育人参的市场需求将会越来越大，随着市场需求量的增大，其价格上升趋势将更加猛烈。从实际市场来看，野生人参货少价扬，野生抚育人参可有效地提高野山参的市场价值。同时，可以有效缓解由于野生药材资源紧缺导致的用药价格升高问题，降低对野生药材资源的依赖，解决濒危药材，满足中药产品快速增长的需求。

2. 中药材共享资源可持续发展的生产质量管理规范基地的经济补贴

在减轻对保护区野生资源的开发利用压力的同时发展山区特色产业，通过对药用野生植物资源的引种驯化，达到人工再生性优质种源，形成社会生产力后，既可有效地保护我国保护区内药用野生植物资源，又可实现对资源的永续利用和促进社会与经济的可持续发展。目前，我国的栽培药材仅占常用中药材品种的 30% 左右，因此，中药材引种驯化和人工种植还有相当大的潜力，要按照中药材质量管理的要求，建立中药种质资源繁衍基地和中药材生产基地，使一些濒危、稀有的野生中药资源实现人工种植替代，以满足中药产业发展对原料的需求，缓解保护区共享资源中野生中药资源保护工作的压力，缓解市场供需矛盾。由于人工种植的适宜区主要是贫困山区和生态脆弱区，因此，在这些地区建立良种繁育基地、人工种植基地、人工抚育基地和规范化示范基地时，可以利用国家财政转移支付政策给予专项补贴，要求结合山区特色农业产业的发展需要，进行规范化、规模化的种植，既保护野生药材资源，又保护生态环境，同时促进当地群众的脱贫致富。

3. 中药材共享资源发展的产业链分析

现代中医药产业应是利益共享的行业，中药材共享资源需要保护与开发平衡。中药资源种植和加工、生产企业是共生与合作共赢的供应链组织。应仿照星巴克供应链模式和法国葡萄酒供应链模式，形成中药产业利益共同体。这需要探索从终端用户到中药材原料产地之间的利益连接机制，建立有效的信息交流平台、技术合作平台、人才培养平台，使各利益相关者之间通力协作构建合作伙伴关系。

建立利益联结机制需要政府的政策促进机制，激励龙头企业发挥资金和技术的主导作用自觉构建供应链联盟，克服目前松散的市场联结方式。原来在产、供、销中各个企业都是孤岛，在这种市场模式下，企业根据市场行情和自己加工的需要量，在市场上随机收购原料，自由买卖，价格随行就市。这种利益关系的好处是企业都可凭自己的意愿自由决定交易对象，获取最大的市场利益；而这种方式最大的缺陷是加工企业和种植企业或农夫双方都要承担着不确定的风险，双方关系不稳定，种植企业和农民往往处于被动地位，其利益会因市场供求不稳定因素而受到损害。药用植物作为一种特殊的农副产品最大的不确定因素是受自然环境及生长规律的制约，仅仅依靠市场的调节不能保证需求与采挖量、生长量的平衡。因此，政府应该有所作为，促进终端用户的企业与保护区原产地建立长期合作互利的利益联结机制，终端加工企业不仅保证了中药资源供应质量和数量的相对稳定，而且企业能够保证自身加工消费品质量，形成稳定价格和品牌效应。

三、中药材共享资源利用的行为经济学分析

中药材共享资源利用是各利益群体的经济行为表达，研究行为经济学的有效工具是博弈论，博弈论研究决策主体的行为发生直接相互作用时的决策，以及这种决策的均衡问题，也就是说，当一个主体，譬如一个人或一个企业的选择受到其他人、其他企业选择的影响，并且反过来又影响到其他人、其他企业选择时的决策问题和均衡问题。

由于居民或企业完全从自己的利益出发自由利用中药材资源，中药资源有被过度利用、低效率使用或者浪费的危险，并且过度使用会达到使任何利用它的人都无法得到多少实际好处的程度。用居民共同在一个地区采挖中药材问题进行博弈分析，建立博弈模型，解决个人利益和集体利益的矛盾，解释资源共享中的最优利用和配置问题。

设一个区域有 N 户药农，以采集种植中药为生，这些药农可以自由采集该区域的中药材。假设该区域最多能自然产某种药材的量为 P，即在采集该中药量为 P 时，第二年便可自然恢复到原来的状态，显然 $G=P$ 是最好的选择，这样能充分开发该区域的中药材资源。假设药农们都知道这个区域 1 年的自然产药材量，这就构成了 N 个药农之间关于采集中药材的博弈。

在这个博弈中，N 个药农是博弈方，他们各自的策略空间就是他们可能选择采集的药材数量 g_i（$i=1$，$\cdots$，N）；当各药农采集药材数量为 g_i，$\cdots$，g_N 时，采集药材总数为：$G = \sum_{i=1}^{N} g_i$。v 代表采集的药材的平均价值。一个重要的假设是，v 是 G 的函数，$v=v(G)$。假设 $\frac{\partial v}{\partial g}<0$，$\frac{\partial^2 v}{\partial g^2}<0$。导出纳什均衡总采集量 $G^* = \sum_{i=1}^{N} g_i^*$，应满足的优化条件为：$v(G^*)+\frac{G^*}{n}v'(G^*)=C$。

显然，可以知道：$G^*<p$ 时，说明中药资源未被充分利用；$G^*>p$ 时，说明已过分采集，破坏药材自然生产，会造成以后减产，G^* 远大于 P 以后该区域可供药材量趋于零，会导致所有的药农破产。但是，在现实中药农一般只会考虑增加自己的采药量，提高自己的收益，要达到 $G^*=p$ 这种状态几乎是不可能的，所以产生 $G^*>p$ 直至 G^* 远大于 P，导致该区域药材产量严重下降，甚至灭绝，这就是中药资源的过度利用。

实际上，作为有着完全理性的每一个局中人都知道以下事实：如果进行合作，他们的利益都将增加从而达到帕累托最优的均衡结果。但也就因为他们都是完全理性的，只考虑自己利益最大化的本性内在地决定了合作是不会产生的。这个矛盾可通过引入"政府"的概念加以解决。以"政府"代表集体理性参与博弈，通过设立控制变量对参与人施加影响，使得博弈达到集体目标最优的纳什均衡结果。最终达到中药资源共享的最优化利用。

四、中药材共享资源社会利用的政策方案

1. 利用政策机制支持中药种质资源研究，选择和利用优良种质

中药材种质资源是国家战略资源，政府可以通过重点项目立项招标方法支持科学工作者进行研究，促进社会选择、改良和利用优良中药资源品种。广义的种质资源指一切可利用的生物遗传资源，是所有物种的总和。狭义的种质资源通常是就某一具体物种而言，是包括栽培品种（类型）、野生种、近缘种和特殊可遗传材料在内的所有可利用的遗传物质的载体。种质资源研究的主要内容包括对各种品种、类型进行考察、收集、鉴定、评价、保存和应用，以及遗传学基础、起源和演化的研究。同一种药材来源于不同的物种、不同的产地、不同的个体可能包含有不同的遗传特性，是否具有所需的稳定的遗传特性，需要进行深入细致的研究，并且要排除产生目标特性的可能的非遗传因素，对于中药材，具有高含量有效成分的种质是我们首先要选择和利用的优良种质，如有学者研究发现，淫羊藿药材来源的 8 个种（5 个药典种和 3 个地方标准使用物种）所含的淫羊藿苷类成分的含量和比例均不相同，由于同一物种研究了不同的产地和生态环境，而且取样时间相同，基本排除了环境和生长发育对成分的影响，天平山淫羊藿（即宽序淫羊藿）和朝鲜淫羊藿是首选的优良种质，这样引导社会对淫羊藿引种驯化和种植推广时将重点放在上述 2 个品种上。

有不同遗传特性的种质资源是育种的物质基础，种质资源越丰富，育种的预见性就越强，越有可能培育出优良的新品种，而种质资源一旦消失则不可再造，所以，对于栽培药材，一些地方品种及野生种的种质资源显得尤为重要，因为随着药用植物品种改良水平的提高，遗传基础日益狭窄，遗传性状的储备逐渐减少，加速了某些种质的遗失，而野生种常常是抗病性、抗逆性、丰产性等优良品质的来源。三七、当归、川芎等一些有长期栽培历史的药材已经难以找到野生资源。一些历史品种由于没有注意收集保存已经难觅踪影，如览桥地黄已很难找到。另外，优良的野生种质如不及时保存，历来使用的优质的药材将再难重现，如道地药材茅山苍术的野生植株已经极其稀少。目前，基于培育优质药材，实施良种化所必需的遗传种质资源搜集、整理和研究还未系统展开，远不能满足中药材育种的需求，不利于中药材生产的良种化。如人参人工栽培已有 300 多年的历史，目前已经产生了几种农家类型或称农家品种，大马牙、二马牙、圆膀圆芦、长脖等几种类型各有特点，但还没有形成人参的优良品系。

2. 对中药野生共享资源进行科学采收与监管控制

不同药材具有不同的药用部位：有根（皮）或根状茎、树皮、全草、地上部分、叶、花、果实和种子等，不同药用部位的采收对资源可再生性的影响是不一样的，可以根据可再生性将不同采收方式划分成不同的等级，以便采取不同的采收控制措施和保护措施。对于影响再生的采收方式，要通过生长恢复、繁殖特性等资源恢复的实验来测算"年最大允收量"。"年最大收量"的经验数值：根和根茎类药材为 10%，即每年可采收 1/10，茎叶类药材为 30%～40%，花和果实类药材为 50%，但不同的植物，其生活习性、繁殖方式、繁殖效率和药用部位的形成过程等各种因素非常复杂和多样化，从而其资源恢复特性也有极大的差异，相应地"年最大允收量"和特定的采收控制方式就不同，必须进行针对性的深入调查研究。

如近年来随着国内外甘草需求量的逐年猛增，我国野生资源遭到了严重的破坏，有的地方甚至面临枯竭，生态环境严重恶化。魏胜利等 2001 年对我国中西部地区的野生甘草资源进行了深入调查研究，发现密度盖度大且连续分布面积较大的甘草群落主要分布于内蒙古杭锦旗、

鄂前旗，以及宁夏盐池和灵武，主要是由于这些地区采取了围栏管护等封禁措施（封禁 3 ~ 5 年），而宁夏同心（曾是甘草密集的商品主产区）和甘肃黄土高原，以及其他地区甘草密度异常稀少，是常年连续采挖的结果。可见，采取控制保护措施就会产生明显的效果。

3. 政策支持开展中药材野生变家种家养发展

药用植物栽培是保护、扩大、再生利用药用植物资源的最直接、有效手段。研究发现，任何药用植物当被人们利用时，野生资源就会受到威胁，直至枯竭，市场应用良好的中成药原料如果完全依赖野生资源时，往往 3 ~ 5 年就很难维持。如政府进行有计划的种植就能有效解决这个问题。以银杏叶种植为例，20 世纪 70 年代国外刚刚开发利用时，产量几千吨已经很可观，当时市场银杏叶供不应求，20 世纪 90 年代中期我国地方政府开始鼓励采用取叶栽培，5 年之后，我国的银杏叶生产能力就达到了 10 000 吨以上，远远超过了市场需要。其他如天麻、西洋参和人参，栽培生产的药材完全可以供应市场需要。目前，一些野生药材如黄芩、细辛、五味子、半夏、栀子、绞股蓝、金银花、丹参、防风、知母、柴胡、甘草、款冬花、麻黄、中国林蛙、海马等已经先后引为家种家养，许多已经成为主流商品，解决了市场供应问题。一些过去依赖进口的国外药用植物如颠茄、西洋参、番红花、丁香、马钱子、金鸡纳、古柯、儿茶等在很多地方引种成功。

但是，野生中药材的家种家养会出现种质退化、药材质量下降问题。资源调查和研究过程中发现，由于近年药材的需求量不断增加，主要依赖野生的药材价格呈现不断增长的趋势，经济效益驱使很多农民自发地开始药材的引种栽培工作，如发现柴胡在山西一些地区已经有 20 多年的种植历史。但由于引种过程中种源上不加选择，栽培技术上大多以追求产量为目标，施用化学肥料过多，采收年限过短，又缺乏质量检测，因而普遍出现栽培药材质量较野生药材为次，长此以往必将严重影响药材的质量，因而国家需要制定政策鼓励积极开展引种驯化科学研究。

4. 国家建立种质资源库和种质资源圃，储备保存中药材种质资源

由于中药材共享资源的有限性，国家应该建立中药资源种质资源库和种质资源圃，并设立国家实验室以支持研究的可持续发展。

中药材野生种源栽培化终将带来多样性的下降和遗传资源的狭窄，必须不断改良，不断从野外收集种质资源，收集和保存栽培过程中发现的变异性品种。建立种质资源库和种质资源圃是收集和保存种质必不可少的措施。例如，黄姜是一种重要的药用植物，20 世纪 70 年代时，野外采集的原料一般可以达到 7% 的皂素含量，最高可达 17%，但是随着资源的消耗，不仅数量减少了，而且优良的高含量的原料减少得更快，现在，一般只能获得含有 2% ~ 3% 的材料，不过 20 ~ 30 年时间，情况就变得如此严重，如不保护那些种质，我们就无缘于优质产品了。

植物园是实施迁地保护的主要途径，应当建立国家药用植物园，同时重点依托我国现有的 8 个药用植物专类园，对现有的主要药用植物园进行整理分析，明确已栽培的种类和数量，确定该地区可引种的范围和任务，适当增加种类和数量。再根据需要建立适合寒冷、干旱、湿地等特殊环境的药用植物园，将全国药用植物种质资源收集的植物园建成网络系统，进行动态智能化管理，使药用植物园真正成为药用植物迁地保护的有效基地。

为了国家资源战略需要，我国需要建设国家级大型的药用植物种子库。在世界范围内保存中药材的种质资源库，为培育和选择高产、抗逆性强的等新品种提供物质基础，满足全国乃至全世界不断增长的中药资源需求发挥十分重要的作用。

目前，在中医临床最常使用的中药饮片中，主要依赖栽培的种类有 200 多种，这些种类占

中药使用量的 50% ~ 60%，它们的栽培历史长短不一，但普遍存在种质混杂和种质退化问题，而国内对中药资源品种化研究几乎是空白。政府应鼓励科学工作者大量收集和保存现有的中药材多样性的种质资源，并结合种质特性的科学评价，最大限度地利用现有的优良种质，选择和培育出新的品种，这应上升为国家长远发展战略，种子库的建设是实施这一战略的必要前提。对于濒危稀有的种类，当他们的自然栖息地受到严重破坏或活体保护极为困难时，种子库便成为保存这些植物最有效的方式。中国有药用植物 10 000 多种，由于分布地区极为广泛和散在，与原地保护和迁地活体保护相比，种子保护是最经济而有效的方法，能最大程度地保护遗传多样性，为今后的开发和利用做好基本的储备。

除了政府的公共政策责任，中药企业也应承担社会责任。对于以特定中药材为主要原料来源的制药企业，应在建立生产质量规范种植基地的同时建立企业的种质保存圃，如贵州同济堂制药有限公司建立了淫羊藿种质圃，收集了国产淫羊藿属 80% 以上的种类，并在其基础上，开展淫羊藿种质资源自然生长与环境的关系研究，开展淫羊藿种质资源生物学特性、遗传学特性、多指标化学成分、重要种类的 DNA 分子标记、指纹图谱等的研究，建立世界上唯一的淫羊藿种质资源异地保存基地，成为淫羊藿引种驯化基地和良种选育基因库。其他中药制药企业应该要大力发展本企业大宗的主要中药材种质圃和基因库，也要为生产的持续发展进行储备，大型企业集团有责任和能力保存开发量大的、新引进的、大宗的、濒危的、有应用前景的药材种质资源。建设种植基地观察和收集形态差异、具有优良性状的种质类型，保存和进一步繁殖，为中药共享资源事业做出社会贡献。

5. 国家建立药用动植物原生地保护区，保护生物的多样性和药用动植物多样性

中药资源除了植物还有动物资源，动物资源是中医临床防治疾病不可或缺的重要部分。中药动物资源是整个自然资源的一部分，不能脱离开整个自然资源而独立存在。动物物种的保护、生物多样性的保护和生物资源的保护是复杂的系统工程。要实现对野生动植物协同的有效保护，国家有关部门应积极制定相关的法律法规体系、行政管理体系、技术措施、经济措施等对中药动物进行强有力的保护。需要农业、林业、海洋管理方面进行协调管制，联合协同规制措施，使野生资源的保护者受到奖励、野生资源的破坏者受到严格制裁、野生资源的使用者受到约束，同时建立药用珍稀濒危物种的群居保护区。

6. 促进利用高新技术共享，提高中药共享资源利用的质量和效率

社会的健康需求是无限的，中药共享资源是有限的。经济学的任务就是要解决好这个矛盾。只有提高中药资源利用的质量和效率，才会减少对资源的采挖和开发，从而保护资源。这需要创新和发明新技术，利用新技术才能提高中药资源开发利用的质量和效率。例如，①组织培养技术：一些珍贵中药材的人工栽培比较困难，有的药材如人参、雪莲、黄连、杜仲等按常规育苗周期很长，有的药材如肉苁蓉、麻黄、番红花等繁殖系数小、再生能力低；还有的如地黄和太子参等由于易感病毒造成品质退化、有效成分含量降低等，利用组织培养技术可以使种苗脱毒或实现种苗的快速繁殖。②植物人工种子技术：是将植物离体培养中产生的体细胞胚或能发育成完整植株的分生组织包埋在含有营养物质和具有保护功能的外壳内形成的在适宜条件下能够发芽出苗的颗粒体，与天然种子相比，具有可工厂化大规模制备、储藏和迅速推广优良种质资源等优点，目前人工种子技术已经用在铁皮石斛的生产中，为解决铁皮石斛的资源开辟了一条重要的途径。③转基因技术：植物通过转基因促进有效成分的生产，成功的例子有把莨菪胺生物合成的关键酶——莨菪胺 6p 经化酶基因导入颠茄中，转基因植物中的底物天仙子胺被大部分转化为莨菪胺。④新的提取技术：可以提高有效成分提取率，通过化学反应促使天然化学成分的转化和半合成，使无用或利用价值不高的成分转化为有用的成分。⑤资源的综合利用技术：中药资源制造过程中的废弃物资源化利用技术能有效提高资源利用价值和效率，如人参、西洋参，过去只用其根，现代研究表明，其茎叶、种皮都含有大量的人参皂苷，可作为提取人参皂苷的原料；红豆杉最初采用树皮提取紫杉醇，进一步研究发现，其叶不但含有与皮相当的紫杉醇，还含有含量远高于皮的紫杉醇前体化合物，可作为提取或合成紫杉醇的原料，况且叶的再生能力明显大于树皮；枸杞传统主要用其果实，其叶虽然也作为药用，但用量很少。目前我国宁夏、甘肃、新疆等地栽培了大量的枸杞，每年在整枝时都要修剪下来很多茎叶。据研究，枸杞茎叶具有较好的降血糖作用，对其进行深入的化学成分和药理作用研究，有望开发出安全、有效的降血糖药物。中药资源废弃物的资源化利用可以制造一些食品、食用色素、香料和化妆品等。如与药食两用的资源植物葛根、山楂、银杏等综合利用可以最大程度地发挥资源的利用效率。

第三节　野生中药材共享资源最优利用的经济学分析

一、野生中药材共享资源利用问题的博弈论再解释

由于中药材共享资源不属于任何人所有，是社会共同所有。随着中药材市场需求的日益增加，药用野生动植物资源的开发利用规模不断扩大，人们有过度利用中药材资源的激励。历史上曾经多次发生一些地区居民受利益驱动，掠夺性采集药用野生动植物资源的现象，而且屡禁不止。当中药材资源被过度利用时，就会产生如著名生物学家加里特·哈丁所描述的"公地悲剧"。

设想有一个对所有人都开放的野生中药材资源地，每一个药农都寻求使他个人利益最大化，他的想法是他采的药材越多，他的收益就越大，而且每个人都会这么想，这样每一个分享共有资源有理性的都按这种逻辑去行为，采药者在公地上无限制地增加采药量，悲剧就发生了，在公共土地上分享中药材资源的自由将给所有人和社会带来损害。

所以对药用野生动植物资源必须进行保护管理，这不仅和中医药事业的可持续发展息息相关，而且对保护我国生态环境也具有十分重要的意义。

这种经济行为的负外部性效应可以通过下面博弈模型对共享主体之间相互关系的分析，来解释野生中药共享资源利用问题。

假如我们社会有大小为 $y>0$ 的中药共享资源。有 N 个局中人来使用这项资源，N 个局中人分别提取 c_1，c_2，…，c_N 用于消费；假设 $\sum_{i=1}^{N} c_i \leq y$，当总消费量小于 y 时，剩余量 $y-\sum_{i=1}^{N} c_i$ 形成了未来资源的基底。假设这个模型中有两个时间周期。

在第 2 个周期中，每一个局中人必须确定可利用量 $y-\sum_{i=1}^{N} c_i$ 内有多少可供消费。因为再也没有下面的周期了，因此没有理由对第 2 个周期可用的量节省任何部分。于是，每个局中人将乐意尽可能多地消费。因而，在第 2 个周期，他们平分余下的总量，即每个人得到 $(y-\sum_{i=1}^{N} c_i)/N$。

现在，回到第 1 个周期，如果局中人 1 在第 1 个周期放弃了 1 个消费单位，那么，他只能收回那个单位的 $\frac{1}{N}$ 作为下一个周期的消费之用。那将使局中人 1 极少愿意为未来留下任何的资源。如果局中人 1 猜测其他人在第 1 个周期消费的量将是 $\bar{c}$，那么，他的最大化效用为：

$$\text{Maxlog}c_1 + \log\frac{y - [c_1 + (N-1)\bar{c}]}{N}$$

由一阶条件，局中人 1 的最优反应消费是：

$$\frac{1}{c_1} = \frac{1}{y - [c_1 + (N-1)\bar{c}]}$$

在每个人消费相同量的纳什均衡中，即 $c_1 = \bar{c}$，得到均衡消费水平是：

$$c_1 = c_2 = \cdots = c_N = \frac{y}{N+1}$$

因此，在纳什均衡中的总消费量是 $\frac{N}{N+1}y$。结果，在第 1 个周期后留下的量是 $\frac{y}{N+1}$。y 是一定的，当 N 变得很大时，第 2 个周期使用的资源量变得微乎其微。所以，在人口众多的情况下加剧了共享资源的悲剧。

在人数众多的情况下，社会最优化就是最大化所有局中人的总效用，消费应该是：

$$c_1 = c_2 = \cdots = c_N = \frac{y}{2N}$$

在社会最优化情况下，在第 1 个周期后留下的量是 $\frac{y}{2}$。

社会最优化与纳什均衡相比较，$\frac{y}{2} > \frac{y}{N+1}$。

总之，对待中药材野生共享资源利用问题，由于人的利己动机，人们面临的是一种囚徒困境式的局面，负外部性很难内部化是一个核心问题。囚徒困境模型揭示了一个非常深刻的问题，个人理性与集体理性的矛盾。这种市场失灵现象必须通过社会机制才能解决，政府或社会组织运用机制设计和监管制度来解决公地悲剧问题。依靠制度的力量和特有的监管措施，促进利益相关者走向合作共享，形成人类与自然的合作博弈目标。

二、野生中药材共享资源利用问题的政策方案

由于中药材共享资源的特征形成共享资源利用中私人成本和社会成本的矛盾，会导致中药材共享资源利用的私人最优效益与社会最优效益不一致，私人最优决策会偏离社会最优决策，解决这一问题的关键是建立社会有效机制。目前我国用于中药或具有药用价值的植物资源近 2000 种植物处于濒危，被列入中国珍稀濒危保护植物名录的药用植物有 168 种，列入国家重点保护野生动物名录的药用动物有 162 种。有些药用植物种群衰退，甚至面临灭绝，优良种质资源正面临消失的危险。政府和社会组织应从社会治理着眼，从法律法规、政策措施、文化教育、乡规民约等结构化、体系化管理入手，运用制度来切实保护好野生药用珍稀濒危植物资源，除建立各级自然保护区、利用现代生物技术进行引种驯化、保护发展种质资源、科学采集野生资源等外，应进行制度供给工作。

1. 建立生态文明教育制度，促进人人树立生态荣辱观

党的十八大首次把"美丽中国"作为生态文明建设的宏伟目标，把生态文明建设摆上了中国特色社会主义五位一体总体布局的战略位置。生态兴则文明兴，生态衰则文明衰，生态环境保护是功在当代、利在千秋的事业。因此，要把生态环境保护放在更加突出的位置，需要采取综合治理的方法，把生态文明建设融入到经济建设、政治建设、文化建设、社会建设的各方面与全过程，作为一个复杂的系统工程来操作，加快建立生态文明制度，健全国土空间开发、资源节约利用、生态环境保护的体制机制，推动形成人与自然和谐发展现代化建设新格局。生态环境保护是一个长期任务，要久久为功，因而这一工作必须从幼儿园和小学低年级抓起，使整个社会形成一种良好的道德风尚。

2. 建设法治社会，严格执行国内外的有关公约、政策和法规

制度文明是最有效的调整规范人类行为的方法，制度的可预期性、稳定性、强制性能确保中药材共享资源的保护和科学利用，政府可通过现代媒体大力传播《濒危野生动植物物种国际贸易公约》、《生物多样性公约》、《野生药材资源保护管理条例》、《中华人民共和国野生动物保护法》、《国家重点保护野生动物名录》、《中华人民共和国野生植物保护条例》、《国家重点保护植物名录》、《中国珍稀濒危保护植物名录》等。除在各级电视台、电台、各类报刊等媒体进行必要的宣传外，还应在高中及大专院校学生中开设《人与自然生态和谐》等知识讲座或选修课。与此同时，政府成立专门机构加强监管，依法对严重违反法规者给予严惩，做到有法必依，违法必惩，以警世人。这样才能确保中药材共享资源的合理开发和优化利用。

3. 完善野生中药材资源保护立法制度，形成科学规范的制度体系

为适应中医药事业快速发展需要、中医药走出去与国际化需要，政府和社会组织今后应加强对中药材共享资源保护的制度供给，根据社会发展需要和健康事业发展需要，进行顶层设计，建立立法、政策和监管的制度生成体系应对中药材共享资源管理的复杂局面。

根据国际经验，运用"科斯定理"、"庇古税"理论将外部性问题内部化，建立"排污权或生态权交易和配置市场"进行市场化运作。这需要国家和地方政府制定中药野生资源权属法规和有偿使用法规，明确资源所有权、经营管理权与开发利用权，在总存储量保证的基础上推行"谁保护谁享有、谁开发谁投资、谁受益谁补偿"的产权制度。目前，我国中药资源仍处于无价和无偿开发阶段。为此，必须按照市场经济规律，运用社会机制，遵循有偿使用原则，制定中药材共享资源开发利用补偿、税收等相关法规，形成外部性问题内部化的制度生成体系。在制度设计中把开发利用与保护野生中药材共享资源相平衡，将开发利用野生中药材共享资源与保护生态环境相联系，对开发利用造成的生态环境、土地和空气、水资源污染进行补偿。建立监管的组织体系、公众参与的监管制度体系及信息透明公开的媒介传播体系。依靠国家和地方的法律、法规和政策制度，进行科学管理，使中药材共享资源的保护与可持续利用建立在一套制度体系之上。

为了确保制度的有效性，还需要建立一套制度实施方案。主管部门和地方政府应切实制定中药材野生共享资源发展规划对中药野生共享资源实施计划管理。根据国民经济发展需要和社会医疗保障及健康需求，对中药野生资源开发、利用、保护、恢复和管理做出近期和远期规划，解决中药资源开发利用与生态保护、当前利益与长期持续发展矛盾问题，从而以最佳结构和形式开发利用野生中药资源。同时监督采购或采集中药材的企业或个人，制订年度采收计划和采集规程，并提供"资源利用报告书"，报告书包括：该种中药材在采收地区的资源情况（蕴藏量、经济量和年允收量）、计划年采收量、采集规程、是否采取了资源恢复技术措施等。

4. 制定中药资源产业发展政策，促进产业链和循环经济发展

保护野生濒危中药资源是为了发展这些资源，做到可持续发展和利用，保护中药材野生共享资源的目的是为了发展中医药产业和中医药事业。政府运用政策机制促进中医药产业结构转型升级，促进中医药事业公益性的实现。党中央、国务院十分重视这一工作，先后制订了一系列政策和措施，如《中药现代化发展纲要》把"资源可持续利用和产业可持续发展"作为中药现代化发展的基本原则之一，把"形成具有市场竞争优势的现代中药产业"作为中药现代化发展的战略目标之一，把"标准化建设"，大力推行和实施《中药材生产质量管理规范》等5个国家规范，提高中药行业的标准化水平和"优势产业培育"，以及"加强中药材野生变家种家养，加强中药材栽培、驯养技术研究，实现中药材规范化生产和产业发展，发展绿色药材"作为中药现代化的重点任务之一。科技部从1999年起批准建设了22个中药现代化科技产业基地（省）。中药现代化科技产业基地是我国中药产业迈进规范化、现代化的重要标志。

随着我国经济发展进入新常态，国家在拉动需求的同时更加着力于供给侧改革，各级政府需要根据社会发展新形势、新要求加快制订供给，促进中药资源产业向产业链方向发展，创造协作合作、互利共赢、共生发展的局面。同时鼓励企业发展循环经济模式，将中药资源产业化过程中的废弃物资源化，提高资源开发利用的效率和效益。中药资源企业要充分利用国家出台的一系列政策，抓住当前天时、地利、人和的时机，强化科技创新，运用互联网技术加快中药资源产业化进程，做好做强企业集团，形成供应链管理。当前可以对历代中医常用的临床有效的，目前又属于珍稀濒危野生动植物种为基源的中药材，如虎骨、犀角、甲片、麝香、熊胆、蕲蛇、金钱白花蛇等进行人工规范化和规模化养殖，并组织科技力量开展提取物仿制、化学修饰研究及代用品研究。企业要适应国家一带一路仿制战略，让中医药走出去，切实按照国际化需要和国内需求统筹两个市场、两个仿制大局，对中药资源进行既保护好野生资源，又充分发挥其特有疗效满足国内外健康需求，创造新工艺、新产品并形成国际品牌的中药资源产业，从供应链管理和循环经济发展的需要，因势利导开发出以中药资源为原料的各类药品、保健药品、保健食品、化妆品、食品添加剂、中药旅游产品、中药农药、中药兽药等经济价值高的产品，把各种动植物资源变为财富，造福生民，贡献人类健康事业。

三、野生中药共享资源自组织和治理的案例
——贵州野生中药共享植物资源自组织和治理

贵州地处亚热带湿润季风气候区，水热条件比较优越，岩性及地貌类型多种多样，地势高差大，可适合多种中药材的生长发育，蕴藏着丰富的药用植物种质资源；其丰富性表现为兼有北温带、温带、南亚热带，甚至热带的植物类群；很多药材在国内享有盛名，在药材市场上占有重要地位。但随着人类对自然资源开发活动的日益频繁，各种中药材资源在不断减少和耗竭，有些趋于濒危；同时贵州虽然著称四大产药区之一，但其大多数药用植物种质资源仍处于自然环境中尚未开发的自生自灭状态，具有分布零星、数量少、难于将药材的自然资源优势向经济优势转化的特点。

1. 贵州中药材资源及其药用植物区系成分

贵州地处我国大西南的东南部，云贵高原东部，位于东经103°36′~109°35′，北纬24°37′~29°13′，居长江、珠江两大河流上游的分水岭地带，是隆起于四川盆地和广西、湘西丘陵之间的亚热带岩溶化高原山地，境内地势起伏，西高东低，平均海拔1100m，最高处

1900m，最低处137m。贵州的气候属亚热带高原山地型，具有温暖湿润、冬无严寒、夏无酷暑、光热水同期的基本气候特征，同时，气候垂直差异又十分明显，各地年平均气温在8~20℃，大部分地区在15℃左右，年降雨量为850~1600mm，多在1000~1300mm，多数地区无霜期为210~350天，一般在270天左右。贵州特定的山区环境，复杂多样的自然条件，温暖的气候，蕴藏着丰富的药用植物种质资源，经调查统计和核证，贵州有中药资源品种4290种，其中植物药3924种，占91.47%。据《贵州植物志》1~9卷和有关考察研究文献等资料统计，贵州植物种类在6500种上下，其中有药用植物275科1384属2987种，约占全国主要药用植物4877种的61.2%，并且药用高等植物（蕨类植物和种子植物）种类2802种，约占贵州植物种类总数的43.1%，其中现代临床常用的就有465种。

贵州药用植物种质资源丰富，其药材品种之多，质量之好，在全国享有盛名，并且植物品种和类群约占全国药用植物种属的80%以上，种类超过50%，并兼有北温带、温带、南亚热带，甚至热带的植物类群和一些过渡成分，其中如杜仲、天麻、黄柏、厚朴、何首乌、半夏、箭叶淫羊藿、石斛、吴茱萸、天冬、缬草、龙胆、续断、金银花、五倍子、白及、头花蓼、鱼腥草、喜树、银杏、山苍子、木姜子、姜黄、黄精、玉竹、艾纳香、薏苡、刺梨、火棘、魔芋、竹荪、猕猴桃、核桃等。

2. 贵州药用植物种质共享资源利用的发展现状与潜力

植物药是天然药物的主体，占天然药物种类总数的90%左右。天然药物在我国发展成为中药和中草药，中药是赋予中医药理论内涵的经炮制的天然药物，中草药则是中药与民间用药的合璧。

（1）药用植物的应用与发展：在欧洲进入资本主义时期，化学合成药和抗生素迅速发展，植物药几尽摒弃，在我国则完全相反，几千年来，植物药被用作防治疾病的主要武器，对保障人类健康和各民族繁衍起着重要作用。中药中的绝大多数植物药是在原始时代，人们在生产和生活斗争中采食植物时发生的中毒遭遇，同时也渐渐觉察到中毒的解药植物，从而使人们开始注意某些植物的治病效果和毒理作用。我国伟大的药学家李时珍（公元1518~1593年）对古代本草学作了全面整理，并吸取民间用药经验和纳入外来药，编写成了《本草纲目》，该著载入药物1892种，成为我国科技史上辉煌的成果。中华人民共和国成立以来，中医药事业获得了新生和蓬勃发展。1958年，经全国植物资源的普查和中药资源的多次调查，许多流传民间的有效方药陆续被发掘出来。一些传统中药和发掘的植物药，由野生变成了家种，北药南栽，南药北植，引栽国外名药齐头并进，取得了很大成就，中西结合之路越走越宽。随着现代科学技术的迅速发展，国际植物药的研究与发展大有异军突起之势。从化学合成物中筛选新药的难度越来越大，加之许多化学药物存在难以克服的毒副作用、药源性疾病等不利因素，使人们把目光转向天然药物。在天然药物中，植物药所占的份额最大，这就使得植物药开发成为创制新药的重点，并按三个层次进行，即从植物中提取有效成分、从植物中提取有效部位和由单味或多味植物制成的制剂等。由此大力推进植物药的发展和中药现代化的进程，为药用植物资源的开发利用提供条件和奠定基础。

（2）中药植物的药用效能：由于其天然性，在防治疾病方面展现出安全、有效、可及性的特点，随着医药学家的认识深入和不断实践，用药种类也随时间的延伸逐年扩大，从先秦时期只有200多种入药植物发展到现在的5000多种。中药资源开发利用也越来越广泛，从中药植物药中发掘出来的抗病毒药甚具特效，如治疗病毒性肝病的复方树舌片是由树舌、五味子、人参皂苷等制成的。近年在筛选出的植物抗癌药中，某些中药材对恶性癌肿显示出了很好的前景。我国在近 10 年中利用中草药创制了不少抗癌药，如三尖杉脂碱、喜树碱、长春碱等。中药植物药不仅对病毒、细菌、真菌感染有良好的防治效力，对其他非感染性疾病也有良好的防治效果。人类又对中药材开发出美容和抗衰老方面的产品。例如，一些美容面膜、美容膏霜，添加有中药植物药，像人参皂苷、芦荟汁、积雪草提取物和植物精油等，在抗衰老方面加进植物有效成分开发保健食品和饮料。经用红细胞超氧化物酶测定，沙棘、红景天、人参、枸杞、灵芝、黄芪等，确有增强人体免疫力、抗疲劳、延缓衰老之功效等。

　　贵州是我国中药（材）四大道地产区之一，著名国内外的道地、大宗、稀有、名贵中药材如天麻、杜仲、石斛、吴茱萸、黄精、玉竹、钩藤、半夏、茯苓等计有 100 多种；家种及引种栽培成功并具有一定产量和提供市场商品的中药材主要有五倍子、银杏、艾纳香、石斛等 70 余种。现已建立了杜仲、厚朴、黄柏、半夏、石斛、艾纳香、白芍、天冬、鱼腥草、喜树、银杏、淫羊藿、薯蓣等数个产品药材及原料药材基地，贵州医药企业在此基础上开发新药品、新产品等，并取得了重大进展。1999 年已开发并批量生产的全天麻胶囊、枇杷止咳冲剂、银杏天保、前列舒乐等 10 多个品种年产值都在 2000 万元以上，其中川参注射液、鱼腥草注射液、六味地黄胶囊、强力杜仲天麻消胶囊、六味安胶囊等获准国家级新药或国家中药保护品种，尚有不少新药品已出口到日本、中国香港、中国台湾、东南亚等国家和地区等，贵州药用植物种质资源的开发利用及中药材市场前景广阔，发展潜力大。

3. 贵州药用植物种质共享资源的开发利用途径及模式

　　贵州药用植物种质资源的开发利用具有鲜明的针对性与实用性、高度的综合性和科学的创新性。①鲜明的针对性与实用性：就是根据地区气候特点和药用植物种质资源的异质性结合生产实际的需要，建立既符合自然资源的保护与开发要求，又能够开发出有消费市场和经济效益的中药材及其产品；②高度的综合性：就是依靠医学、药学、生物学、化学、地学、农学、工程学、信息学及经济管理等学科知识及方法手段，综合发挥多学科优势实施低耗高效技术开发与优质生产，取得最佳的社会效益和经济效益；③科学的创新性：就是在发现药用植物的有效成分后，便进行深入研究合成新药，修饰和改造药物结构并应用生物技术方法生产，达到不断发展和创新的目的；同时注意在整个药用植物种质资源保护与开发利用过程中促进知识和技术的不断创新与应用。在开发途径方面分层次进行，即分一级开发、二级开发和三级开发。①一级开发着重采用农学和生物学的方法发展药材和原料，旨在扩大药用植物种质资源的数量和提高它们的药用质量；②二级开发即发展药品及产品，这主要是制药工业和轻工业方面，其目的在于将药材和原料再加工为药品或其他轻工产品；③三级开发是高层次的产品开发，其目的是发展新药或新制剂，以便不断获得防治疾病和保障健康的优良新产品。这三级开发之间，既有相对的层次性，又紧密联系，相互制约。一个新药（或产品）的开发成功（三级开发），最终仍以药品及产品的形式出现（二级开发），同时必将大大促进并要求有更多的优质药材和原料供应（一级开发），特别指出的是，在各个层次的开发中都采用综合研究的方法及手段。

　　贵州省政府根据贵州植被生态与植物区系特征及其药用植物的分布现状；贵州自然地貌和气候特点，以及社会经济效益和中药现代化发展的需要；贵州药用植物种质资源的发布状况，建立种质资源保护基因库（就地保护与迁地保护），在抢救和保护天然野生中药材种质资源的同时，实施区域化基地示范生产与产业化开发。并按照中药（材）发展区划原则，结合贵州自然地理与经济社会发展条件，将贵州地区药用植物种质资源的开发区划为：黔西北中山山地丘陵、黔西南及黔南山原山地河谷、黔东南中低山丘陵、黔中山原地区、黔北及黔东北山原山地 5 个区域进行。在有效保护药用植物种质资源的基础上，实施引种栽培和建立优质无公害特色药材示范与生产基地，种苗扩繁和大面积推广栽培，区域化种植生产和提高经济效益，其各个区域区划的主要药用植物种质资源共有75种（类）。这样在充分发挥了贵州生态环境和药用植物种质资源与地域特点的基础上，结合资源、市场、科技开发优势和调整农业产业结构与药材生产布局的特点，在有效保护贵州药用植物种质资源的基础上科学规划，在有效保护药用植物种质资源和保障当前医疗卫生等方面用药的同时，开发高质量、高附加值的特优名贵中药材及其产品供应国内外市场，并不断创新新药品、新产品，形成配套开发程序和"资源保护、开发利用、市场消费与改进提高"的循环发展体系，取得满意的经济效益和社会发展效果。

4. 贵州药用植物的种苗扩繁与大面积种植技术和基地示范

贵州特定的自然环境条件生长发育了多种特优药用植物种质资源，省政府组织专家开展深入的调查研究、资源发掘和引种栽培工作，在保存植物种质资源的同时，采用组织培养等现代生物技术对药用植物种苗扩繁和大面积栽培进行技术攻关，以保障植物体药用质量为前提，实施快速无毒批量种苗扩繁和大面积栽培应用，并取得新的进展。贵州省植物园、贵阳市药用植物园及部分药材种植场等试验与研究基地对天麻、石斛、西洋参、杜仲、缬草、淫羊藿、薯蓣、多种药用蕨类植物等进行了引种栽培和种苗扩繁试验研究，如杜仲、银杏、缬草等药用植物品种已大面积推广种植，与此同时积极以芦荟、淫羊藿、山茶、银杏等中药资源开发新药品和保健品投入市场。贵州的山区地貌和气候特点很适宜于药用植物的种植栽培。贵州省充分利用贵州药用植物资源优势，按照国家药材生产管理规范要求，建立规范化、标准化、规模化优质无公害特色药材生产示范基地和生产基地。分地区因地制宜地推行生产管理规范化种植技术，建立生产管理规范技术示范基地，以加强药用植物的种植区划、品种选育、种植技术、种植规范、药材质量标准的指导、示范和研究开发工作。强化药用植物的栽培质量与开发效益，以科技为先导带动和推进生产管理规范标准的广泛使用和生产管理，加强对药农和种植企业员工技术培训的实用和有效力度，保护农民基本利益和合理开发药用植物种质资源的积极性。这样形成综合化保护与开发利用相统一的内部化模式，形成药用植物规范化种植的基础和根本，是中药材（品）质量和中医药产业快速持续健康发展的原料（药材）保证，重点发展商品药材生产基地、原料药材生产基地和食药两用绿色药材生产基地，使贵州药用植物种质资源的合理开发和有效保护得以持续稳定，同时加快中药现代化及其产业化的发展，培植具有核心竞争力的龙头企业形成企业集团，引导中药资源科技园和产业园等区域经济发展。

参 考 文 献

甘庭宇. 2009. 野生药用植物资源面临枯竭的经济学分析. 农村经济，(7)：43-46.

彭俊，黄国石. 2004. 海洋资源利用的博弈分析. 福建电脑，(10)：36-37.

卫华. 2009. 论人类与自然的博弈及困境. 自然辩证法研究，25（4）：71-76.

詹亚华，黄必胜，杨红兵，等. 2013. 野生中药资源科学保护与合理利用——从归真堂风波中应得到的启示. 中国现代中药，15（4）：270-273.

邹天才. 2001. 贵州药用植物资源的调查和开发利用研究. 中国中药杂志，26（5）：305-308.

第八章　中药资源核算

第一节　中药资源核算的必要性

中药资源与环境经济的核算是在可持续发展思想指导下，从现行国民经济核算体系的改革形成和发展起来的，因此，对中药资源与环境经济的核算研究应该在国民经济核算体系的基础上进行。本节从环境与经济相互关系的分析入手，对现行国民经济核算体系的缺陷进行了剖析，进而提出了中药资源核算的必要性。

一、国民经济核算体系的主要内容

国民经济核算建立的目的在于，通过一定的方式，全面、科学地描述国民经济运行的初始条件、过程和结果，在描述中又以国民经济运行过程为核心。国民经济核算的内容必须体现出国民经济运行过程及其结果，以揭示国民经济系统的主要经济功能及其相互联系。

国民经济核算由两个主要的平衡核算关系组成：一是经济流量的平衡核算。其内容直接以国民经济运行过程的生产、分配、消费和积累等环节为依据设置。二是经济存量的平衡核算。它既包括一国或部门在特定时点上所拥有资产负债总量的核算，又包括资产负债这些经济存量从期初到期末的动态平衡核算。就特定时期而言，期初所拥有的资产负债存量决定了当期经济过程的规模和方式，而当期经济过程通过积累又反过来改变了资产负债的期初存量，使存量由期初水平变化为期末水平。国民经济核算是以这两个相互联系的平衡核算为主要内容，来反映国民经济运行过程的各个方面。

国民经济核算包括经济流量核算和经济存量核算。

（1）经济流量核算：直接以国民经济运行过程的生产、分配、消费和积累等环节为依据设置。

具体包括：①生产核算，即生产过程如何创造和转换货物和服务；②收入分配核算，即所创造的价值如何通过分配转换为各种收入；③消费核算，即收入如何被用于消费并形成储蓄；④积累核算，即储蓄如何转化为投资，以及相应发生的金融活动；⑤对外核算，即一国经济如何与国外发生的经常性收支和资本往来。在核算中，围绕国内生产总值 GDP 贯彻了生产、收入和支出三方等价原则，使整个内容成为一个严格的平衡体系。

GDP 的形成过程：GDP＝总产出－中间投入；

GDP 的使用去向：GDP＝最终消费＋资本形成＋净出口。

这一平衡关系，把国民经济的生产核算与使用核算连接了起来。

（2）经济存量核算：通过资产负债账户的设置，从纵向上完成整个国民经济体系条件、过程与结果的动态平衡。

期末存量=期初存量+资本形成−固定资本消耗+其他物量变化+重估价

经济存量核算与经济流量核算之间则以资本形成项目来连接。它一方面构成 GDP 作为最终产品的使用去向之一；另一方面又作为经济积累项目，是影响资产存量变化的最主要因素。由此可见，国民经济核算体系能提供国内生产总值这样反映一定时期经济活动总量的综合指标，把国民经济全部产出成果概括在一个极为简明的数字之中，从而为衡量一国经济状况提供一个最为综合的衡量尺度。

二、中药资源与环境经济的相互关系

中药资源与环境经济相互关系的问题，可以从"经济−环境大系统模型"的演变及其所揭示的规律中得到启示。

传统的经济系统模型（图8-1）把整个经济社会看作是一个独立的系统，没有特别考虑环境和自然资源的影响，环境和自然资源被认为是独立于经济系统之外的因素。

现代环境经济学在上述传统的经济系统模型的基础上，将环境包容进来，从而将传统的经济系统模型扩展成"经济−环境大系统模型"（图8-2）。在此模型中，环境被看作是可以提供各种服务的一种资产。这种资产的特殊性在于，它提供人类从事经济活动的生存支持系统。环境向经济系统提供：①原材料，如矿藏（含中药矿物药如石膏、硫黄、青礞石等）、水资源、野生动物（含中药动物如羚羊、蛇等）、野生中药资源等。生产过程将原材料转化为产品，最终提供给消费者消费。②能源，在生产过程中发挥作用。此外，自然环境还为国内居民提供了多种形式的环境基本条件及舒适服务，如新鲜空气、度假地、自然景观等。经济向环境系统排放废弃物。原材料和能源经过生产过程和消费以后，最终以废弃物的形式返回自然环境。

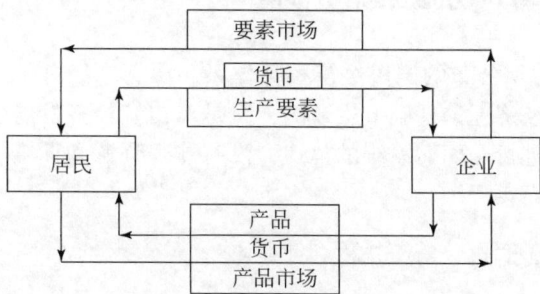

图8-1　传统的经济系统模型

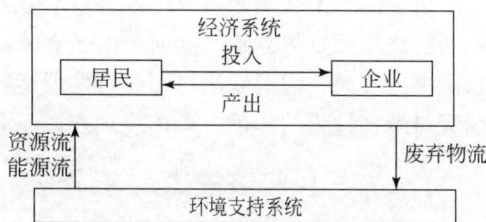

图8-2　经济−环境大系统模型

中药资源与环境经济的相互关系，体现为：一是为健康经济过程提供原料，如矿物药、动物药和植物药；二是容纳了经济过程排放的各种废弃物，包括中药材采集、加工和炮制，以及中药制造业产生的中药材废弃器官、废气、废水和废渣。它们或被扔在土地上，或被排放入大气里，或被排放于河海中；中药炮制和制造活动产生的废物，排放在自然环境系统里，自然环境要作为所有这些废物或残余物的最终的处理地或"垃圾池"。

数千年来，中药一直在中医理论指导下发展，遵循天人合一观念，认为生命之本，通乎天气，强调道法自然原则，顺应自然规律发展，按照五行生克制衡原理，保持人体生命系统阴阳平衡，保持人与自然的和谐统一。近代以来，在西方唯科学主义思潮的推动下，中医药向着现代化方向发展，这一方面给中医药发展带来了机遇，同时也给中医药发展带来了巨大挑战。对现状应该进行深刻的反思。

国际上，现代环境与经济的论战已经从经济增长与环境保护的截然对立转向对两者潜在的互补性和相互依存性的讨论。人们已经看到环境对经济增长的巨大制约，看到如果把经济发展与环境质量割裂开来，置两者影响于不顾，将会产生严重后果。人们发现，提高环境治理的技术水平，如废弃物的处理和循环利用技术发展，使得一些国家面向环境保护的经济结构调整开始产生良好的经济效果。这样，在处理环境与经济发展这一关系上，人们意识到在低水平环境损害的前提下，人类也可以获得相应的经济产出和消费满足。于是，可持续发展模式在这一背景下应运而生。

可持续发展是以人的发展为核心，以满足人的基本需要和各种不同层次的需求为导向来增进一国的财富。它认为，自然资源是有限的，环境的自净能力是有限的，为日益满足人口发展和经济发展的需要，人类的增长应建立在适度利用自然资源和保护生态环境之上。整个人类的生产、生活都应与自然界的生态循环相一致。这是一种经济、人与自然和谐与协调发展的模式。

可持续发展战略的实施，需要各国政府制定计划、政策，并把它贯彻到管理行动中去。而有效的决策需要全面、准确的信息为依据，因此，一套完整的国民经济核算体系的建立就显得非常必要。国民经济核算体系应在可持续发展理论的基础上构造，并能反映环境保护和经济发展之间的关系。

中药资源产业的发展有其特殊性和复杂性，中医药传统理论能够提供中药资源产业发展新思路，应该挖掘提高，结合可持续发展战略，创新中医药健康产业大产业链，发展循环经济，走中国特色的医药卫生健康产业发展之路。

三、现行国民经济核算体系缺陷的剖析

目前国际上通用的核算体系是联合国于 1993 年公布的国民经济核算体系，尽管它经过了不断的修订而日趋完善。然而，由于它是在传统经济理论基础上构建的，只是对传统经济发展状况进行反映，因而无法对可持续发展运行过程进行全面而系统的描述，没有体现资源和环境因素对经济过程的作用。具体表现在以下几个方面：

（一）国民经济核算没有体现环境因素对于经济过程的作用

国民经济核算对一定时期生产总量的度量以国内生产总值为主。从生产法来看，国内生产总值是一定时期总产出扣除总产出中包含的中间投入而得到的。国内生产总值扣除固定资本消耗，其结果是国内生产净值。无论中间投入还是固定资本消耗，它们都必须是其他生产过程的产出成果，要么是当期生产成果的中间性使用，要么是生产资产在当期生产过程中的使用。这就意味着，获取国内生产总值的投入和代价，仅限于各种货物与服务，与环境等自然因素毫不相干。

从支出法的思路来看，一定时期国内生产总值可以用于最终消费、资本形成和出口，其资本形成仅限于增加生产资产，不可能增加非生产资产。

由此很容易给人们一个错觉：经济产出仅是经济投入的结果，不包括对自然环境的利用，没有环境投入。而自然环境存量的动态变化只是纯粹的自然过程，与当期经济过程没有关系。这样，自然环境成为游离于经济过程之外的存在，经济系统与自然环境系统仿佛是完全分离而不相关联。

然而，事实并非如此。在各种初级生产中，自然资源往往是生产过程的重要的，甚至是主要的劳动对象和劳动手段。如矿业生产中的矿产资源、森林工业中的森林资源、农业生产中的土地资源。同时，各种工矿业生产和各种消费活动会排放大量废弃物，自然环境是这些废弃物的主要处理和消纳场所。此外，经济过程还会使各种自然景观发生变化。换句话说，自然资源会因经济过程的开采而逐渐减少，自然环境也会因经济过程的干预而恶化。依照目前的核算方法，经济核算只核算经济过程对自然资源的开采成本，却不计算其资源成本和环境成本，显然低估了经济过程的投入价值，其结果就有可能过高地估计当期生产过程的新创价值，即国内生产总值或净值，而新创价值的高估会引起一连串的连锁反应：首先是当期收入的高估，而高估的收入会进一步转化为高估的投资资金和实际投资。这种核算方法所造成的危害尤为严重，它使人们错觉得到了收入，但实际上却永远失去了财富，因为产出的增加在很大程度上是牺牲未来潜力的结果。

总之，在生产核算中忽视环境投入，意味着忽略了自然资源匮乏和环境质量恶化对经济过程的约束，最终导致计算结果具有很大的偏误，只能片面地反映经济的增长，不能反映可持续发展的水平和动态变化。可以说，这是现行国民经济核算的最大缺陷。

（二）在核算范围上缺乏全面性

要全面反映经济与环境的关系，最基本的前提是在核算范围上具有全面性。但现有国民经济核算在这方面是有缺陷的。

在国民经济核算中，一国国民资产负债表的核算关系为：资产＝负债＋净值。这里的资产仅限于经济资产。它是指所有权确定，处于某机构单位管理和控制之下，预期能够在未来为其所有者带来经济收益的资产。具体包括以债权等形式存在的金融资产和以各种有形、无形方式存在的非金融资产。

按照资产形成方式，非金融资产分为生产资产和非生产资产两类。

（1）生产资产：是指由人类生产直接创造的，由以往时期产出转化而成的资产。其内容涉及①各种居住用和非居住用的房屋；②房屋以外的各种建筑物；③各种机器设备；④各种培育资产，如果园、奶牛等；⑤各种存货，包括生产单位的原材料库存、在制品和产成品库存、贸易单位的商品库存。以上类别中前四类属于固定资产，一般在生产过程中充当生产手段，可以长期使用，持续发挥作用；存货则具有较强的流动性，且很快变换其位置和形态。

（2）非生产资产：产生于直接生产以外的过程，其内容包括土地、矿藏、非人工培育的森林等各种自然资产，以及专利、商誉等无形资产。

可以看出，如果中药产业资产是生产成果，那么肯定应作为经济资产加以核算。但是，自然形成的资产，如自然产生的中药矿物药（石膏、雄黄、朱砂、龙骨、石燕等）；还有具有生物形式的中药资源，如野生植物药（冬虫夏草、川贝母、白及、重楼等）、野生动物药（鹿角、羚羊角、犀牛角、穿山甲等）。还有，中药材的种植产生的环境正外部性效应，中药加工炮制和制造业产生的三废对环境的负外部性都未能进入国民经济核算体系。由此可见，目前国民经济核算范围所包括的，未能覆盖全部中药资源。

(三) 没有区分两类经济活动

以往国民经济核算体系没有区分两类经济活动。一类是利用环境、消耗环境的经济活动，如中药资源产业消耗自然资源的经济活动、中药制造业对环境排放废弃物的经济活动；另一类则是保护和恢复环境的经济活动，如中药材种植活动、中药动物养殖活动、中药资源产业化废弃物资源化处置活动等。进一步说，人们的消费活动也有两种情况：一种是真正提高自身养生康复、预防保健的防治疾病，提供健康水平的消费；另一类则只是为了抵消环境恶化所引起的不良后果，如废弃物的资源化、湿地公园建设、资源保护区建立等。从整体来看，国民经济核算没有区分这两类活动，但从全面反映经济与环境间关系这一目的出发，有必要区分这两类经济活动，以促进中药资源产业健康可持续发展。

例如，以中药制药为主体的中药资源产业化过程中每年在中药材采集加工中产生的废弃组织器官、中药制造业产生的废渣等高达数百万吨弃置于自然环境中，中药制造业产生的废渣、废水和废气的排放和处理已成为行业发展的棘手问题，给生态环境带来巨大压力。

随着可持续发展观念深入人心，以及现行国民经济核算体系弊端的暴露，改革国民经济核算体系的呼声日益高涨。为此，联合国于 1992 年在巴西里约热内卢召开了世界环境与发展大会，将生态环境问题列为人类生存发展的首要问题，并强调了资源与环境核算问题。在大会通过的《全球 21 世纪议程》文件的第 1 部分第 8 章中明确提出"应在所有国家中建立环境与经济一体化核算体系，应发掘更好的方法，用来计量自然资源的价值，以及由环境提供的其他贡献的价值；国民生产总值和产值应予扩充，以适应环境与经济一体化核算体系，从而补充传统的国民生产总值和产值的核算方法"。同时规定"为了实现人类社会经济的可持续发展，主要目标为扩大现有国民经济核算体系，将环境和社会因素纳入该体系，至少所有会员国的核算体系应包括附属自然资源核算制度"。

四、中药资源核算的意义

中药资源是我国独特的资源，应尽快纳入我国国民经济核算体系中。中药资源核算是指将中药资源、经济核算与环境核算结合在一起，对国民经济运行过程及结果从数量上进行系统的描述和测定，目的是向人们展示中药资源和环境经济之间的相互关系，从而有助于人们了解在经济产业化过程中药资源的综合利用和废弃物的资源化，平衡生态环境与中药产业发展间的矛盾，将社会、环境与经济发展三者有机结合起来，为实现一国或世界经济的可持续发展服务。

环境经济核算的目的就是为描述中药资源经济和生态环境之间的相互作用提供一副完整的图画，将在环境和中药资源经济间发生的流量和存量根据一定的框架加以详尽的描述，由此揭示两个系统间的相互关系。建立环境与中药资源经济综合核算，其主要意义体现在以下几个方面：

(一) 环境经济核算是遏制中药资源过度开发和环境破坏行为的必然选择

人类的社会经济增长过程和健康中国建设中充满了对中药资源的开发和利用需求。中医药健康产业必须从环境中取得生产所需要的中药资源，又经过加工、制造生产把废弃物质与能量归还于环境。由于环境没有自己的监护人和保护者，中药资源经济系统与环境的交换就不能采取商品市场交换的形式，中药厂商会表现为对自然资源的无偿占有。这种误为"无成本"发展，以破坏环境、资源为代价的发展模式是不能持久的，如果中药资源产业不断超出环境的自净能力和污染物的分解能力，通过过度开发中药资源来获取最大的经济增长，从而导致环境的破坏和污染行为不受市场价值机制作用和成本投入核算约束，最终会毁坏中医药事业。只有用包含环境因素的经济核算机制加以约束，才能遏制中药制造业对中药资源的过度开发和污染物的大量排放导致的中药资源的资源短缺、环境污染和生态破坏的行为。

（二）环境经济核算是确保中药资源财富数量、质量增长永续性的根本出路

中药资源尤其是不可再生资源是有限的，人类对经济和健康的需求是无限的，环境资源是有限的，人类的发展是无限的。资源和自然环境问题既是社会问题、经济问题，也是科学技术问题，其实质是发展问题。因为自然环境系统向社会提供空气、水、安静休息区、自然景观的美感等，向经济系统提供人类生存需要的财富。如果人们在中药资源生产过程中对中药自然资源过度使用，又不加以成本核算节制，不仅可造成健康经济增长与生态环境对立、中药自然资源破坏和耗竭、环境服务质量降低，更重要的后果是，环境向社会和中药资源生产提供的中药资源的数量、质量和品种将大大削减，导致药农贫困的再现、中医药事业发展的衰竭，这样就势必动摇中医药健康产业赖以生存发展的物质基础。

（三）环境经济核算是促使中医药健康经济的可持续增长的迫切需要

中医药文化提倡"中和之道"，认为阴阳互根，事物发展是在此基础上不断地消长变化，人类需要意识到物极必反，人类必须行为有度。中药资源与环境都是人类健康的一种特殊的资产，它对国内生产总值（GDP）等宏观经济指标的形成具有正反两种作用方向。从正方向来看，生态环境作为资产，正确适度的开发利用和治理保护，能向中药资源生产者和健康消费者提供服务，这种服务会产生收入流，因而能增加国民收入；从负方向来看，如果人为地破坏生态环境，或过度开发中药资源和环境使环境所具有的恢复生态系统动态平衡的能力丧失，不仅可提高中医药健康经济增长的机会成本，剥夺对自然环境的占用和对中药资源使用的权利，而且这种丧失可直接导致国民生产总值减少、综合国力削弱。因此，考虑环境因素的环境与经济综合核算就是要综合反映中医药行业在中药资源、环境资产的正负两方面效应，并把它纳入国民经济核算体系，从而得出绿色的GDP信息，以客观正确地反映中医药健康经济发展水平。环境与经济综合核算便于社会全面、详细地认识中药资源和环境经济状态的相互关系，认识中药资源、环境动态过程和中医药健康经济动态过程的相互影响，准确地估价中药资源与环境对中医药事业可持续发展的保障程度，从而对中医药健康产业长期发展潜力有更加清楚的认识。

第二节　中药资源核算的内容和框架

进行中药资源核算是指从改革国民经济核算体系出发，试图建立一套"中药资源、经济-环境"综合核算体系（即"绿色"国民经济核算体系），修正旧核算体系中忽视中药资源的稀缺性和把社会维持成本（如维护环境质量的费用）当作社会财富增加等缺陷，由此目的出发开展中药资源的核算方法、理论及纳入国民经济核算体系问题的研究。进行中药资源统计核算并将其纳入国民经济核算体系是环境-经济一体化核算的主要内容。

一、中药资源统计核算的内容

（一）中药资源分类

中药资源是指在一定地区或范围内分布的各种药用植物、动物和矿物及其蕴藏量的总和。广义的中药资源还包括人工栽培养殖和利用生物技术繁殖的药用植物和动物及其产生的有效物质。又可概括为：凡是可供人类直接或间接应用的以中医药理论为指导，用以防病、治病的药物资源即中药资源。

中药资源可分为天然资源与人工资源两大类。天然资源又可分为生物类中药资源和非生物类中药资源两大类。前者包括植物类中药资源和动物类中药资源，其特点是此类中药资源均具有生命和更新能力。后者包括化石类中药资源与矿物类中药资源，其特点是不具有生命和更新能力。因此，生物类中药资源又可称为再生性中药资源，非生物类中药资源又称为非再生性中药资源。人工资源中有栽培饲养的生物资源，利用生物技术产生的动物、植物的个体和活性有效物质。

在植物类中药资源中，通常可按其所处的地理环境分为热带（含亚热带）、温带、寒带（含寒温带）药用植物资源。也可按其系统分类的亲缘关系分为药用藻类、药用细菌类、药用真菌类、药用地衣类、药用苔藓类、药用蕨类及药用种子类植物资源。

在动物类中药资源中，通常可按其所栖息的环境分为水生药用动物资源、两栖药用动物资源、陆生药用动物资源。水生药用动物资源又可分为淡水和海洋药用动物资源，陆生药用动物资源又可分为平原、丘陵、高山、草原、森林等药用动物资源。也可按其系统分类的亲缘关系分为药用无脊椎动物、药用脊椎动物资源，或按门、纲、科、属、种而分类。

化石类中药资源的种类较少。化石的成因是某种生物有机体长期（亿万年）埋在地下经过种种化学变化或物理变化以后，逐渐变为无机物。化石的形成过程称为"石化"。因此，化石类中药可按其主含无机成分来分类。但由于此类中药种类较少，因而往往直接称呼中药名称，如龙骨、龙齿、琥珀、石燕等。

矿物类中药资源包括天然矿物和矿物加工品，广义概念亦包括化石类。一般根据矿物内所含最主要的或含量最多的某类化合物来分类。至于这些化合物是否就是各药的有效成分，则不能一概而论，须具体加以分析研究。通常可分为硫化物类、氧化物类、卤化物类、碳酸盐类、硅酸盐类、硫酸盐类、两酸盐类和元素类。元素类又可分为砷化合物类、汞化合物类、硅化合物类、钠化古物类、镁化合物类、钙化合物类、铜化合物类、铁化合物类、铝化合物类等。

可见，中药资源是一个构成复杂、功能多样的生态系统。对中药资源进行统计核算需以中药实物资源分类为基础，按其构成性质和功能加以区分进行核算。

（二）中药资源统计核算的内容

从中药资源实物量分类可以看出，要想使中药资源统计核算与国民经济核算有机地结合起来，将整个中药资源分类是非常重要的。因此，在中药资源实物量核算中，一方面是经济资产的核算，对动植物药和矿物药而言，需区分生产资产和非生产资产，分别核算其种类、数量和面积；另一方面是对中药环境资产的生态效益进行实物量核算，按生态功能类型分类核算。具体如下（图8-3）：

```
中药资源 ┬ 经济资产 ┬ 非生产资产 ┬ 生物 ┬ 动物
       │         │           │      └ 植物
       │         │           └ 非生物 ┬ 矿物
       │         │                   └ 化石
       │         └ 生产资产 ┬ 栽培，饲养生物资源
       │                   ├ 生物技术动、植物个体
       │                   └ 活性有效物质
       └ 环境资源 ┬ 中药资源多样性保护
                └ 净化空气
```

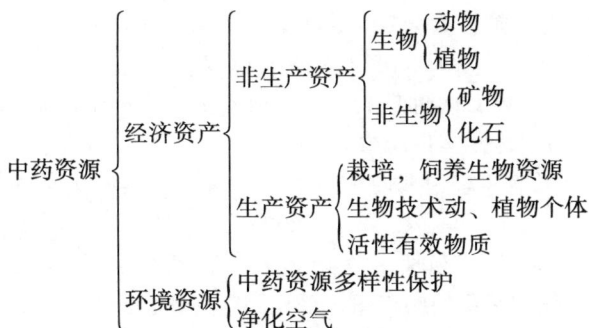

图 8-3　中药资源统计核算的内容

1. 生物多样性保护价值

中药生物多样性保护的价值是指药用植物、动物的种质资源特别是珍稀、濒危的药用植物动物种类的遗传多样性、物种多样性和生态系统多样性的经济价值。遗传多样性是指一个物种的遗传物质信息的总和，这些遗传信息包含在栖息于地球上的植物、动物和微生物的个体基因内；物种多样性是指地球上生命有机体的数量；生态系统多样性则与生物圈中的生态环境、生物群落和生态过程等有关，也与由于生态环境差异和生态过程不同引起的生态系统内部的丰富程度和不同有关。

中药生物多样性保护核算的实物单位为持用中药自然保护区的面积，即 hm^2；价值单位为中药生物多样性保护的价值单位，元/hm^2 和亿元单位。

2. 中药资源净化环境价值

中药资源不仅能为制药企业提供原料药、制剂、化妆品等物质资源，即具有中药经济效益，还具有净化环境的功能。中药资源净化环境的功能主要包括种植中药材能吸收空气中的有害气体二氧化硫、一氧化氮、氯气，滞留 TSP，减少病菌等。探讨并正确评价中药生态系统净化环境功能的价值，即为中药净化环境的效益。

中药净化环境核算的实物单位为人工种植中药材面积，即 hm^2；价值单位为中药材净化环境的价值单位，元/kg 和亿元。

二、中药资源核算框架

由于我国目前还没有一个成熟的"综合环境经济核算体系"，因此，中药资源统计核算纳入国民经济核算体系可主要参考联合国 SEEA（综合经济与环境核算）中综合环境、经济核算的有关做法，具体的账户设置也参考其相关账户，并结合我国的实际情况做适当的修改。具体来说，中药资源统计核算包括两大部分：流量部分和存量部分。

中药资源流量部分反映中药资源经济的一般经济活动供给与使用关系，体现了中医药健康产业的中药资源产业活动、环境保护活动与社会经济一般活动之间的相互促进、相互制约的有机联系。中药资源存量部分反映了中医药健康经济活动创造积累的庞大的生产资产、大自然限于我们的丰富中药资源与环境资本等构成国家财富的重要内容的存量规模与结构，体现了中医药健康产业进行可持续发展所依赖的经济资产条件、自然资源的潜在支撑力和生态环境的容纳度。中药资源生产资产和中药自然资源存量规模的不断扩大，以及环境质量的逐步改善，是中医药健康产业可持续发展的重要度量。存量部分具体在"不同资产分类的资产账户"中体现。

在核算中，中药资源的存量、流量之间的联系可以用下式表示：

$$S(t) = S(t-1) + H(t) - R(t)$$

式中，$S(t)$ 表示中药资源 t 时期期末存量；$S(t-1)$ 表示中药资源前期末或期初存量；$H(t)$ 表示本期增加量；$R(t)$ 表示本期减少量。

本期增加量包括期内新增长量和期内重估价增加量，期内减少量为损失量、重估减少量之和。

中药资源产业活动之间的供给与使用"流量"综合核算的三部分主要内容：常住中药企业部门的生产核算、非常住中药部门的进出口核算和常住住户及政府部门的最终消费核算。中医药健康产业生产核算分列资源产业、环保产业和一般经济活动产业的总产出、产业部门的中间消耗和资源环境部门的"中间消耗及对资源环境的经常性支出"，由此可计算出"GEGDPP"；同时考虑产业部门的固定资本折旧及资源环境部门的"固定资本折旧及资源折耗与环境降级"，亦可计算出"经资源环境核算调整的国内生产净值（EDP）"。进出口核算账户属于经常项目核算范畴，在这里主要突出资源货物、用于资源产业和环保产业的产品的进出口，为完整地展示其流量状况奠定基础。消费核算账户一方面突出了资源货物、用于资源产业和环保产业的产品的最终消费；另一方面突出了住户部门和政府部门由于消费活动造成的"资源损耗与环境降级"。经济与资源环境"流量"综合核算的三部分内容均突出了生产、进出口和消费活动对资源产业、环保产业的影响，反映了经济与资源环境因素之间完整的有机联系。

"资产与资源环境存量核算"框架反映了中药资源人造资产、自然资源的存量状况及结构特征，反映了环境因素的质量状况及变化，在存量核算框架中的各类核算对象（生产资产、非生产资产、非资产性自然资源与环境），除了反映其核算期初期末存量外，主要突出了用于资源、环保产业的资本形成总额、固定资本折旧、资源折耗与环境降级等资产与资源环境的物量（包括质量）变化。存量核算框架中由生产资产中培育资产和非生产资产构成的资源资产核算是连接经济因素、自然资源与环境因素的切入点，而存量核算中所显示的其资源折耗与环境降级等资产与资源环境的物量变化，又与流量核算中资源折耗与环境降级相对应，起到了在综合经济与环境核算户存量核算与流量核算相互结合的纽带作用，并为进行中药资源核算奠定了基础。

上述具体的核算路线为：总体核算框架—中药资源实物量核算—中药资源价值量核算—将中药资源核算纳入国民经济核算体系。

（1）中药资源实物核算：是指在一定时间和空间范围内对中药资源的实物数量、质量及结构进行核算。核算主体（核算单位）是指在我国境内所有拥有中药资源或其活动对中药资源产生影响的常任机构单位相关机构部门。机构部门是具有相同性质的机构单位的集合，分为住户部门、企业部门、政府部门和金融部门。核算客体（被核算的对象）是指中药资源及相关中药生态环境本体。

（2）中药资源价值量核算：是在实物核算的基础上，通过价格因子，并考虑资产价值的非正常变化因素（价格调整、计算方法改进等），将中药资产实物统计核算账户转化为中药资产价值统计核算账户，用以反映资产价值的流量变化和期末存量。由于中药资源的价值大部分无法直接体现，需要通过资源价值评估予以揭示出来，如直接市场定价法、影子价格法、支付意愿法、影响估值法、生态效益评估及价值链评估等方法，以中药资源再生产过程为主要对象的全面核算，系统地反映中药资源产业的经济运行过程、联系和规律性，为宏观经济决策提供科学依据。只有客观、正确地反映中药资源的经济价值，才能准确地反映中药与经济两因素之间的有机联系；只有完整、客观地反映中药资源的生态价值，才能更好地完善与实施中药资源政策，以及使经济政策与中药资源政策有机地衔接与配套，为我国社会经济的可持续发展服务。

（3）将中药资源核算纳入国民经济核算体系：是建立中药资源与经济综合核算的最终目的，也是综合核算最重要的组成部分。只有将中药资源因素的经济价值纳入国民经济核算体系，才能正确反映国民经济的有效增长，反映中药资源对经济的潜在支撑力和中药生态环境的容纳度，反映中药资源与经济两因素之间的相互依赖、相互制约的有机联系，为我国实施可持续发展战略提供基本数据和政策基础。

第三节　中药资源核算的方法

一、中药资源实物量核算方法

在建立描述环境与经济之间相互关系的实物框架问题上，经济统计部门有着不同的尝试：一是自然资源核算，它立足于环境，描述自然资源及环境总量的变化过程；二是建立物质能量平衡表，它以经济为中心，着重描述自然物如何流入经济，又如何排放回自然这样的能量转化过程；三是环境与经济实物量账户，它是在前两者基础上发展起来，把有关环境的实物流量和存量包含其中的实物账户方法。

（一）中药自然资源核算

中药自然资源核算是指围绕中药自然资源存量及其变化而建立的核算框架，但其核算内容也可以扩展到所有中药资产存量及影响存量变化的所有要素。中药自然资源核算的内容包括中药生物资产（生产的或野生的）、地下中药资产（已探明中药矿物和化石储量）、水生中药、气生中药及具有陆上和水生生态系统的地域和水域。中药自然资源核算既要反映中药资源开发利用经济原因引起的中药自然资源存量的变化，又要反映各种非经济原因导致的变化。所记录的内容不仅限于资产数量的增减，还应包括质量的变化。

中药资源实物量统计可以以种类、数量和面积度量，中药资源核算要反映核算期开始时的实物量、核算期间的变化及核算结束的存量。中药资源流量指核算期内动物药、植物药和矿物药的种类、数量和面积的增加、减少和净变化量；而中药资源存量指某核算时点（如期初或期末）核算单位拥有的动物药、植物药和矿物药的种类、数量和面积。其中，存量与流量之间存在如下动态平衡关系：

$$期初存量+期内增加量-期内减少量=期末存量$$

根据上述平衡关系等式，若从连续核算角度看，流量核算应为中药资源核算的主要内容，因为只要期内流量已知，在期初存量的基础上可推算出期末存量。但是由于中药资源总量大、结构多样、变化复杂，且分布区域广泛，有些因素引起的流量变化可以直接通过调查获得，而有些因素引起的流量变化需要通过期初期末存量变化来推算，从这个角度看，直接的存量核算在林地核算中也是十分重要的。

（二）影响中药资源核算的实物量变化因素

20 世纪中期以来，由于我国人口急剧膨胀和近代工业的快速发展，不仅消耗了大量动、植物自然资源，而且由于不合理的开发利用，导致生态平衡失调，资源枯竭。据世界《红皮书》统计，1900 年以来，110 个种和亚种的哺乳动物和 139 种和 39 个亚种的鸟类已在地球上消失。目前近 600 种动物有濒临绝灭的危险。在热带雨林，这种情况正以每日消失 1 个物种的速度在发展。

人口增加，需要的中药材量也随之增大，据不完全统计，全国归口管理的中药厂有 500 余家，生产中成药 6000 余种，全国县级以上的中医院 1800 余所，有病床 15 万余张，这些都需要大量的中药材供应。加上不少中药材还是食品、香料、化妆品工业原料，有些品种还要供应出口，因而 21 世纪以来中药原料的供求矛盾更加突出，价格飞涨。

表 8-1 是中药的自然资源实物账户，纵列标题按资源种类排列，其内容可根据实际核算对象确定；横行标题则反映了每一种中药资源的期初、期末存量，以及在核算期内的变化。核算期内中药资源可能的变化有增加、减少和调整。中药资源的增加包括总的自然增长、种植增加和进口增加，如再生产的自然增长，由于自然影响而引起的土地增加、资源发现，以及由于资源开发引起的资源面积也就是土地的增加，如水域因修建水坝而扩大等。中药自然资源的减少包括由于自然原因，如动物的自然死亡、自然灾害的影响而引起的动植物减少，新经济用途耗费增加，以及由于经济决策而引起的资源增加或减少。自然资源的调整涉及使用条件的变化，如有效的技术、价格、成本等，以及改进的估计方法等，这些都会影响中药自然资源的变化。

表 8-1　中药实物量核算——存量表

项目	经济资产										环境资源	
	生产资产								非生产资产		多样性	净化空气
	固定资产				在制品				种类 数量 地区		自然保护区面积	栽培生物资源面积
	面积	种类	数量	地区	种类	数量	地区					
植物药												
藻类												
菌类												
地衣类												
苔藓类												
蕨类												
裸子类												
被子类												
动物药												
无脊椎类												
海绵动物门												
腔肠动物门												
环节动物门												
软体动物门												

续表

项目	经济资产											环境资源	
	生产资产							非生产资产			多样性	净化空气
	固定资产				在制品			种类	数量	地区	自然保护区面积	栽培生物资源面积
	面积	种类	数量	地区	种类	数量	地区					
动物药												
无脊椎类												
节肢动物门												
棘皮动物门												
脊椎类												
圆口纲												
鱼纲												
两栖纲												
爬行纲												
鸟纲												
哺乳纲												
化石类药												
龙骨												
琥珀												
石燕												
矿物类药												
天然矿物												
矿物加工物												

　　由于中药自然资源核算立足于中药自然资产来表达资产存量从期初到期末的动态平衡关系，因而其核算范围着重于那些能为经济过程所直接利用的中药自然要素。例如，在实际应用中人们常把核算中心集中在诸如土地、森林、矿产等资源上，且一般是在已知范围内进行（如矿物药探明储量），尤其是对本国最重要的资源在影响要素上，中药自然资源核算一般从经济方面来确定核算对象。

　　中药自然资源核算既具有重要的现实意义，又具有操作上的可行性。目前，一些国家已建立了自然资源账户，将它作为传统国民经济统计的附录。法国和挪威在此方面所取得的成就比较显著。在中国，自然资源统计具有一定基础，最新修订的《中国国民经济核算体系》（2002）将"自然资源实物量核算表"纳入其中，体现了中国在这方面实践的进展。

　　中药自然资源核算由于受整个框架构成的影响，难以就不同经济部门充分展开，无法实现在各种中药资源变化与不同经济部门活动之间取得确切对应。中药自然资源核算主要核算中药资源数量的变化，这种核算的结果只能是比较粗糙的，其说明的问题也非常有限，至于其质量变化则难以充分描述。

二、中药资源物质能量核算方法

物质能量核算方法产生于 20 世纪 60 年代末 70 年代初。1976 年，联合国为此曾发布了《物质能量平衡统计试行指南》。物质能量核算的中心是物质能量平衡表的设计和编制。

物质能量平衡表以经济活动为中心，以"物质原料–产品–残余物排放"的物质运动过程为核算对象，着重反映直接表现经济与环境之间相互关系的流量。编制物质能量平衡表的目的是对这些发生在不同范围内的流量加以系统的表述。每一种特定的物质流量，都有其来龙去脉，因而在其供应量与使用量之间具有平衡关系。同时，按照物质不灭定理，对每一类经济活动来说，其投入（物质原料与产品）与产出（产品和残余物）在能量上也应具有平衡关系。据此原理，即可建立中药资源物质能量平衡表的基本框架（表 8-2）。

表 8-2　中药资源物质能量平衡表

| | 国内经济体 | | | | | | 国内自然环境 | 国外经济体 | |
| | 经济活动 | | | 生产资产 | | | | 经济交易 | 自然环境 |
	中药资源环境变化活动	中药产业其他生产活动	住户活动	中药环境保护	其他生产目的	生产生物群			
投入/去向 　期初存量 　原料的使用 　产品的使用 　残余物去向									
转化（提取、转换/制造									
产出/来源 　期末存量 　原料来源 　产品供应 　残余物来源									

表 8-2 中纵列标题按不同的物质流量分列，横行标题既体现了国内经济、国内自然环境和国外的区分，又体现了不同经济活动，以及不同活动目的区分。

从纵向来看，它既反映了期初和期末资产存量在不同资产类型上的分布，同时也反映出各种物质流量的去向和来源。其中更详细说明了各种非生产的物质原料来自于国内的自然环境和国外的自然环境，它们一部分被用于国内经济活动，另一部分被用于国外，说明了用于当期经济活动消耗、积累和出口的各种经济产品，一部分产生于当期经济活动，一部分由过去时期累积的资产转化而来，还有一部分来自国外。此外还说明，各种残余物或来自当期经济活动，或来自所积累的资产及国外，它们可能通过环保活动加以处理，或出于环保目的而累积起来，剩余部分将排入国内或国外的自然环境中去。显然，每一种物质流量在对应两行上具有总量平衡的关系。

从横向来看，对各种经济活动，它们消耗了不同的物质流量，同时又产出了不同的物质。

例如，环境保护活动运用各种原料和产品投入对残余物加以收集、运输和处理，从而提供了环保产品，同时在环保活动中也排放了残余物。而其他生产活动则主要是运用物质原料和产品，生产出新的产品，同时也产生了各种残余物。通过资产各列，主要反映不同生产资产从期初到期末的动态平衡关系。期初存量与当期各种积累之和恒等于期末存量与由资产向经济和环境提供的物质流量之和。它显示的国内自然环境被视为自然资源的来源和残余物的接受体。同时作为一个自然环境系统，原料和残余物可以在国内与国外之间流动，这些内容在表中也反映了出来。

与自然资源核算比较，可以发现，物质能量平衡表核算的立足点是当期的各种物质流量，着重观察这些流量的来源与使用的平衡，观察这些流量在以经济活动为中心的过程中的转化。

三、中药资源价值量核算方法

（一）中药资源经济资产的估价

作为经济资产范畴的中药资源在估价上应遵循 SNA 核算的一般估价原则。由于中药资源的价值大部分无法直接体现，需要通过资源价值评估予以揭示出来。

1. 中药资源基本价值测算

中药资源基本价值测算是指选择中药资源收益还原法对中药资源的基本价值进行测算。中药资源收益还原法是将中药资源作为一种以获取利润为目的的投资，并以平均利润为基准，将中药资源收益以平均利润的商作为资源价格。收益还原法的基本公式为：

$$V=\frac{a}{1+r}+\frac{a}{(1+r)^2}+\frac{a}{(1+r)^3}+\cdots+\frac{a}{(1+r)^n}=\frac{a}{r} \quad (\forall n\to\infty)$$

式中，V 为自然资源（如植物）的价格；n 为自然资源使用期限；a 为平均期望年或自然资源净收益估算值；r 为收益还原率，一般采用扣除通货膨胀后的银行存款利率或者社会投资的平均回报率。这种中药资源价值测算的方法并没有考虑到资源在各战略环节中的增值价值，所以还需要与修正价格相结合，从而对中药资源的价值进行全面、合理评估。

2. 中药资源修正价值

（1）中药资源各增值环节分析：根据中药材种植生产和加工的技术经济流程的加工功能用途、处理工艺、消费使用等产业链方面的特点，判定和核算中药资源多个环节或部门活动构成的价值链。这一价值链包括：中药材种质资源环节、中药材的种植业和养殖业环节、中药饮片加工环节、中成药加工环节、中药资源信息化系统环节、中药资源存储调节系统环节、中药资源运营环节、中药资源产品的售后服务环节，包括用药咨询、不良反应监测与处理等。

（2）修正价值估算：基于价值链整体价值评估体系的特点，运用德尔菲法和层次分析法相结合的方法来确定权系数，可以增加评价体系在实际应用中的灵活性。具体步骤：一是确定专家，由于专家的专业领域各不相同，其得出的结论也不尽相同，所以专家小组构成应该全面，且人数控制在一定的范围内，这样才能集思广益，提高评分的客观性；二是确定因素评分表，由专家根据具体中药资源增值的不同环节设定并建立层次分析结构以评分赋值；三是专家打分，专家根据表中的衡量指标结合中药资源增值的实际情况对各环节进行打分；四是汇总打分，计算目标环节各项的得分；五是计算总体得分，将各位专家的打分加权平均；六是按照层次分析法进行计算。用模型表示如下：

$$中药资源价值\prod = 因素1评分值 \times 权数1 + 因素2评分值 \times 权数2 + \cdots$$

$$+ 因素n评分值 \times 权数n = \sum_{i=1}^{n} x_i \times p_i$$

式中，x_i 表示所选择出的为中药资源价值增值做出贡献的第 i 个因素的评估分值；p_i 表示根据第 i 个因素在所有因素中的重要性程度确定的权数。根据专家评价情况，考虑到实际运用的效果和可操作性，形成以下关键性意见：对某一中药资源价值进行评价，主要从产区、性状、生长年限、杂质含量及其他几个方面来评价。其中，产区、性状和生长年限是正相关因素，杂质和其他是负相关因素。正相关因素总分100分，负相关因素总分30分。道地产区权重占45%，性状权重占30%，生长年限权重占25%。符合性状要求的性状评分占性状总分的80%～100%（即24～30分）；基本符合性状要求的性状给分占性状总分的60%～80%（即18～24分）。多年生植物生长年限1～2年的评分5～10分；2～3年的评分10～15分；3～5年的评分15～20分；5年以上的评分20～25分。无杂质评分0分；所含杂质与药典标准要求杂质限量比值的范围在20%以内评分5分，20%～60%以内评分12分，60%～100%以内评分15分。

（二）中药环境资产价值估价

中药环境资产是不满足资源资产条件以外的其他森林资源。实物量核算最大的优点是能够充分利用农业部门统计已有的各种信息，描绘出有关中药资源存量状况及流量（包括中药资源的经济使用、数量和质量的其他物量变动等）变动状况和趋势。所以，我们应对中药环境资产的实物量核算给予充分、足够的重视。

中药环境资产的价值表现是其"生态价值"。一般来讲，"生态价值"的估价方法主要是直接非市场法，即"边际机会成本法"；还有间接非市场法，即"维护成本法"或"预防成本法"等。

（1）中药环境资产生态价值的基本估价方法——边际机会成本法。边际机会成本法特别适用于中药环境资产作为公益性服务功能的估价。边际机会成本是根据资源与环境经济学观点，从经济学角度对野生动物药过量捕杀、植物药和矿物药资源过度开采使用的后果，或从社会学角度对经济活动后果的一种抽象与度量。

边际机会成本（MOC）反映了由社会负担的中药资源耗竭代价；理论上森林资源的使用者所支付的资源价格应等于边际机会成本；低于边际机会成本的价格会刺激过度开发利用森林资源，高于边际机会成本的价格又会抑制合理利用森林资源。

按边际机会成本理论，边际机会成本由三部分构成：一是边际生产成本（MPC，MEC1），指中药资源使用者由于消耗中药资源而需偿付的直接费用，其中 MEC1 为内部环境成本。二是边际使用（耗竭）成本（MUC），指未来可使用这些中药资源的人们的净利益损失；对中药资源而言，MUC 既有数量方面的损失又有质量方面的损失。三是边际外部环境成本（MEC2），指目前或者将来对他人造成的损失，即所谓的外部边际成本，主要为未内部化的耗竭中药资源的环境成本，而最主要的因素为对中药资源的生态环境系统的损坏。

边际机会成本（MOC）如下式所示：

$$MOC = (MPC+MEC1)+MUC+MEC2$$

$$= MPC+MUC+MEC$$

$$MEC = MEC1+MEC2$$

式中，MOC 表示边际机会成本；MPC+MEC1 表示边际生产成本（含边际内部化环境成本）；MUC 表示边际使用成本；MEC2 表示边际外部环境成本；MEC 表示边际环境成本，它等于边际内部环境成本与边际外部环境成本之和。

（2）中药资源环境生态价值的具体估价方法——维护成本法和预防成本法。维护成本法和预防成本法主要适用于对中药资源的生态功能的估价，具体有实际的或者虚拟的成本数据，其中最主要的是虚拟成本法。

实际成本包括维护中药资源环境服务功能水平所花的支出，如防止中药资源生态环境质量的退化或恢复其退化前性质的经济活动的费用支出的增加，可以表明避免了由于经济活动造成的中药资源生态环境质量及功能的下降，或者恢复了它们的质量。以避免或恢复成本为基础的估价不是一种充分的估价。中药资源再生产活动或环境保护活动的实际效果，在某种程度上并不能足以抵消经济活动对中药资源生态环境的不利影响，所以发生的实际恢复成本一般只是估价资源生态环境质量下降情况的下限。在这一意义上讲，实际恢复成本支出可解释为中药资源生态环境质量下降的最低价值。

虚拟成本（如以一种不影响其未来利用的方式来利用中药资源的生态环境本来会负担的成本）是试图全面估价中药资源生态环境的耗减或退化。这一方法的理论依据基于两项标准：①使用可持续发展概念；②将国民账户中生产资产的固定资本消耗概念扩展到估价中药资源的生态价值。

中药资源价值量统计核算包括：中药资源价值量统计核算（表8-3）、中药资源价值量变动核算（表8-4）。

表8-3　中药实物量核算——流量变动表

	生物药		非生物药
	植物药	动物药	
期初存量			
总自然增加			
自然的发现			
经济影响使面积扩大			
因自然原因而减少			
经济原因造成的耗减			
经济原因使面积减少			
技术改造			
价格、成本变化			
改进估价方法			
期末存量			

表 8-4　森林资源价值量变动核算表

项目	经济资产										环境资源	
	生产资产							非生产资产			多样性	净化空气
	固定资产				在制品			种类	数量	地区	自然保护区面积	栽培生物资源面积
	面积	种类	数量	地区	种类	数量	地区					
期初存量												
总自然增加												
植物药												
动物药												
矿物药												
自然的发现（或种植）												
野生植物药												
野生动物药												
野生矿物药												
经济影响使面积扩大												
动物养殖												
因自然原因而减少												
经济原因造成的耗减												
经济原因使面积减少												
技术改造												
价格、成本变化												
改进估价方法												
期末存量												

四、纳入国民经济核算方法

　　国内生产总值是按市场价格计算的国内生产总值的简称。它指一个国家（或地区）所有常住单位在一定时期内生产活动的最终成果。国内生产总值有三种表现形态，即价值形态、收入形态和产品形态。从价值形态来看，它是所有常任单位在一定时期内生产的全部货物和服务价值超过同期投入的全部非固定资产货物和服务价值的差额，即所有常住单位的增加值之和；从收入形态来看，它是所有常住单位在一定时期内创造并分配给常任单位和非常住单位的初次分配收入之和；从产品形态来看，它是最终使用的货物和服务减去进口货物和服务。

　　绿色 GDP：指在一国的经济领土范围内，由所有常住机构单位生产的扣除资源消耗、环境污染、资源恢复与污染治理等资源环境经常性支出后的可供最终使用的产品（货物和服务）价值之和。

　　绿色 GDP 中药：指在一国的经济领土范围内，由所有常住机构单位生产的扣除中药资源消耗、恢复等经常性支出后的可供最终使用的产品（货物和服务）价值之和。

EDP（经资源环境核算调整的国内生产净值）：指在绿色 GDP 中扣除固定资本折旧、资源折耗与环境降级后的可供最终使用的产品价值之和。

EDP 中药（经中药资源核算调整的国内生产净值）：指在绿色 GDP 中药中扣除固定资本折旧、中药资源折耗与中药生态环境降级后的可供最终使用的产品价值之和。

（一）建立中药资源和环境账户

1. 中药资源资产账户

这个账户核算的目的是为了反映由于中药资源资产的数量增减变化，如野生动植物药的自然生长、新发现的矿物药储藏等。这些变化，按照现行国民经济核算体系的规定，都属于由非交易因素引起的资产数量变化，没有参加到国民经济的生产核算和收入分配核算中，仅列出了资产负债核算，因此需要设置新账户加以核算。

在编制中药资源资产核算账户时，如果是实物量核算，就按照各种资源的实物量反映它们的期初存量、本期增减变化量及期末存量；如果是价值量核算，就在实物量核算的基础上，按一定的办法转化为各种资源的货币价值量（表 8-5）。

表 8-5　中药资源资产账户

计量单位	动物药		植物药		矿物药		化石药		总计
	实物单位	价值单位	实物单位	价值单位	实物单位	价值单位	实物单位	价值单位	
折价标准									
期初存量 本期增加量 其中： 自然生长 人工培育 …… 本期减少量 其中： 开采使用 灾害损失 …… 期末存量									

2. 环境损失账户

这个账户反映由于人类经济活动造成环境污染而导致环境质量恶化所引起的经济损失价值的变化情况。它主要核算环境损失价值，也就是环境容量价值损失。环境损失价值的核算通常采用恢复费用法，即用使受污染的环境基本恢复到原来的状态所需要的治理费用，来代替环境质量降低的损失（表 8-6）。

表 8-6 中药资源环境损失账户

	实物量		价值量（亿元）
	计量单位	排放量	
废水			
废水排放量	万吨		
废水排放达标量	万吨		
废气			
废气排放量	亿立方米		
二氧化硫排放量	亿立方米		
中药材采集加工废弃器官			
产生量	万吨		
处理量	万吨		
排放量	万吨		
中药加工产生废渣			
产生量	万吨		
处理量	万吨		
排放量	万吨		
工业粉尘	亿立方米		
噪声	分贝		
总计			

3. 环境保护与治理账户

这个账户是对全社会环境保护的资金来源与使用去向进行核算。它的资金来源包括社会各有关投资主题从社会积累资金和各种补偿资金中支付的，用于保护和改善环境，促进经济和环境协调发展的投入资金。它的去向主要为环境保护投资，包括工业污染治理投资、城市环境基础设施建设投资、环境管理能力建设投资三个方面（表8-7）。

表 8-7 中药资源环境保护与治理账户

资金来源	资金使用
政府投入	工业污染治理投资
投资部分	城市环境基础设施建设投资
消费部分	环境管理能力建设投资
企业投入	"三同时"制度建设项目的环保投资
居民投入	
社会组织投入	差额
国外投入	
合计	

（二） 中药资源和环境账户与国民经济账户的连接

要将中药资源核算纳入国民经济核算，就要实现中药资源账户同国民经济账户的连接，我们可以通过资源耗减成本（MR）、环境恶化成本（ME）和环境保护支出（F）三项指标将两者联系起来。

1. 资源耗减成本

中药资源核算账户中，记录了核算期发生的中药各种自然资源的增加量和减少量，以及中药自然资源增减数量相抵以后的净值。由于经济活动对自然资源的影响一般表现为减少，故称为资源耗减成本。资源的耗减意味着原有社会财富积累的净减少，由此增加的产量是虚增的，必须从经济账户的有关项目中扣除。

2. 环境恶化成本

在环境质量核算账户内，记录了核算期当年发生的环境质量价值损失，一般称为环境恶化成本。环境恶化成本是一种直接损失，这部分损失目前尚未纳入国民经济核算体系之中。但是这种损失是社会经济活动所付出的环境代价，它直接导致社会财富积累的减少，也应从经济账户的有关项目中扣除。

3. 环境保护支出

在环境保护与治理账户中，记录了核算期内全社会投入的环境保护投入与支出。至于环境保护支出如何处理，目前的争论比较大。我们赞同某些专家的意见，环境保护支出不应该作为经济总量指标的减项。但为了了解环境保护活动有多大的规模、它们与其他经济活动是如何联系的、环境保护活动的成本是多少等，有必要将环境保护活动与其他经济活动区分开来。因此，在确认环境保护支出数值时，首先应从环境保护投入与支出中，扣除已计入中间消耗的企业投入部分，然后按照支出的性质将环境保护投入区分为消费部分（F1）和投资部分（F2），分别从最终消费和固定资产投资中单独列出。

（三）资源与环境账户同国民经济账户的连接

在我国国民经济核算体系基础上，可以对国民经济账户进行调整，实现中药资源、环境账户与国民经济核算账户的连接工作。国民经济调整账户如表8-8所示。

表 8-8　国民经济总体调整账户

使用	来源
增加值	1. 总产出
减：MR	2. 减：中间消耗
ME	减：MR
调整后增加值	ME
（1）劳动者报酬	
（2）生产税净额	
（3）固定资产折旧	
（4）营业盈余	
减：MR	
ME	
调整后营业盈余	
合计	

1. 生产账户

生产账户反映国内机构部门在核算期内通过生产过程所创造的价值，以及与这些价值对应的收入形态。由于生产的交易行为是国民经济中各种流量交易的基础，它决定了其后的经济运行过程中流量的交易范围、数量等。因此，生产账户是国民经济循环账户的核心部分。将资源耗减成本和环境恶化成本纳入生产账户的途径，应该是将其放在中间消耗项目下，作为总产出的减项，从而反映出真实的增加值。

中药资源生产账户描述了中药资源生产核算的内容，表明了增加值的两种计算方法，即生产法和收入法。运用生产法计算增加值，是将中药资源总产出减去中间消耗。将资源耗减成本和环境恶化成本纳入中药资源生产账户以后，需要在计算增加值的基础上，进一步扣除资源耗减成本和环境恶化成本，得到经环境因素调整后的增加值。

表 8-8 是调整后生产账户，账户使用方项目是劳动者报酬、生产税净额、固定资产折旧和营业盈余，它反映的是增加值的构成要素，也就是按收入法计算的增加值。反过来，该账户的平衡项营业盈余是在增加值的基础上，减去劳动者报酬、生产税净额、固定资产折旧后的余额。由于引入环境要素以后，增加值得到调整，于是，账户平衡项由营业盈余也相应进行调整。

2. 收入分配与支出账户

收入分配及支出账户反映国内机构部门在核算期内通过生产过程形成的收入如何在拥有相应生产要素的机构部门之间进行分配，收入如何在不同机构部门之间进行转移，以及机构部门如何将它们的可支配收入在消费和储蓄之间进行分配。在生产账户调整以后，收入分配与支出账户的初始流量也应修改为"调整后营业盈余"。通过各部门接受和支付财产收入、经常转移收支以后，形成各部门的调整后可支配收入。在调整后可支配收入的基础上扣除最终消费支出后，形成调整后总储蓄。在这一调整账户中，为了反映最终消费支出中用于环保的部分（F1），有必要将这一部分在最终消费项目下单独列出（表 8-9）。

表 8-9　调整后收入分配及支出账户

使用	来源
1. 财产收入支付	1. 营业盈余
2. 经常转移支出	减：MR
3. 可支配总收入	ME
减：MR	调整后营业盈余
ME	2. 固定资产折旧
调整后可支配总收入	3. 财产收入
4. 最终消费	4. 劳动者报酬
其中：F1	5. 生产税净额
5. 总储蓄	6. 经常转移收入
减：MR	
ME	
调整后总储蓄	
合计	

3. 资本账户和金融账户

资本账户反映国内机构部门可用于资本形成的资金来源、资本形成的规模及资金剩余或短缺的规模。对投资账户进行调整，也应从其初始流量入手。一方面，在上一账户中，即收入分配与支出账户平衡项调整的基础上，资本账户的初始项也相应进行调整。另一方面，为了保持资本账户的平衡项（资金余缺）与下一账户，即金融账户的资金余缺相等，在资本账户的资金来源方增设"资源与环境资本转移收入净额"这一项目，并且使这一项目的数值大小与资源耗减成本与环境恶化成本之和相等。于是有，总储蓄=调整后总储蓄+资源与环境资本转移收入净额，从而保持了整个账户体系的平衡（表8-10）。

表8-10　调整后资本账户

使用	来源
1. 资本形成总额	1. 总储蓄
其中: F2	减: MR
	ME
	调整后总储蓄
2. 其他非金融资产获得减处置	2. 资本转移收入净额
3. 资金余缺	加: 资源与环境资本转移收入净额
合计	

金融账户反映国内机构部门通过各种金融工具所发生的各种金融交易，以及这些交易的净成果，即资金的净借入或净借出。由于金融账户不涉及非金融资产问题，故其调整前后保持不变（表8-11）。

表8-11　（调整后）金融账户

使用	来源
1. 通货	1. 通货
2. 存款	2. 存款
3. 贷款	3. 贷款
4. 证券（不含股票）	4. 证券（不含股票）
5. 股票及其他股权	5. 股票及其他股权
6. 保险准备金	6. 保险准备金
7. 其他金融资产	7. 其他负债
8. 国外直接投资	8. 国外直接投资
9. 其他对外债权	9. 其他对外债务
10. 储备资产	10. 国际收支净误差与遗漏小计
	11. 资金余缺
合计	

（四）资产负债账户

资产负债核算是以一个国家或地区所拥有的经济资产存量为对象的核算。它反映某一时点上机构单位、机构部门及经济总体所拥有的财力、物力的历史积累和债权债务关系，反映国家或地区的资产负债总规模及结构、经济实力的发展水平。资产负债属于存量核算的范畴，作为当期经济活动的初始条件，表现为期初资产负债规模和结构，经过一个核算期的经济活动（如生产、分配、消费、积累、资金融通等）和非经济活动（如自然灾害、战争等）形成的期末资产负债的规模与结构。因此，资产负债核算与其他经济流量核算紧密相连，形成完整的国民经济核算体系。

资产负债核算中的资产属于经济资产。经济资产必须同时具备以下三个条件：①资产的所有权已经确定；②其所有者能够在一定时期内对资产实行持有、使用或处置；③其所有者能够在目前或可预见的将来获得经济利益。

不属于任何机构单位，或即使属于某个机构单位但不在其有效控制下，或不能在可预见的将来获得经济利益的自然资源，如空气、公海、部分原始森林及在可预见的将来不具有商业开发价值的地下矿藏等，不能视为经济资产，因而不属于我国资产负债核算的范围。

期初资产负债账户和期末资产负债账户分别反映出期初和期末两个时点上的资产负债存量及相应的资产负债差额。该账户资产项目下设置非金融资产和金融资产。在非金融资产项目下按资产分类设固定资产、存货和其他非金融资产。对期初（期末）资产负债账户进行环境因素调整时，将资源资产作为非金融资产的一个类别，纳入其中。这样就使非金融资产增添了新的内容，从而使期初（期末）资产存量及资产负债差额发生了变化（表8-12）。

表8-12 调整后资产负债账户

使用	来源
1. 非金融资产	1. 国内金融负债
加：资源与环境资产	（1）通货
调整后非金融资产	（2）存款
（1）固定资产	（3）贷款
（2）存货	（4）证券（不含股票）
（3）其他非金融资产	（5）股票及其他股权
（4）资源与环境资产	（6）保险准备金
2. 金融资产	（7）其他负债
（1）国内金融资产	2. 国外金融负债
通货	（1）直接投资
存款	（2）证券投资
贷款	（3）其他投资
证券（不含股票）	小计
股票和其他股权	3. 资产负债差额
保险准备金	加：资源与环境资产
其他金融资产	调整后资产负债差额
（2）国外金融资产	
直接投资	
证券投资	
其他投资	
3. 储备资产	
合计	

五、国民经济总量指标的调整

参照联合国环境经济综合核算体系框架，建立环境与经济核算综合账户（表8-13）。

从表8-13可以看出，引入资源与环境因素以后，一方面，国内生产总值、国内生产净值的计算发生了变化。变化后的总量指标计算公式如下：

$$绿色GDP＝国内生产总值－资源耗减成本－环境恶化成本$$

即

$$GGDP＝GDP－MR－ME$$

$$绿色NDP＝国内生产总值－固定资产折旧－资源耗减成本－环境恶化成本$$

即

$$GNDP＝GDP－CFC－MR－ME$$

另一方面，期初（期末）资产存量的计算公式可以写成：

$$K1_p＝K0_p＋I＋Rev_p＋Vol_p$$

$$K1_{np}＝K0_{np}－MR＋Rev_{np}＋Vol_{np}$$

其中，Vol_{np}和Vol_p是分别对应于生产资产和非生产资产自然资产的其他物量变化；Rev_{np}和Rev_p分别对应于这两类资产重估价所形成的价值变化；$K0_p$、$K0_{np}$分别为期初生产资产和资源资产价值；$K1_p$、$K1_{np}$分别为期初生产资产和资源资产价值。

表8-13 环境与经济核算综合账户

	生产 (1)	国外 (2)	最终消费 (3)	生产资产 (4)	资源资产 (5)	环境资产 (6)
期初资产存量（1）				$K0_p$	$K0_{np}$	
供给（2）	P	M				
经济使用（3）	－C	X	C	I_g		
国内生产总值（4）	GDP	X－M	C	I		
资源耗减成本（5）	－MR				－MR	
环境恶化成本（6）	－ME					－ME
调整后的国内生产总值（7）	GGDP	X－M	C	I	－MR	－ME
固定资产折旧（8）	－CFC					
调整后的国内生产净值（9）	NDP	X－M		I		
持有资产损益（10）				Rev_p	Rev_{np}	
资产物量其他变化（11）				Vol_p	Vol_p	
期末存量（12）				$K1_p$	$K1_{np}$	

参 考 文 献

曹俊文.2004.环境与经济综合核算方法研究.北京：经济管理出版社.

陈建成，胡明形.2004.可持续发展下的森林资源统计核算.北京：中国林业出版社.

高敏雪.2000.环境统计与环境经济核算.北京：中国统计出版社.

王振月.2007.中药资源学.哈尔滨：黑龙江科学技术出版社.

周荣汉.1993.中药资源学.北京：中国医药科技出版.

周秀佳，徐宏发，顺庆生.2007.中药资源学：中药资源的保护和可持续利用.上海：上海科学技术出版社.

第九章　中药生态资源环境价值评估

本章论述了中药自然资源生态价值理论、中药生态环境价值理论，并讨论了中药资源生态环境价值的构成及常见资源环境价值评估的方法等。

第一节　中药资源与环境价值的理论基础

中药资源与中药资源的生态环境效应是否具有价值？需要有经济和哲学理论支持。人类存在的价值是什么？现象学哲学家胡塞尔指出"科学在其根基处都是晦暗不明的，经济学必须建立在哲学基础上"。萨缪尔森和诺德豪斯认为"经济学的发展与价值理论的发展是相伴相随的"。中药资源与环境价值阐述需要经济学与哲学理论结合。这需要对传统的价值理论进行深化与发展，在传统的劳动价值理论、效用价值理论、存在价值理论等基础上创新发展，建立适合中药资源发展与生态环境协调的价值理论，建构中药资源环境价值的构成及其评估方法。

一、劳动价值理论

劳动价值论是马克思主义政治经济学的基石，劳动是价值的唯一源泉，是劳动价值论的核心观点。据此，马克思指出"一个物可以是使用价值而不是价值。在这个物不是由于劳动而对人有用的情况下就是这样。例如，空气、处女地、天然草地、野生林等"。这句话说明未经人类劳动加工开发的原生的自然资源不存在抽象劳动创造的价值。然而，人们一旦对原生自然资源进行利用，它就应该是价值和使用价值的统一体。人们要利用自然资源，首先就得占有资源，无论以何种手段为人所用，都一定是劳动过程，既有改变物质形态的具体体力劳动，也有脑力劳动的付出，所以自然资源上的劳动的凝结形成了自然资源的价值，这是符合劳动创造价值基本原理的。

长期以来，由于对马克思劳动价值论的片面理解，出现了"产品高价、原料低价、资源无价"的不合理现象，在一味追求 GDP 增长中导致对资源的无偿占有、掠夺性开发和浪费使用，形成以耗竭资源、牺牲环境为代价的粗放式经济增长方式。现在应澄清的是自然资源是否有价值不应成为其无价格的依据，资源无价不能归咎于马克思的劳动价值论。马克思在分析价值的表现形式时指出，货币出现以前，交换价值是商品价值的表现形式，而货币产生以后，交换价值就转化为价格，即价值是价格的基础，价格是价值的表现形式，但马克思从未说过没有价值的东西就不能有价格，就不能采用商品的形式。例如，"价格形式不仅可能引起价值量和价格之间即价值量和它的货币表现之间量的不一致，而且能够包藏一个质的矛盾，以致货币虽然只是商品的价值形式，但价格可以完全不是价值的表现。有些东西本身并不是商品，例如，良心、名誉等，但是也可以被它们的所有者出卖换取金钱，并通过它们的价格，取得商品的形式。因此，没有价值的东西在形式上可以具有价格，在这里，价格表现是虚幻的"。另外，马克思在解释土地价格时，认为土地不是劳动产品，没有任何价值，那么土地价格不是土地本身价值的货币表现，而是资本化的地租，是土地所有权在经济上的实现。这些都表明，马克思认为没有人类劳动附着的原生自然资源是有价格、无价值的，这种价格，是"想象的价格"、"虚幻的价格"，是由于它的稀少性、垄断性和不可或缺性，或由一些非常偶然的情况决定的。

由上述论述可以看到，马克思关于自然资源是否有价值是分情况而论的，而自然资源的价格至少取决于两方面：投入开发的劳动（或资本）形成的价值从而决定的价格和自然资源所有权引起的价格。

有些学者认为，按照马克思的劳动价值论，不属于劳动产品的自然资源没有价值，或者认为当前的大多自然资源都印有人类劳动的痕迹，具有价值，这些说法未免有些牵强且与可持续发展的要求不协调。事实上，马克思劳动价值论的出发点是研究为了交换的商品经济，这里的"价值"是一个与商品经济相伴随的经济学概念，它反映了人与人之间交换劳动的经济关系，而自然资源价值更多涉及的是人与自然之间的关系，我们不能套用反映人与人之间经济关系的价值理论来说明自然资源与环境价值问题，况且分析商品的理论方法也不能完全适用于自然资源的价值分析上。

二、效用价值理论

西方经济学认为效用是价值的源泉。价值由效用和稀缺两个因素决定，效用决定价值的内容，稀缺决定价值的大小。资源环境价值需要建立在效用价值理论和资源稀缺理论基础上。19世纪50年代以前，效用价值论主要表现为一般效用论，自19世纪70年代以后，主要表现为边际效用论。英国早期经济学家 N. 巴本是最早明确表述效用观点的思想家之一。他认为，一切物品的价值都来自它们的效用，物品的效用在于满足人类天生的欲望，无用之物没有价值。19世纪30年代以后，逐渐出现了边际效用价值论。边际效用价值论，又称为主观价值论，认为商品的价值只表示人对商品的心理感受，价值取决于人的欲望及人对物品的估价，人的欲望和估价会随物品数量的变动而变化，并在被满足和不满足的欲望之间的边际上表现出来。

西方经济学的效用价值论是自然资源与环境价值理论的基础。效用价值论认为，人的欲望及满足是一切经济活动的出发点，也是包括价值论在内的一切经济分析的出发点。效用是物品满足人的欲望的能力。价值则是人对物品满足自己欲望的能力的一种主观评价。另外，只有与人的欲望相比稀缺的物品，才会引起人们的重视，才是有价值的。因此，效用价值论的核心观点是一切劳动生产无非都是创造"效用"的活动，效用才是价值的源泉，稀缺性是价值的前提，而边际效用递减规律是一般的规律，价值由边际效用决定。

根据效用价值论的观点，自然资源显然具有能够满足人的欲望的能力，其数量的有限对人类需要的无限性是稀缺的，于是自然资源有价值成为不可避免的事了，而资源的合理配置及资源的价格也自然成为西方经济学关注的焦点。自然资源作为人类生存和发展的物质基础，自然资源的"有用性"表现为可以使人们获得心理和物质上的享受，即使最劣等的资源，也可能仍具有使用价值，可以满足人类某些方面的需要。按照效用价值理论，无论自然资源中是否凝结了人类的劳动，因其"有用性"决定了它具有效用价值。当资源处于自然赋存状态时，它的价值表现为"潜在的社会价值"。因此，有用性是自然资源具有价值的前提和必要条件。

阿佛里德·马歇尔提出"均衡价值理论"，从需求和供给两方面来说明均衡价格的形成。他认为，研究价值是受边际效用支配还是受生产成本支配的争议，好比研究剪刀以上刃剪纸还是下刃剪纸的议论。马歇尔把相对稀缺理论引入非生产性的环境资源，认为环境资源除了生产性输入外，还向人类提供休闲和环境服务，这些服务功能具有直接的经济价值。

效用价值理论是从人与物关系中抽象出来的学说，本质上反映着人与自然的关系。人类与中药资源的关系是健康效用关系，中药资源生态环境与人类的关系是福利效用价值。中药资源和环境都具有稀缺性和有用性，都对人类具有重要价值。

中药资源包括植物资源、动物资源和矿物资源。药用植物和药用动物为生物资源，属于再生性资源；药用矿物为非再生性资源。中药资源的价值除了给健康制造业提供资源外，还对生态环境产生效用。中药资源天然性、药用性对人类的健康保障、防治疾病提供了物质资源，中药资源的生态性环境效应给人类提供了良好的生存环境，提高了人们的生命质量，为人们的精神愉悦和生存质量提供效用。

三、存在价值理论

近代以来，随着工业化和城市化的发展，环境污染问题成为重大社会问题越来越引起经济学家的关注，人类发展的终极性是什么？即人类发展的方向在哪里？发展的目的是什么？市场失灵、外部性产生的根基是什么？人类需要对以往经济增长和发展理论开展深刻的反思，无论劳动价值论或效用价值论，都不承认不具有使用价值的物品有价值，但是有些物品能满足人类精神文化和道德需求就有存在价值。如果出于公平和道德上的考虑，即使对人类本身没有任何好处，自然界（特别是其他生物物种）的存在本身就具有价值，这种生态和环境价值被称为存在价值。

存在价值理论将价值分为使用价值和非使用价值两部分，通常后者也称存在价值，如美学价值、传统文化价值等，与人类对自然爱和文化依恋的感情密切相关。存在价值论认为，非使用价值，即独立于人们对物品的现期利用的价值，是客观的。克鲁梯拉（Krutilla）运用哲学和道德的本体论理念对资源环境价值进行阐述。1976 年克鲁梯拉第一次把存在价值引入主流经济学的研究，他认为某些社会成员对独有的、不可替代的自然环境的存在进行价值评价时，不一定是作为主动的消费者而是以价格歧视的垄断所有者身份来给予评价。经济学家应该知道"当涉及奇特景观或特有的、脆弱的生态系统时，这些景观和生态系统的保护和存在是许多成员的真实收入的一部分"。是利益和短视的急功近利行为造成人们对资源和环境价值认识不清，就如海德格尔所说的白天看不到星星一样。Krutilla 和 Fisher 还把资源环境存在价值归因为三种动机：同情、期权及未来可用的遗传信息。后期，费里曼、皮尔斯、经济合作与发展组织及联合国千年生态系统评估计划等对资源环境价值分类的观点基本是在科鲁梯拉提出的存在价值理论的基础上进行延生和改进的。当今社会需要借鉴老子《道德经》中"知其白、守其黑"理念去认识资源与环境的存在价值，使其成为独立于人们对资源与生态环境的现期使用的价值，去研究代际公平和可持续发展问题。

存在价值理论者认为，可持续发展代表一种社会理性，内含一个代际平等的命题，历史地全面反映社会成员的价值取向是建构当今社会可持续发展政策的重要基础。资源环境存在价值如何测度？传统以个体理性、效率为核心的规范经济学不能给出资源环境存在价值的理论基础，说明传统规范经济学的理论基础有缺陷。克鲁梯拉的存在价值理论是基于人类的可持续社会福利发展视角的，资源环境存在价值划分为使用价值或非使用价值并不是一个完全的价值理论，而是人们为计量资源环境价值的价值量时区分出来的，而且它还没有一个客观的价值标准。在解决资源、环境的代际问题时，存在价值显得尤其重要，逐渐成为一个重要的决策参数，为环境价值提供了一个新的视角。

四、中药资源环境价值的构成

借鉴环境价值构成理论，中药资源环境价值的构成主要有两种分类法：

第一种分类是将中药资源环境总价值（total economic value，TEV）分为使用价值（use value，UV）或有用性价值（instrumental value）和非使用价值（non use value，NUV）或内在价值（intrinsic value）。使用价值又分为直接使用价值（direct use value，DUV）和间接使用价值（indirect use value，IUV）；非使用价值又分为存在价值（existence value，EV）和遗赠价值（bequest value，BV）。还有一种选择价值（option value，OV），可以归于使用价值，也可以归于非使用价值，不同经济学家对于 TEV 中各组成部分的划分与命名略有不同。因此，我们可以写成：

$$TEV = UV + NUV = (DUV + IUV + OV) + NUV$$

所谓使用价值是指当某一物品被使用或消费的时候，满足人们某种需要或偏好的能力。

中药资源直接使用价值是由中药资源对目前的生产或消费的直接贡献决定的。也就是说，中药资源直接使用价值是指中药资源直接满足企业生产和人们消费需要的价值。中药资源的直接使用价值包括可供传统中药、民族药及民间草药使用的植物、动物及矿物资源的经济价值；中药资源的直接使用价值在概念上是易于理解的，但这并不意味着在经济上易于衡量。中药产品的产量可以根据市场或调查数据进行估算。但是药用动植物和药用矿物的健康价值却难于衡量。

中药资源间接使用价值包括从中药资源生态环境中所提供的用来支持的中药资源产业生产和人们健康消费活动和生态环境中舒适性享受的各种功能中间接获得的效益。间接使用价值类似于生态学中的生态服务功能。克鲁梯拉于 1967 年发表《自然保护的再思考》论文和《自然资源保护的再思考》专著中提出了"舒适性资源的经济价值"理论。1979 年弗里曼出版《环境改善的效益：理论与方法》，2002 年修订再版为《环境与资源的价值评估：理论与方法》，弗里曼提出"每个人的福利不仅取决于其所消费的私人物品及政府所提供的物品和服务，而且取决于其从资源-环境系统得到的非市场性物品和服务的数量与质量，如健康、视觉享受、户外娱乐的机会等。对资源-环境系统变化的经济价值进行计量的理论依据在于它们对人类福利的影响。以人类为中心的经济价值评估并不排除人类对其他物种的生存和福利的关心。人类赋予其他物种以存在价值，不仅是因为人类可以利用它们（如用于食物和娱乐），还因为人类具有利他精神和伦理关怀"。

1990 年，英国经济学家皮尔斯（Pearce）特别指出"非使用价值包括自然资源的传承价值和存在价值，与对人类福利的贡献无关"。也就是说，虽然一些资源或环境目前对人类（或部分公众）还没有使用价值，但根据伦理、宗教及文化观点判断，资源、环境本身及其内涵具有内在的价值。

非使用价值相当于生态学家所认为的某种物品的内在属性，它与人们是否使用它没有关系。对于内在价值到底应该如何界定及应该包括什么，存在着许多不同的观点。但一种被普遍接受的观点认为，存在价值（existence value，EV）是非使用价值的一种最主要的形式。存在价值是指从仅仅知道这个资产存在的满意中获得的，尽管并没有要使用它的意图。

以中药动、植物资源为例，营养循环、水域保护、减少空气污染、小气候调节、生物链和生态圈构成等都属于间接使用价值的范畴。它们虽然不直接进入中药资源生产产业和医疗消费过程，但却为生产和消费的可持续进行提供了必要条件。中药动植物资源的保护与合理利用还可为人类提供环境舒适性及生态娱乐性服务，中药资源与生态环境存在价值更在于张扬人性的慈悲为怀，大医精诚、普度众生的大爱精神情怀。

上面的两种价值都是传统经济学所一致认定的经济价值。现在，我们把人们对中药资源使用的选择考虑进来，这就是经济学家们所称的选择价值。

选择价值，又称期权价值，任何一种中药资源都可能会具有选择价值。我们在利用中药资源的时候，并不希望它的功能很快消耗殆尽，也许会设想在未来的某一天，该资源的使用价值会更大，或者由于不确定性的原因，如果现在利用了这一资源，那么未来就不可能获得该资源。因此，我们要对其做出选择。也就是说，我们可能会具有保护中药资源的愿望。选择价值同人们愿意为保护中药资源以备未来之用的支付愿望的数值有关，包括未来的直接和间接使用价值（如中药资源的有限性和可解体性特点）。选择价值的出现取决于中药资源供应和需求的不确定性存在，并且依赖于消费者对风险的态度。因此，选择价值相当于消费者为一个未利用的资产所愿意支付的保险金，仅仅是为了避免在将来失去它的风险。

从某种意义上说，存在价值是人们对中药资源价值的一种道德上的评判，包括人类对其他物种的同情和关注。例如，如果人们相信所有的生物都有权继续生存在我们这个星球上的话，人类就必须保护这些生物，即便它们看起来既没有使用价值，也没有选择价值。由于绝大多数人对中药资源的存在（如植物资源和动物资源等）具有支付意愿，所以从环境经济学理论出发，认为人们对中药资源存在意义的支付意愿就是存在价值的基础。随着中药资源保护意识的提高，存在价值被认为是总经济价值中的一个重要部分。

如果该中药资源是独特的，上述关于存在价值的发现就更为重要。对于环境经济学中存在价值的提出，在经济学家和环境保护主义者之间搭建了一个相互理解的桥梁。经济学家试图以经济学来解释该价值，并试图通过一些手段来度量它。他们为存在价值的存在提出了几个例证，说明人们之所以认为资源或环境具有存在价值，是因为人们具有遗赠动机、礼物动机、同情动机。

所谓遗赠动机同人们愿意把某种资源和环境保留下来遗赠给后代人有关。从某种意义上说，它同对该资源的使用及环境利用有关，所以很多经济学家认为，应该把它纳入到使用价值的范围内。因为人们相信，把资源和环境资产留给后人，是为了让后人在使用它们的时候获得满足。

礼物动机同遗赠动机类似，但更像是留给当代人的（如亲戚朋友等），因此，许多经济学家也不赞成把它作为衡量存在价值的尺度。

人类对其他生物的同情动机同存在价值的关联性较大。尽管人类对其他生物的同情在不同文化、宗教和国家等背景下有很大差异，但从某种意义上说，目前这种理论在许多国家已经形成一种规范。中华民族具有 5000 年文明历史，儒家文化、道家和道教文化、佛教文化、中医药文化创造了中华文明的辉煌历史，对中华民族的繁衍昌盛提供了精神保障，现代社会健康、中国建设更需要弘扬这种大爱精神。

第二种分类是将中药资源环境价值分为两部分：Krutilla 和 Fisher 合著的《自然环境经济学：商品型和舒适型资源价值研究》著作中将自然资源的价值划分为比较实在的、有形的实质性价值（或商品性价值）和较虚的、无形的舒适性价值两部分。

中药资源和环境的一部分是比较实在的、有形的物质性的商品价值，也有一部分是比较虚的、无形的舒适性的服务价值。也可以研究将中药资源环境按这种方法进行分类，但是比较而言，第一种分类比较精细、深刻，对理解中药资源环境价值所包含的内容、范围和意义大有启发。但是，在几种价值之间，特别是在遗赠价值、存在价值和选择价值之间的界限比较模糊，而且难以定量。

五、中药资源环境价值评估的方法

中药资源环境价值的实现需要依靠经济手段，并且中药资源的管理需要借助核算体系。应将价值链理论引入中药资源核算体系，从供应链管理其经济行为，从中药资源产业上下游产业的整体发展预知中医药经济运行是否正常，了解中药资源和生态资源供求平衡与可持续发展状况，有利于制定相应的计划和进行科学决策，以加强中药资源环境管理。但是，由于中药资源环境往往不是完全的商品，处于市场空缺或者价格扭曲状态。因此，中药资源产品的定价和环境存在价值是一门复杂的科学，目前尚没有确定的规范科学测量。目前可以借鉴使用的中药资源价值评估方法应仿照直接市场定价法、影子价格法、支付意愿法、影响估值法和生态效益评估法等。但是这些方法往往会将中药资源当作一个整体而忽略了其在各个战略环节上的价值增值。而价值链理论给管理者提供了一个分析中药资源增值环节的工具。企业获取和保持竞争优势，主要在于其价值链某些特定的战略价值链环节上的优势，中药资源的价值评估也就是要把握这些关键环节，从而控制整条中药资源价值链。因此，本文对中药资源价值评估的方法为基本价值与修正价值相结合的方法，其公式可以表示为：

中药资源价值 = 中药资源基本价值 + 中药资源修正价值

对基本价值和修正价值的评价，应选取相应的评价指标。评价指标的建立应依据以下原则：①充分、全面、具有代表性；②指标的可获得性，指标的设计必须具有实际操作性又是充分合理的，且所设计指标的评价信息是可以获得的；③每个指标的内涵清楚且相对独立；④指标具有针对性。

根据各个价值链环节的分析及指标建立原则，影响中药资源基本价值的指标有中药资源的价格、中药资源使用期限、平均期望年或中药资源净收益估算值、收益还原率等；影响中药资源修正价值的指标有药材道地性、种质和种子选育、田间种植栽培管理、采收加工、包装及运输、保管及储藏、GAP 认证、中药炮制的专业性、研发创新等。

第二节　中药资源环境市场评价方法分析

一、中药资源与环境市场价值法分析

环境是经济发展的物质基础。环境资源与劳动、资本、土地等资源一样，都属于生产要素。环境质量的变化会直接导致生产成本和生产率的变化，进而导致投入与产出水平的变化。而投入与产出水平的变化不仅是可以观察并度量的，而且是可以用货币价格（市场价格或影子价格）加以测算的。所谓直接市场法，就是直接运用货币价格，对可以观察和度量的环境质量变动后果进行测算的一类方法。

　　由于直接市场法是建立在充分的信息和明确的因果关系基础之上的，所以用直接市场法进行的评估比较客观，争议较少。但是，中药资源与环境采用直接市场法，不仅需要具有资源或环境所提供的产品或服务效果的足够的实物量数据，而且因环境破坏或污染造成的损失中，在我国还没有形成相应的排污权交易市场，因此也就没有市场价格；其现有的市场只能部分地反应环境质量变动的结果。在这种情况下，直接市场法的应用或者不可能，或者有很大的局限性。此外，直接市场法所使用的，是有关商品和劳务的直接使用价值，而不是消费者相应的支付意愿或受偿意愿，这就使得该方法不能反映消费者在中药资源环境质量变动时所得到或失去的消费者剩余，因而也就不能充分衡量中药资源环境质量的价值。应该指出的是，在运用直接市场法时，必须考虑市场的反应。

　　举例来说，大气污染与水污染会导致中药材减产及品质下降，从而影响到药农的收入。但是，在估算由此造成的损失时，需要考虑下列因素。首先，要考虑供求变动对价格的影响。如果环境质量恶化对某一中药材市场产出水平变化的影响很小，不至于引起该中药材市场价格的变化，那么，就可以直接运用现有的中药材市场价格乘以减少的产量来进行测算；如果环境质量恶化导致中药材大幅度减产，进而导致该药材市场价格上升，那么，就应该把涨价对药农收益的影响考虑在内。其次，如果污染造成的损害是长期的，药农为了减少污染的影响，就会对中药材种植进行调整，包括种植方法调整与品种调整（如种植抗污中药品种）。因此，在估算环境质量恶化对药农收入的影响时，应该把中药材种植生产调整的影响包括在内。

二、中药资源环境费用支出法分析

　　费用支出法（expenditure method，EM）是指以人们对某种环境效益的支出费用来表示该效益的经济价值的方法，如为避免噪声的干扰，将窗户加上隔音玻璃，或举家迁往更安静的地方等行动都要花费一定的费用。因此，可通过计算这些费用的变化，间接地推测出生态环境的价值的共同费用和个人支出费用的实际值。该方法是通过人们对自然环境效益的支出费用来表示该效益的经济价值的方法，如对某一景点的旅游效益，可用旅游者去该景点的实际总支出来表示，一般包括往返交通、餐饮、住宿、门票、设施使用、时间、摄影、购买纪念品和土特产等方面的费用。

　　费用支出法需要依托现实的消费状况，用以衡量中药资源或中药生态环境的使用价值，如中药资源动植物考察旅游、中医药健康生态旅游等，可以运用直接消费支出衡量。包括的费用种类：①往返交通费，当使用公有车和私有车时，交通费应包括汽油费、折旧费和停车费；当使用公共汽车时仅指车票费。②餐饮费，无论是自带、当时购买、自带和购买食品结合的方式，餐饮费都是指消耗食品的市场价值。③住宿费，无论游客住旅馆、宾馆、民宅，还是野营、野宿，一切住宿花费的资金都应包括在内。④门票和设施使用费，无论是进入中医药旅游区的门票、特殊药用动植物景点的入场券，还是各种特殊游憩设施的使用费、特殊设备的租借费等，一切与游憩相关的票券费用都应包括在内。⑤时间花费，指游客从出发、游憩到回家的全过程中花费的时间，并把花费的时间按当年的工资水平（元/小时）折合成资金花费。关于时间价值的转换，不同国家和不同研究者的方法不一样，有的按工资水平的1/2来折算，有的按1/4来折算，有的按3/4来折算，有的不计时间价值，例如，英国交通部的法规规定非工作时间的价值按工资水平的43%折算。⑥购买纪念品和土特产费，指游客在游憩过程中购买纪念品和在游憩区购买中药材或保健产品的费用支出。

费用支出法用于中药资源生态环境评估的缺陷。费用支出法仅计算"消费者"游憩时的费用支出的总钱数，反映了中药资源"生产者"（即游憩区）的收益情况，但不能反映中药资源生态环境"游憩商品"的社会价值，因为费用支出法没有包括游客游憩时获得的消费者剩余，无法知道"消费者"的支付意愿（WTP），即不能反映"消费者"究竟愿意花多少钱去享受中药资源环境游憩，因而不能真实地反映中药资源环境游憩地的游憩价值。费用支出法中费用到底包括哪些适当，如毛花费用法和区内花费法所计算的有些费用支出其实与游客"游憩的相关性不大"，如购买中药材、中药保健品和纪念品，摄影等，并不是直接享受中药资源环境游憩而支出的，游憩费用法虽仅计算与"游憩相关"的费用，但仍不能确定餐饮费、摄影费、时间花费是否计入，怎样计入？费用支出法仅能评价中药资源生态环境游憩的使用价值，不能评价中药资源生态环境游憩的非使用价值。如不能评价没有游客、游客少的野生中药资源区域的游憩价值。虽然这些生态保护区游客少，几乎没有费用支出，但公众有游憩这些区域的"支付意愿"，因而有游憩价值。但是，费用支出法无法计算出这类中药资源生态环境游憩区的经济价值。

三、中药资源生态环境生产率变动法分析

生产率变动法（changes in productivity approach）或称生产效应法（effect on production approach）认为，环境变化可以通过生产过程影响生产者的产量、成本和利润，或是通过消费品的供给与价格变动影响消费者的福利。

1. 步骤与方法

生态环境生产率变动法的基本步骤如下：

（1）估计环境质量变化对中药资源生产造成影响的物理效果和范围：例如，中药材过度采挖所造成的后果之一是导致土壤损失，环境沙化。土壤流失和损害又会影响中药材的种植环境，使中药材减产。

（2）估计该影响对成本或产出造成的影响：例如，有农业统计土壤减少3%会导致玉米产量减少2%，假设未受影响前，产量为7500kg/hm²，则产量损失为150kg/hm²。

（3）估计产出或者成本变化的市场价值：例如，假设玉米的收成将因为森林砍伐减少150kg/hm²，受影响的范围为100hm²，玉米的市场价格为1.0元/kg，则因森林砍伐造成的该类损失为150kg/hm²×100hm²×1.0元/kg＝15 000元。

如果环境质量变动影响到的中药资源商品是在市场机制的作用发挥得比较充分的条件下销售的，那么，就可以直接利用该中药材商品的市场价格进行估算。但是，必须注意中药材商品销售量变动对中药材商品价格的影响。假如环境质量变动对受影响的中药材商品的市场产出水平变化的影响很小，不至于引起该中药材商品价格的变化，那么，就可以直接运用现有的市场价格进行测算；如果中药资源生产量变动的规模可能影响价格的变动，就应设法预测新的价格水平。一般来说，如果全国某种中药材的供给主要来自污染或受影响的地区，或者是相对封闭的区域市场（如地方中药材市场），就需要分析上述产出水平变化对商品市场价格的影响。例如，云南文山地区环境质量恶化导致了整个市场三七供给量的下降，在这种情况下，供不应求会导致当年三七市场价格的上升，而三七价格的上升又可能使一些高生产成本红河地区的三七生产从无利可图转变为有利可图，从而刺激这些地区增加三七生产，进而导致三七的市场价格

有一定程度的回落。假定三七的市场需求曲线是一条直线，则有：

$$P = \Delta Q (P_1 + P_2) / 2 \tag{9-1}$$

式中，P 表示根据三七产量变动所测算的环境价值变动额；ΔQ 表示环境污染地区三七产量的变动量；P_1 表示三七产量变动前的市场价格；P_2 表示三七产出变动后的市场价格。

为了确保价值评估结果的准确与合理，应该估计产出和价格变化的净效果。例如，土壤侵蚀减少了中药材的产量，但也因为收获成本的降低而弥补了部分损失。当环境损害增加了某中药材的成本，同时也减少了它的产量时，则是一个相反的情况。

假设环境变化所带来的经济影响（E）体现在受影响的产品的产量、价格和成本等方面，即净产值的变化上，我们可以用下面的公式表示：

$$E = \left(\sum_{i=1}^{k} p_i q_i - \sum_{j=1}^{k} c_j q_j \right)_x - \left(\sum_{i=1}^{k} p_i q_i - \sum_{j=1}^{k} c_j q_j \right)_y \tag{9-2}$$

式中，p 表示产品的价格；c 表示产品的成本；q 表示产品的数量。

式 9-2 中共有 $i = 1, 2, \cdots, k$ 种产品和 $j = 1, 2, \cdots, k$ 种投入，环境变化前后的情况分别用下标 x、y 表示。

预测市场反应可能会十分复杂。面对环境变化的影响，生产者与消费者可能会采取行动以保护自己。例如，消费者将不再购买被污染的中药材；生产者将减少对污染敏感的中药材的种植面积。如果在这种适应性变化出现之前做出评价，将会过高估计环境影响的价值；而如果在上述适应性变化之后进行评价，则会对给生产者剩余与消费者福利带来的真实影响估计不足。

生产效应法亦可用于中药资源环境非市场交易物品。此时，它往往是参照一个相似物品（或替代品）的市场信息来进行价值评估。

2. 数据与信息需求

利用生产率变动法对环境损害或效益进行评估所需的数据与信息有：

（1）生产或消费活动对可交易中药材的环境影响证据；

（2）有关所分析中药材的市场价格的数据；

（3）在价格可能受到影响的地方（时候），对生产与消费反应的预测；

（4）中药资源生态环境属于非市场交易品，需要与其最相近的市场交易品（替代品）的信息；

（5）由于生产者和消费者对环境损害会做出相应的反应，因此，需要对可能的或已经实施的行为调整进行识别和评价。

四、中药资源环境机会成本法分析

经济学是解决资源短缺问题的学问，中药资源是有限的，而人类健康需求是无限的，解决有限与无限的矛盾是资源经济学研究的基本课题。因此，中药资源经济学又是关于资源选择的学问，每一个时期人们都必须做出选择，以决定将稀缺中药资源配置于哪一类健康产品与服务生产，满足人们哪一方面的健康需求。经济学中由资源的稀缺性及由此而限定的选择引出了一个重要概念：机会成本。在某种资源稀缺的条件下，该资源一旦用于某种商品的生产就不能同时用于另一种商品的生产，即选择了一种机会就意味着放弃了另一种机会。使用一种资源的机会成本是指把该资源投入某一特定用途后所放弃的在其他用途中所能够获得的最大利益。

在评估中药资源价值方面，运用机会成本法估算保护资源价值（例如，保护野生中药资源保护区，保护野生中药动物资源保护区）的机会成本，可以用该资源作为其他用途（例如，农业开发的粮食产出价格、林业种植树苗的产出价格）时可能获得的收益来表征。

运用机会成本法特别适用于对野生中药资源保护区或具有唯一性特征的野生濒危中药动植物资源的保护区项目进行评估。对于某些具有唯一性特征或不可逆特征的野生中药动植物资源而言，某些经济开发方案与野生中药动植物资源系统的延续性是有矛盾的，其后果是不可逆的。经济开发工程可能使一个地区发生巨大变化，以至于破坏了它原有的自然生态系统及野生中药资源系统，并且使这个自然生态系统不能重新建立和恢复。在这种情况下，经济开发工程的机会成本是在未来一段时期内保护自然系统和野生中药资源系统得到的自然环境的舒适性、旅游景观的精神体验性和濒危野生中药动植物资源的传承延续价值及伦理价值。由于自然生态资源和野生中药动植物资源无市场价格特征，这些效益很难计量。但反过来，保护自然生态系统和野生中药动植物资源的机会成本可以看作是失去的经济开发效益的现值。典型案例如美国科罗拉多大峡谷的研究，有人提议在大峡谷建立水坝来发电，这将不可逆地改变一片独特的旷野。研究人员对所提议的项目及最便宜的替代方案进行了传统的效益-费用分析。发现该项目的收益没有大到足以弥补一片独特的自然区域的不可逆的损失。最终，决策者选择不筑水坝，将地狱峡谷保护在自然状态下的机会成本（从其他来源来发电的额外成本）是值得的。

一般情况下，人们都是估算资源保护的机会成本，然后让决策者或公众来决定自然资源是否具有这样的价值或是否值得为保护该资源而放弃这些收益。例如，对于我国著名的三江平原的发展规划有不同的方案，一种方案是要严格保护其湿地资源而不进行任何开发，另一种方案是把三江湿地完全用于农业开发项目。假设经计算农业开发所获收益的净现值为 50 亿元人民币（假设是 50 年），则保护三江湿地不被开发的机会成本即为 50 亿元人民币。那么，政府和公众就需要决定，是否为了获得这 50 亿元人民币的净现值而放弃保护三江湿地。这里需要特别注意的是，50 亿元人民币是农业开发 50 年的净效益，但是开发活动的影响是不可逆的，因此，50 亿元应该视作三江平原湿地的最低价值。同时，除了农业开发之外，三江湿地还会有其他选择方案，如野生中药动植物资源保护、中医药文化、健康知识教育、中医药健康生态旅游等，因此，应通过多种方案对三江平原湿地保护的机会成本进行综合测算。

五、中药资源与环境人力资本法分析

中药资源短缺和生态环境恶化对人们的健康会带来损失。在经济学中，人力资本是指体现在劳动者身上的资本，它主要包括劳动者的文化知识、技术水平及健康状况。在人力资本法中，个人被视为经济资本单位，他们的收入被视为是人力投资的一种回报（收益）。所谓人力投资是对劳动者健康、文化知识和技术水平所进行的投资。中药资源与环境经济学运用人力资本这个概念，是因为只计算了人作为一个生产单位的价值（尽管人对于健康和生命的主观评价，以及他对提高健康水平的支付意愿、伤痛和痛苦所造成的精神和生理成本等也十分重要，但这些成本目前并未计算进去）。经济学家在分析社会和个人从教育或培训中所获得的收益时，也经常使用人力资本这一概念。为了避免重复计算，中药资源与环境经济学在利用人力资本法的时候，将主要注重中药资源短缺和环境质量变化对人体健康的影响（主要是医疗费的增加），以及因这一影响而导致的个人收入损失。前者相当于因失去中药"简、便、验、廉"的干预和环境质量变化而增加的患者人数与每个患者的平均医疗费用（按不同病症加权计算）的乘积；后者则相当于失去中药"简、便、验、廉"的干预和环境质量变化对劳动者预期寿命和工作年限的影响与劳动者预期收入（不包括来自非人力资本的收入）现值的乘积。由于劳动者的收入损失与年龄有关，所以，首先必须分年龄组计算劳动者某一年龄的收入损失，然后将各年龄的收入损失汇总，得出因中药资源短缺和生态环境问题而导致的劳动者一生的收入损失。

1. 步骤与方法

中药资源与环境人力资本法的基本步骤如下：

（1）识别环境中可致病的特征因素（致病动因）：即识别出环境中包含哪些可导致疾病或死亡的物质。以 PM10 为例，PM10 指总悬浮颗粒物中粒径<10μm 的部分，是具有肺动力学活性的组分。PM10 的来源包括直接排放的烟尘和 SO_2、No_x 生成的二次污染物。PM10 对人体健康的损害包括导致呼吸系统疾病，尤其是慢性阻塞性肺疾病和肺癌等易造成过早死亡、预期寿命减少。

（2）确定致病动因与疾病发生率和过早死亡率之间的关系：识别致病原因及其与疾病发生率和过早死亡率之间的关系，一般来说属于医学范畴，它是建立在病例分析、实验室实验和流行病数据资料分析基础上的。在许多情况下，致病动因在环境中的临界水平是不确定的，但是现在健康管理学者运用大数据进行研究。

（3）评价处于风险之中的人口规模：也就是要定义致病动因的影响区域，它涉及建立污染扩散模式（在空气与水污染情况下），特别是要界定总暴露人口对风险特别敏感的人群（如孕妇、幼儿、老人、气喘病患者等）。

（4）估算由于疾病导致缺勤所引起的收入损失和医疗费用：对疾病所消耗的时间与资源赋予经济价值。

$$I_c = \sum_{i=1}^{k} (L_i + M_i) \tag{9-3}$$

式中，I_c 表示由于环境质量变化所导致的疾病损失成本；L_i 表示 i 类人由于生病不能工作所带来的平均工资损失；M_i 表示 i 类人的医疗费用（包括门诊费、医药费、治疗费等）。

如果实际的医疗费用（例如，药品和医生的工资）存在严重的价格扭曲现象的话，则需要通过影子价格（或影子工资）进行调整。

估算由于过早死亡所带来的影响：利用人力资本法来计算由于过早死亡所带来的损失，则年龄为 t 的人由于环境变化而过早死亡的经济损失等于他在余下的正常寿命期间的收入损失的现值。

$$Value = \sum_{i=1}^{T-t} \frac{\pi_{t+i} \cdot E_{t+i}}{(1+r)^i} \tag{9-4}$$

式中，π_{t+i} 表示年龄为 t 的人活到 $t+i$ 年的概率；E_{t+i} 表示在年龄为 $t+i$ 时的预期收入；r 表示贴现率；T 表示从劳动力市场上退休的年龄。

2. 数据与信息

利用疾病成本法或人力资本法对环境损害或效益进行价值评估所需的数据与信息有：

（1）致病动因的水平（F）；

（2）可致病的环境质量阈值（S）；

（3）超过阈值的强度（X）；

（4）与强度相对应的持续时间（Y）；

（5）与上述因素相对应的发病率（N，每百万人口 n 例）；

（6）暴露人群的评估：分布规律、敏感人群统计等；

（7）剂量–反应关系为：

$$N = N(F)$$
$$F = (S,\ X,\ Y,\ \cdots)$$

（8）与上述发病率对应的工时损失数和医疗费用耗费，比较中医药医疗费用；

（9）单位工时工资、医生工资、设备折旧、药品价格、比较中药价格等。

3. 需要注意的问题

中药资源的"治未病"功能效应，即中药资源在养生保健中对疾病，尤其是慢性病的预防、干预作用难以测量，中药文化促进人民健康意识提高、膳食和生活方式改变，使人力资本健康产出的效应难以估价。

（1）一些致病环境动因难于辨认，剂量–反应关系更难于建立；致病动因在环境中作用强度的分布与人口分布及敏感人群分布的关系十分复杂；发病率结果由多种因素导致，难于区分。

（2）对处于风险中的人群的评价受个体差异的干扰。

（3）这两种方法是建立在把人看作是一个资本单元的基础上，来计算由于疾病和过早死亡所带来的损失，这会引发一些如何评价那些没有生产能力或不参加生产活动的人的损失问题。例如，如何评价儿童、家庭妇女、退休和残疾人的损失。由于人力资本法用劳动者的收入来衡量其生命的价值，其中隐含的推论是收入小于支出的人的死亡对社会有利，因而会引发伦理学上的争论。

（4）价格扭曲的现象也是一个普遍存在的问题，特别是医生工资，药品的市场价格和医保价格、基本药物价格的区别，特别是与中医药治疗和中药价格的比较等缺乏数据资料支持。

六、中药资源环境影子价格法分析

影子价格这一术语是 20 世纪 30 年代末 40 年代初由荷兰数理经济学家、计量经济学创始人詹恩·丁伯根（Jan Tinbergen）和前苏联数学家、经济学家康托罗维奇（Kan Torovitch）在研究线性规划问题时最先提出的。1939 年，康托罗维在计算多变量的线性规划问题时，引入了相当于线性规划对偶变量的求解乘数。之后，影子价格又出现了几种不同的定义方式，其中，Koopmans（科普曼斯，1949）的效率价格和 Tinbergen（丁伯根，1956）的会计价格最为典型。但影子价格引发了一些争论，仅就线性规划问题来说，一直到 20 世纪 80 年代，关于影子价格的定义还没有一致意见。

影子价格在西方常被称为"效率价格"，在前苏联和东欧国家则被视为"最优计划价格"。它是经济学家在研究资源最优规划的同时，意外得到的一个与价格有关的信息。影子价格是对资源的边际收益或产品的边际成本的一种估价，这种估价是针对具体环境、具体产品而存在的，是根据线性规划模型算出来的。由于线性规划模型产生的经济背景不同，使得影子价格的经济含义也有所差异，特别是最大化问题中的影子价格与最小化问题中的影子价格，其经济含义的区别尤为明显。

影子价格与生产价格、市场价格很不一样，从数学意义上讲，实际上是最优化的线性拉格朗日函数的拉氏乘子，即目标函数发生的增值；从经济学的意义上讲，影子价格不是价格，是某种资源投入且每增加一个单位所带来的追加效益，影子价格实际上是资源投入的潜在边际效益。它反映了产品的供求状况和资源的稀缺程度，资源越丰富，其影子价格越低，反之亦然，即资源的数量和产品的价格影响着影子价格的大小，因此它不能代替资源本身的价值。从理论上讲，可以通过求解线性规划模型来获得水资源影子价格，但是在实践中困难很大，主要由于线性规划是涉及几百种资源、几万种甚至上百万种产品相联系的庞大模型，水资源只是众多资源中的一种，很难确定水资源和其他资源的数量经济关系，正如世界银行经济专家艾德里安·伍德所言"据我所知，世界上还没有完全由理论计算得出的影子价格"。

我国在 20 世纪 80 年代引进影子价格并将其应用于经济生活实践，是项目评估、资源价格评估中使用的基本方法，实践证明影子价格具有虚拟性、最优性、确定性、可及性及方向性等良好特征。

我们可以尝试运用影子价格对中药资源短缺和生态环境污染经济损失成本进行估算，给中药资源短缺资源损失成本和中药生态环境污染找到一个合适的价格。影子价格法利用替代市场技术，以市场上与中药资源相类似的产品（如农副产品）价格作为"影子价格"来估算中药资源环境这种"公共商品"的价值。通过求解线性规划来获得中药资源环境影子价格的应用在我国很少，可仿照一些代表性的计算方法①中国国内供求均衡价格法：从一般均衡理论出发，中药资源与环境作为非农业部门的投入物和作为农业部门的产出物的影子价格均等于供求均衡价格，它是生产者和消费者都可以接受的价格。②投入产出均衡价格法：把农业或农业部门作为部门或商品纳入投入产出表，直接计算农业部门的相对投入产出均衡价格，由此推断出中药资源的影子价格。③边际价格计算方法：在数学上表现为用微积分描述中药资源的影子价格。④最优化模型法：用线性规划方法求解中药资源最优配置时，得到相应的最优计划解，其资源约束对应的对偶问题的解就是中药资源的影子价格。

第三节　中药资源环境揭示性偏好方法分析

揭示偏好法（revealed preference approach）是通过考察人们与市场相关的行为，特别是在与环境联系紧密的市场中所支付的价格或他们获得的利益，间接推断出人们对环境的偏好，以此来估算环境质量变化的经济价值。

我们在做中药资源环境价值评估时，要发现在市场上存在着一些商品，它们可以作为中药资源环境所提供服务的替代品。例如，中药资源规范化种植基地（GAP）可以看作是野生中药资源保护区具有的资源提供和中医药文化教育、休闲功能（例如，中医药健康知识普及）的替代物；这样中药资源规范化种植基地可以看作是中药资源野生自然保护区或国家公园的替代物。如果这种替代作用可以成立，则增加中药资源和生态环境物品或服务的供应所带来的效益，就可以从替代人们药品购买量的减少测算出来或人们远足享受舒适性的花费测算出来，反之亦然。其原因在于，由于两者是可以相互替代的，对于用户而言，消费两者给用户带来的福利水平也是一样的。同时，随着人们环境意识的提高，当人们购买商品的时候，其支付意愿也包括了对这些商品附属的或具有的环境属性的承认。

我们必须注意的是，中药资源和环境的某些健康和舒适服务功能是能够被有些种植中药材完全替代的，但有些只能是部分替代，甚至是无法替代的。例如，对于野生中药资源保护区而言，其作为中药材的使用价值部分，可以被人工种植替代，但是，野生中药动植物资源本身所特有的对原始生态环境的适应功能（包括种质资源的抗逆性及生物多样性等）则无法被人工种植生产出来的中药材所替代，而原始生态环境和野生动植物资源的存在价值的部分，则更是无法替代的。

一、享乐价值法

享乐价值法（hedonic price mechod，HP）起源于 Lancaster（1966）和 Rosen（1974）提出的特征价值理论。与传统消费理论以产品为研究对象不同，该理论认为，商品的价值是商品的一系列内在特征与属性的价值总和。我们运用享乐价值法可以依据消费者对中药资源与生态环境的特征和属性的需求与欲望，给予中药资源和生态环境价值评估。由于不同消费者对中药资源环境的特征和属性的需求不同，需要依据不同群体的人需求和欲望，给予中药资源与生态环境特征属性不同的重要性程度评价。例如，中药资源环境产生清洁的空气的特征是不可以交易的产品，但是它是影响房屋资产价格的一个变量。显示偏好的经验表明，人们愿意支付的房屋价格与周围空气质量之间存在明显的正相关性，所以分析房屋资产价格可以获得清洁空气的价值。

我们假设房屋租金（或者房屋价格，租金可以通过房屋价格得到）、空气质量、药用植物欣赏和其他影响房屋租金的一系列属性等数据可以收集到。根据空气质量不同选择不同的地区，从而确定有代表性的样本。采用多元回归分析对房屋租金与影响房屋租金的所有属性之间的关系进行估计，假设其他变量保持不变，所得到的估计结果可以用于确定房屋租金与空气污染之间的关系。确定租金的估计方程就是"享乐价格方程"，所推导的租金与空气污染之间的关系常被称为"租金-污染函数"或者"租金斜率"。

二、旅行成本法

1. 基本概念与理论基础

旅行费用法（travel cost approach）常常被用来评价那些没有市场价格的自然景点或者环境资源的价值。它要评估的是旅游者通过消费这些环境商品或服务所获得的效益，或者说对这些旅游场所的支付意愿（旅游者对这些环境商品或服务的价值认同）。

我们评估中药资源环境价值，需要确定消费者对中药资源环境商品或服务的价值认同，旅行费用法后面隐含的原则是，尽管这些中药资源环境自然景点可能并不需要旅游者支付门票费等，但是**旅游者为了进行参观**（或者说，使用或消费这类中药资源环境商品或服务），却需要承担交通费用，包括要花费他们自己的时间，旅游者为此而付出的代价可以看作是对这些中药资源环境商品或服务的实际支付。我们知道，支付意愿等于消费者的实际支付与其消费某一商品或服务所获得的消费者剩余之和。那么，假设我们可以获得旅游者的实际花费数目，要确定旅游者的支付意愿大小的关键就在于要估算出旅游者的消费者剩余。

同时我们还必须看到，旅游者对这些中药资源环境商品或服务的需求并不是无限的，要受到从出发地到该景点的旅行费用的制约。假设所有旅游者消费该环境商品或服务所获得的总效益是相等的，旅行费用法等于边际旅游者（距离评价地点最远的旅游者）的旅行费用，离评价地点最远的用户，其消费者剩余最小；而离评价地点最近的用户，其消费者剩余最大。需要注意的是，旅行费用法针对的是具体的场所的环境价值而不是中医药健康知识本身的收益。

2. 步骤与方法

（1）定义和划分旅游者的出发地区：以评价场所为圆心，把场所四周的地区按距离远近分成若干个区域。距离的不断增大意味着旅行费用的不断增加。

（2）在评价地点对旅游者进行抽样调查：例如，站在评价地点的入口处，询问每个旅游者的出发地点，收集相关信息，以便确定用户的出发地区、旅游率、旅行费用和被调查者的社会经济特征。

（3）计算每一区域内到此地点旅游的人次（旅游率）。

（4）求出旅行费用对旅游率的影响：根据对旅游者调查的样本资料，用分析出的数据，对不同区域的旅游率和旅行费用，以及各种社会经济变量进行回归，求得第一阶段的需求曲线即旅行费用对旅游率的影响。

$$Q_i = f(CT_i, X_1, X_2, \cdots, X_n) \tag{9-5}$$

$$Q_i = \alpha_0 + \alpha_1 CT_i + \alpha_2 X_i \tag{9-6}$$

式中，Q_i 表示旅游率，$Q_i = V_i/P_i$；V_i 表示根据抽样调查的结果推算出的 i 区域中到评价地点的总旅游人数；P_i 表示 i 区域的人口总数；CT_i 表示从 i 区域到评价地点的旅行费用；X_i 表示包括 i 区域旅游者的收入、受教育水平和其他有关的一系列社会经济变量，$X_i = (X_1, X_2, \cdots, X_n)$。

通过回归方程 9-5 和 9-6 确定的是一个所谓的"全经验"需求曲线，它是基于旅游率而不是基于在该场所的实际旅游者数目。利用这条需求曲线来估计不同区域中的旅游者的实际数量，以及这个数量将如何随着门票费（或称入场费）的增加而发生的变化情况，来获得一条实际的需求曲线。

（5）确定对该场所的实际需求曲线：根据第一步信息，对每一个出发地区第一阶段的需求函数进行校正可求出每个区域旅游率与旅行费用的关系：

$$C_{Ti} = \beta_{0i} + \beta_{1i} V_i$$

$$\beta_{0i} = -\frac{\alpha + \alpha_2 X_i}{\alpha_1}, \quad \beta_{1i} = \frac{1}{\alpha_1 P_i}, \quad i = 1, 2, \cdots, k \tag{9-7}$$

式 9-7 共有 k 个等式，每个等式中的 β 值不同。每个区域有 1 个等式。

（6）计算每个区域的消费者剩余：我们假设评价景点的门票费为 0，则旅游者的实际支付就是他的旅行费用。进而通过门票费的不断增加来确定旅游人数的变化就可以求得来自不同区域的旅游者的消费者剩余。首先，根据上述等式，计算出当门票费为 0 时，不同区域内的总的旅游人数。它确定的是当门票费为 0 时，对评价场所的最大需求数量。然后，逐步增加门票费的价格（门票费的增加相当于边际旅行费用的变化），来确定边际旅行费用增加对不同区域内旅游人数（旅游率）的影响，把每个区域内的旅游人数相加，就可以确定出相对于每一个单位旅行费用的变化对总旅游人数/年的影响。例如，门票费增加 1 元，可以得到图 9-1 中的 B 点，逐步提高门票费，逐个进行这样的计算，就可以获得图 9-1 中的整个需求曲线 AM。因而，假设原始的门票费为 0，则图 9-1 中需求曲线下面的面积就是用户所享受的总的消费者剩余。如果用数学方法来计算，就是根据实际的 CT_i 值，预测该地区总旅游人数 V_i，然后把第二阶段需求函数从 0 到 V_i 积分，就可以获得不同区域的旅游者的消费者剩余。

（7）将每个区域的旅游费用及消费者剩余加总，得出总的支付愿望，即是评价景点的价值。

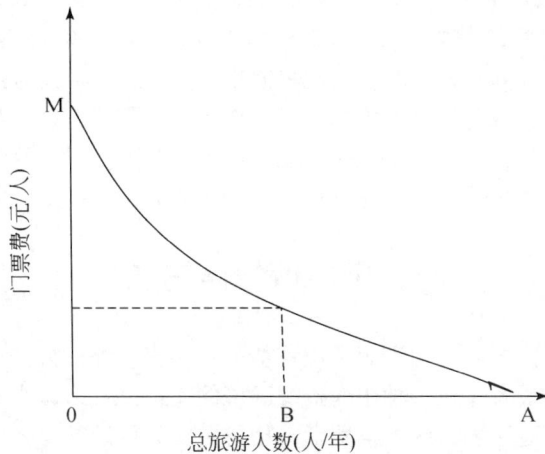

图 9-1　评价地点旅游的需求曲线

3. 需要注意的问题

（1）关于参观的多目的性问题：对某个地方的参观可能只是某次多景点旅游的一部分。它也可能是出于其他目的的一次绕道旅行。如上班或者造访亲戚等。在这种情况下，将整个旅行费用都计算到所评价的地点是不正确的。因此，要划分整个费用，并根据可能的旅游多目的性，估算出到评价地点的实际费用。

（2）旅行效用或者负效用问题：在很多情况下，旅行本身就是一个乐趣。某次旅行，经过风光宜人的地方的旅途越长，获得的愉快也就越多。步行或者骑车去公园或者海滩可以看成参观该地的部分乐趣。当人们不喜欢旅行，或者交通状况不好时，客观的旅行费用可能无法反映不喜欢旅游的人对该景点的实际价值判断。

（3）评价闲暇时间的价值问题：对旅行者来说，利用闲暇时间旅行从某种意义上说，是一种获得愉悦的方式，而不一定是时间的浪费，即不一定意味着是一种成本。

（4）取样偏差问题：在通过询问收集数据时，取样样本的多少及调查时间长短常常受到经费的限制。所以仅对到旅游地点的人进行调查，而不是对评价区的家庭访谈，可能会因此而产生偏差。

（5）关于非使用者和非当地效益的问题：通过旅行费用法获得的是某个景点的直接使用者（即参观者）的效益。它不涉及非当地的使用价值（如分水岭的保护、生物多样性），或者给当地居民提供的商品和服务（如娱乐、蜂蜜、药材产品等）价值。它也没有包括资源的存在价值和选择价值。因此，旅行费用法会低估总的效益。如果有可能，应该把旅行费用法与其他的评价技术结合起来使用。

第四节　中药资源环境陈述性偏好方法分析

陈述偏好（stated preference，SP）技术，主要利用人们对一些假想情景所反映出的支付意愿（WTP）来进行环境物品价值的估计。从当前的研究来看，陈述偏好技术主要有：条件价值评估法（contingent valuation method，CVM）和选择试验法（choice experiments，CE）。选择试验法包括联合分析法（conjoint analysis，CA）和选择模型法（choice modelling，CM）。联合分析法（CA）可进一步分为条件排队（contingent ranking，CR）、条件分级（contingent rating，CR）、配对比较（paired comparison，PC）。这些方法比较灵活，而且与揭示偏好方法相比，能被用于更广泛的环境物品或服务的价值评估。更重要的是，陈述偏好方法能用于估价总经济价值（即利用价值和非利用价值），而揭示偏好方法只能用于评估利用价值。到目前为止，条件价值评估法和选择模型法是能用于评估非利用价值的主要方法。

一、条件价值评估法

我们应用条件价值评估法对中药资源环境评估是一种直接评估方法，其基本思路是假定存在一个中药资源环境市场或者存在一种中药资源环境的支付方式，调查消费者愿意支付多少钱来获得这种健康资源和舒适环境，或者消费者希望得到什么样的补偿才愿意放弃对中药资源健康品或生态环境服务的消费。对前一个问题的回答的调查可得到消费者或者潜在的消费者的支付意愿（WTP），后者可获得接受补偿意愿（willingness to accept，WTA）。中药资源环境属于公共物品，是非市场物品。可以运用条件价值评估法有效评估这种非市场化物品，这种方法的特点是直接通过问卷调查询问人们愿意为中药资源环境服务支付多少货币量或愿意接受多少货币量以放弃该服务，而不是通过观察行为而获得结果。用这种方法可以测算大多数中药资源环境物品的价值。

1. 经济学原理

条件价值评估法的经济学原理是：个人对各种市场商品具有消费偏好，其对市场商品的消费用 x 表示（可以自由选择），物品用 q 表示（不受个人支配），个人的效用函数可以表示为：$u(x, q)$。个人对市场商品的消费受其（可支配）收入 y 和商品价格 p 的限制。在一定的收入限制下，个人力图达到效用最大化的消费：$Maxu(x, q)$，其中，$\sum p_i x_i \leq y$。

受限的最优化产生一组常规需求函数：$x_i = h_i(p, q, y)$，$i = 1, 2, 3, \cdots, n$，为市场商品的种类。

定义间接效用函数为：$v(p, q, y) = u[h(p, q, y), q]$，在这里，效用为市场商品的价格和收入的函数，在这种情况下，也是物品的函数。

假定 p、y 不变，某种物品或服务 q 从 q_0 到 q_1，相应地，个人的效用从 $u_0 = v(p, q_0, y)$ 到 $u_1 = v(p, q_1, y)$。

假设变化是一种改进，即 $q_1 \geq q_0$，则 $u_1 = v(p, q_1, y) \geq u_0 = v(p, q_0, y)$。这种效用变化可以用间接效用函数来测量：$v(p, q_1, y-c) = v(p, q_0, y)$。式中的补偿变化 c，即是当 q 从 q_0 变化到 q_1 而效用在变化后与变化前保持不变时所要推导的个人所愿支付的金钱数量，即条件价值评估调查试图引导回答者个人的个人意愿。由于物品的公共物品特性，总的个人意愿（物品的总经济价值）由个人的个人意愿加总获得。

2. 确定测量的对象

条件价值评估的目的是测量问卷中物品的补偿变量或者对等变量。如果个体必须要消费此物品，最适合的方法是补偿变量法——人们为了保持连续效用而愿意支付的最大货币量。当个体拥有一个物品但该物品可能会被拿走，这种情况下最合适的方法是对等变量法——个体在失去该物品时要求保持效用在最初水平的最小的赔偿价格。即他在损失物品后仍然能够保持原有效用水平的最小补偿价格。消费支出函数用来描述商品补偿变量 q_0 到 q_1 的增加和对等变量从

q_1 到 q_0 的减少。E 代表消费函数，向量 p 代表市场物品的价值，q 代表消费非市场物品的数量，Q 代表其他非市场物品，u_i 代表当消费了 q_i 时个体的效用，补偿变量（WTP）和对等变量（WTA）如下：

$$WTP = E(p, q_0, Q, u_0) - E(p, q_1, Q, u_0) \quad\quad (9\text{-}8)$$

$$WTP = E(p, q_1, Q, u_1) - E(p, q_0, Q, u_1) \quad\quad (9\text{-}9)$$

理论上，两个指标变量在估计相同的物品交换时可能会得出完全不同的结果，因此，确定适用的指标变量是计算的关键。WTA 超出 WTP 的部分与 Q 的需求收入弹性呈正相关，与 q 和其他物品的交叉弹性呈负相关。当 q 的需求收入弹性为 0，或者 q 是对私人用品的完全替代，那么 WTP＝WTA。当 q 和市场化商品的交叉弹性为 0，WTA 与 WTP 的差值为无穷。

尽管 WTA 是衡量损失物品的价值的变量，但是运用条件价值法很难得到 WTA 的精确值。事实证明，运用假设评价调查的方法获得的对准私人物品的受偿意愿大于实际的对同样的物品的受偿意愿。另外，对于相同的物品，支付意愿往往比受偿意愿低好几倍。这些证明，当物品不具有独特性时，WTP 比 WTA 容易测定。因此，研究者在运用条件价值评估法时，几乎只运用 WTP 这一个指标来计算。

3. 步骤

条件估值研究的步骤主要包括问卷设计、问卷调查和数据分析。

（1）问卷设计：包括①对中药资源环境物品原始状态和中药资源环境物品变化的描述。②推荐的管理政策和选择的描述，这两类描述应该尽量精确，应该包含参与者所需要的所有相关信息。③包含在推荐的选择形式下，为取得中药资源环境质量的改善和防止中药资源环境质量的下降，引导参与者支付意愿的具体方式、机制和参与者支付的方式。理论研究提出了很多引导参与者支付意愿的许多方式，总体可以分为开放式和封闭式两种类型；根据对市场的模拟程度来看，投标卡式可认为是开放式的变种。④问卷同时需包含确定参与者的社会经济信息和另外一些影响支付意愿因素的问题。这些数据用来判断支付意愿和其他独立变量间是否存在一定的理论关系。

（2）问卷调查：主要是应用设计好的问卷，收集参与者反映的信息。通常有邮寄、电话采访、互联网调查和面对面调查等多种不同的方式。

（3）数据分析：在调查的社会经济变量、投标值变量和参与者的选择变量之间建立统计回归关系式，用来提供对支付意愿平均值的估计。

二、选择模型法

选择试验法包括选择模型法和联合分析法。联合分析法可进一步分为条件排队、条件分级、配对比较。

运用选择模型法评估中药资源环境物品的经济价值时，通过给参与者提供不同属性状态组合而成的选择集，让参与者从中选择自己最偏好的替代情景，据此可以对不同的属性状态做出损益比较。对于中药资源环境物品这种具有多重属性的对象而言，选择模型提供了一种估计中药资源环境物品属性价值的方法。与条件价值评估方法相比，选择模型在所获取的信息量的多少、估计中药资源环境物品属性状态的变化范围等方面都具有独到的优势。选择模型作为一种新的非市场环境价值评估技术，应用中需要询问参与者一个与条件价值评估法非常相似的问题，不同的是选择模型法需要参与者在现有状态和多个不同的推荐情景中做出选择。选择模型应用中最关键的问题也是问卷调查，但问卷设计中最核心的是呈现给参与者的选择集合。

选择模型早期的研究主要集中在市场、交通和旅游领域，在环境领域的应用较少，直到最近，Bennett、Rolfe、Adamowicz 等开始将选择模型应用于评估环境的非使用价值。选择模型的应用通常需要以下七步才能完成：①确定决策问题的特征，辨明需要研究的问题（中药资源环境质量的变化影响健康和娱乐行为、中药资源供给的变化等）；②属性和状态的选择，在这一阶段需要进行预调查，以确定所研究对象的关键中药资源环境属性和属性的状态值；③问卷设计，问卷可以采取各种各样的方式，图文并茂效果更佳；④实验设计开发，只要确定了属性和状态，就可以用实验设计程序构造需要呈现给参与者的选择替代情景及其组合（选择集）；⑤抽样规模，通常考虑状态值是否精确和数据收集成本来决定抽样规模；⑥模型估计，通常采用的统计分析模型是多元 Logit 模型（multinominal logit，MNL），估计方法是最大概率估计方法；⑦结果分析，大多数选择模型法估计结果可用于福利测量和预测参与者的行为，可以支持决策分析。

选择模型的经济学原理如下：选择模型的研究一般是通过构造选择的效用函数模型，将选择问题转化为效用比较问题，通过构造选择的效用函数模型，用效用的最大化来表示参与者对替代情景集合中最优方案的选择，以达到估计模型整体参数的目的。

在随机效用函数的理论基础上，采用多元名义 Logit 模型产生的间接效用函数通常具有如下的情景：

$$V_{ij} = \lambda \left(\beta + \beta_1 Z_1 + \beta_2 Z_2 + \cdots + \beta_n Z_n + \beta_a S_1 + \beta_b S_2 + \cdots + \beta_m S_j \right) \tag{9-10}$$

式中，β 为替代指定常数（alternative specific con-stants，ASCs），用来解释未观测的属性对选择结果的影响；β_1，β_n，$\beta_a \cdots$，β_m 为影响效用的物品属性和消费者特征矢量系数。得到间接效用函数后，可以通过式 9-11 进行福利估计和式 9-12 进行属性的部分价值（part worth）计算：

$$C_S = -\frac{1}{\alpha} \left[\ln \sum \exp V_{io} - \ln \exp V_{il} \right] \tag{9-11}$$

式中，C_S 为补偿剩余的福利测量；α 为收入的边际效用（经常用试验中代表机会成本的金钱项的系数表示）；V_{io}，V_{il} 分别为环境变化前和变化后的边际效用函数。

$$W = -\left[\frac{\beta_{属性}}{\beta_{成本}} \right] \tag{9-12}$$

式中，$\beta_{属性}$ 和 $\beta_{成本}$ 分别为间接效用函数估计中非市场环境属性项和成本项的估计系数，该部分价值的公式提供了成本变化和属性之间的边际替代比例。

第五节　中药资源环境成本-收益分析法

一、中药资源环境保护与开发的成本-效益决策模型

费用效益分析，又称成本效益分析、效益费用分析、经济分析、国民经济分析或国民经济评价，它是环境经济分析的基本方法。费用效益分析产生于 19 世纪，它是作为评价公共事业部门投资的一种方法而逐渐发展起来的，后来广泛应用于各种项目方案的社会效益评价，在环

境经济效益评价中占有十分重要的地位。

应用成本效益分析中药资源环境保护或开发的费用、效益及它们之间的比较关系，是一个项目或规划方案决策的基本经济内涵。当前我国进入新一轮城镇化建设阶段，经济进入结构性转型升级时期，中西部经济开发、东部沿海部分企业向西部梯度转移，这些都面临着每一个项目的效益或收益与投入成本和中药资源及生态环境损失的比较。如果该项目或方案可能得到的商品或劳务的增值价值远高于该项目或方案建设或实施过程中的投入成本加资源环境损失成本；费用与效益的比率高则说明该项目或方案的投资效果好，反之则不好，这可用来比较不同项目或方案的优劣。费用和效益计算的一般尺度是货币，由于费用的支出和收益的获取都有一个时间段，因而均需用社会贴现率进行贴现计算，所采用的计量标准一般是市场价格，但当市场价格无法真实反映其自身价值时，就需要采取计算价格或影子价格作为计算的标准。

运用费用效益分析的一个基本假定是：可按照人们为消费中药资源商品或生态环境服务准备支付的价格来计量消费者的满意程度（效用）或经济福利的水平。由于在多数情况下，个人消费了的中药资源商品或生态环境服务而实际上并未支付与其价值等值的货币，但我们可以通过调查等方法计算个人愿意支付的价格。费用效益分析的重要概念主要有：效用和边际效用、个人需求曲线和消费者剩余、市场需求和社会效益、环境保护费用、环境损失或环境代价、影子价格与机会成本、效益、损益现值与贴现率。

我们在利用费用效益分析进行中药资源环境经济评价时，由于采用的评价标准不同因而存在多种不同的具体方法，其中较常见的有净收益现值法、偿还期限法、收益费用比值法和内部回润率法四种。

第一种，运用净收益现值法进行中药资源环境经济评价时，首先要按贴现率将环境保护费用和收益折算为现值后求其总和，再按净收益总值的大小进行评价，也可以将每年的净收益贴现后求得现值再进行汇总。若求得的总净收益现值大于零，或者总费用现值不超过总收益现值，就认为该方案在经济上是合理的，若需要进行多方案的比较时，则可按照各方案净收益现值的大小来决定方案的优劣与取舍。

第二种，运用偿还期限法进行中药资源环境经济评价时，一般用一项环境工程所耗费的环境保护投资能够全部收回的年限作为评价的标准。工程投资的偿还期限越短，说明工程投资的效果越好，因而也越可取。偿还期的计算公式为：

偿还期=生产以前的费用或投资/生产以后的年净收益

第三种，运用收益费用比值法进行中药资源环境经济评价时，一般可直接比较收益与费用绝对值的大小后进行判断，或者先计算收益除以费用所得的比值再作判断，只有当某一项目的收益大于费用或至少相等，或其比值大于或等于1时该项目才是可行的。

第四种，运用内部回润率进行中药资源环境经济评价时，首先需要计算决定工程项目经济寿命的贴现率，即工程费用回收的利润率（又称内部回润率），然后将计算所得的内部回润率与指定的贴现率进行比较，如果前者超过后者，说明该项目是可取的，并且选择内部回润率较高者为优选方案。

开展中药资源环境费用收益分析的基本程序是：第一，弄清问题，明确目标。中药资源环境经济评价的对象一般是极其复杂的，在开展具体的分析评价之前，要对中药资源环境问题的性质、环境状况、环境质量标准、环境防护技术、经济可能性和可行性等进行全面、细致的分析。中药资源环境经济评价的基本目标是对解决中药资源环境问题的工程项目或建议方案的经济效益进行分析评比，使最后选定的项目或方案的收益最大、效果最好。第二，功能分析与可行性鉴定。为了达到上述目标，对中药资源环境问题进行防护的项目或方案应该是在当时当地的现实条件下合理可行的。环境资源的功能是多方面的，甚至有些功能之间是相互矛盾的，要对环境污染或破坏后这些功能可能造成的损害及其后果进行分析。第三，中药资源环境影响损害的定量化。对各种防护项目或方案环境影响可能带来的损害，应在定性分析的基础上，开展定量分析，尽可能使各种损害定量化，为中药资源环境经济评估提供必要的条件。第四，费用和效益估值。对于备选项目或方案的中药资源环境保护费用与收益，应尽量使其币值化，必要时还应对货币化的中药资源环境损害值进行贴现计算。第五，损益分析，提出评价结果。最后，针对上述分析评价的结果及其建议意见，及时提出中药资源环境经济评价信息，供有关领导与部门决策时参考。

二、中药资源环境保护与开发不确定性、不可逆性下的决策

人类从狩猎社会、农耕社会到工业社会呈现出加速度发展的趋势，人们在获取经济发展利益的同时也埋下了许多隐患。经济发展速度越快，发展给人类带来的不确定性和风险性越大。人们应该理性思考我们的发展是为了什么？哪些应该发展？哪些应该保护？中药资源环境的保护与开发利用的决策不仅涉及我们的现在，也影响国家的未来，而且，依据复杂经济学的幂律定理，我们无法预知未来。野生中药动植物资源与生态环境的保护与开发这样的决策都有不可逆性的后果。人们急功近利的经济行为在不可逆的条件下常常会忽视造成的生态后果。现在众多论著中，都是依据确定性和可逆性的思维开展研究，这确实是一种化繁为简的方法，通过假设可以避开现实世界的复杂性，以便简明地阐述问题。但是，只有当忽略一些因素对分析结果不产生大的影响时，运用这种方式处理问题才是有益的。在研究野生濒危中药动植物资源构成的生态环境对人类的价值问题时，需要严肃认真去思考未来不确定性中可能包含不可逆变化，综合分析保护与开发利用结果的比较价值。

在众多不确定、不可逆性下的决策模型下，影响较大的是 1984 年英国学者 Hodge 提出的准选择价值（quasi-option value）决策模型。该模型的基本假定为：①决策者对风险的态度为风险中立者（risk neutral）；②年发展价值 $D(t)$ 为已知，并且随时间变化，固定不变；③初始年的保护价值 P_0 为已知，保护价值随时间变化而变化，它取决于保护价值的年增长率 g，即每年实际实现的保护价值等于初始值的增长调整量 $P_t = (1+g)^t$，g 值为未知数。

该决策模型为：

（1）当不考虑不确定性和不可逆性，保护价值无改变时：根据最简单的成本–效益分析方法，若 $D_0/P_0 = 1$ 时，则决策者对选择保护与发展无所谓。当 $D_0/P_0 > 1$ 时，决策者会受到发展的高效益的驱使，选择发展，而不选择保护；当 $D_0/P_0 < 1$ 时，决策者会放弃发展，而选择保护。

（2）当存在不确定性、不可逆性，并且保护价值可变时：假设贴现率为 r，0 年为起点的时间尺度不变为 T，则第 t 年的土地发展价值为 $D(t)$，土地保护价值 P_t 分别为：

$$D_t = \sum_{t=0}^{T} \frac{D_0}{(1+r)^t}, \qquad P_t = \sum_{t=0}^{T} \frac{P_0(1+g)^t}{(1+r)^t}$$

若两者之比，$D_t/P_t > 1$，决策者应该选择发展；$D_t/P_t < 1$，决策者应该选择保护。当时间尺度趋于无穷时，有：

$$\frac{D_t}{P_t} = \frac{D_0 / \left(1 - \frac{1}{1+r}\right)}{P_0 / \left(1 - \frac{1+g}{1+r}\right)} = \frac{D_0(r-g)}{P_0 r}$$

$D_t/P_t > 1$，即 $\frac{D_0(r-g)}{P_0 r} > 1$，推出 $\frac{D_0}{P_0} \geqslant \frac{r}{r-g}$，这就意味着，资源保护的价值增长率为正值，则决策者选择发展的必要条件是发展的初始价值必须比保护的初始价值大，例如，在贴现率为5%，保护价值增长率为3%的情况下，选择发展的必要条件是发展的初始价值为保护的初始价值的2.5倍以上。

此外，依据行为经济学理论，我们来考察中药资源环境面对不确定性时的决策制定，决策者列举与决定有关的所有可能状态，但不能用概率与之联系，而是运用决策理论，它是博弈论的一个分支。

我们把焦点集中在社会决策制定上，称"社会"为博弈者之一，另一个成员按惯例称为自然。我们将讨论的博弈称为对"自然的博弈"。忽略自然态存在和不能以概率与自然态联系时，社会必须选择某种策略。然而假设社会能估计它的"支付矩阵"。"支付矩阵"是向社会开放的可选策略中的一种状况和可能的自然状态，支付与每一个策略和自然态组合相联系。

有两个策略 A 和 B 及 3 个可能的自然状态 C、D 和 E。表9-2的项目是与相应的策略/自然态组合相联系的以百万计的 NPV。如果状态 C 发生，中药资源环境保护存在，那么许多人选择保护中药资源与生态环境以便用于参观考察，保留野生生态物种遗传性和多样性，享受它的野生舒适性和中医药文化传承性；然而如果容许进行中药资源环境大量开发，则是一种商业失败。状态 E 是相反的一种状况：如果中药资源环境存在，几乎无人参观考察和有兴趣享受其环境，本区域有比这更好的中药资源环境存在，开发的结果证明在商业上非常成功。自然状态 D 是 C 和 E 之间的中间状态：如果进行适度开发利用不会影响野生中药资源与生态环境，然而科学适度利用的话将与建设中药野生资源环境保护区一样成功。

从表9-1支付矩阵可知：如果 C 实现，社会将因采用策略 A 而得到丰富的事后回报，得到 120 的支付。相反，它对策略 B 的回报是很少的，仅得到 5 的支付。剩下 4 种数据在矩阵中表示当自然态是 D 或 E 时社会从 A 或 B 得到的支付。需要注意的是，所有可能结果中最好的在表右边给出，社会允许进行中药资源环境开发，在商业上是成功的。

表9-1　支付矩阵

	C	D	E
A 建中药资源保护公园	120	54	10
B 允许经济开发	5	30	140

政府代表社会会选择 A 或 B 中的哪一种策略呢？它是允许经济开发还是建国家中药资源环境公园呢？让我们考察已提出的针对自然态的博弈决策规则中的四种情况：

（1）Maximin 原则：政府会彻底弄清楚支付矩阵，选择最糟糕的后果中不错的策略。"Maximin"表示选择把最小可能结果最大化的策略。检查表9-2的支付矩阵，表明 A 是 Maximin 策略。如果选择 B，最糟的可能结果是 5，而如果选择 A，最糟的结果是 10。

而避免最糟的可能结果有一些吸引力，Maximin 规则容易导致与普通常识相抵触的选择。产生这种现象的原因是 Maximin 原则忽略大部分的支付矩阵的信息。尤其在最有可能的案例中支付被忽略。而且，Maximin 决策规则意味着决策制定完全是在最不利的可能下做出的。从最糟的结果看，如果一个决策仅比第二个稍好一点，则第一个将更为可取，而不管第二个可能在所有其他自然状态下会优越得多。

（2）Maximax 原则：与被认为是非常谨慎的 Maximin 策略相反，"Maximax"决策规则是很激进的。测验每一个可用的策略，确证它的最好结果，最好结果中的最好者被选中。这个规则意味着政府应采用决策 B，因它的最好结果在状态 E 时是 140，而采用 A 的最好结果是在状态 C 时的 120。

Maximax 原则与 Maximin 原则一样，具有同样的缺点，即它忽略大部分支付矩阵的信息。如此一来，所有不是最有可能的结果的支付被忽略了。另外这个规则有悖于常理。

（3）Minimax 遗憾规则：这个规则的实质是避免代价大的过错。为实现这个规则，从支付矩阵导出一个遗憾矩阵。对每个自然态确认策略，求最大的支付，然后以对最大支付的偏差表示对该自然态的所有其他的支付。在遗憾矩阵中的项目是在策略/自然组合态中的实际支付与如果选择了自然态的最好策略将支付的差值。遗憾矩阵的解释例子列在表 9-2 中。一旦计算出遗憾矩阵，政府就使用这些遗憾最小极大的博弈。检查遗憾矩阵的每一行以确定最大可能的遗憾，选择最低的决策。最小极大遗憾规则导致在本例中选择 B，因为它的最昂贵的过错是在状态 C 的 15，而对于 A，最昂贵的过错在状态 E 中的 130。

表 9-2　遗憾真值表

	C	D	E
A	0	0	130
B	115	20	0

（4）主观概率的赋予：据"非充分理由的原则"，在缺少任何更充分信息的情况下，决策者应该给相斥的结果赋予相等的概率，采用有最大期望值支付的策略。本例中，选策略 A 的期望值是 60，而 B 的期望值是 581/3。

等概率只是主观的概率。在某种情况下，可能会得到信息，赋予不等的主观概率。与前面的决策规则不同，在主观概率的基础上选择最大期望值策略，确实要考虑所有支付矩阵的所有选项。

介绍这些简洁的决策理论能提供给决策者面对不确定性时的思路，但是它不能告诉我们在一个不确定的环境中，哪一个是做出选择的最好方法。的确，理性的概念在面对不确定性时是有问题的——没有什么做出决策的方法会被毫不含糊地确认为相关环境下决策者做出的最好策略。这可能是为什么许多经济学家对不确定性感到不安，愿意通过把决策视为赋予主观概率来处理无法赋予客观概率这种情况的原因。

参 考 文 献

〔美〕A·迈里克·弗里曼．2002．环境与资源价值评估．曾贤刚，译．北京：中国人民大学出版社．

〔英〕罗杰·珀曼，马越，詹姆斯·麦吉利夫雷．2002．自然资源与环境经济学．侯元兆等，译．北京：中国经济出版社．

段金廒，张伯礼，宿树兰，等．2015．基于循环经济理论的中药资源循环利用策略与模式探讨．中草药，12：1715-1722．

冯俊，孙东川．2009．资源环境价值研究探析．生产力研究，18：88-90．

李源.2002.从劳动价值、虚拟价值到自然力价值——关于资源、环境和生态价值含义的理论探讨.天津社会科学,04:92-95.

鲁传一.2004.资源与环境经济学.北京:清华大学出版社.

罗丽艳.2003.自然资源价值的理论思考——论劳动价值论中自然资源价值的缺失.中国人口·资源与环境,06:22-25.

马中.2003.环境与资源经济学概论.北京:高等教育出版社.

曲福田.2011.资源与环境经济学.第二版.北京:中国农业出版社.

申俊龙,魏鲁霞,汤莉娜,等.2014.中药资源价值评估体系研究——基于价值链视角的分析.价格理论与实践,03:112-114.

汪安佑,雷涯邻,沙景华.2005.资源环境经济学.北京:地质出版社.

杨云彦.2004.人口、资源与环境经济学.北京:中国经济出版社.

于波,张峰,陆文彬.2010.对于环境资源价值评估方法——条件价值评估法的综述.科技信息,01:1040-1041.

曾勇,蒲富永.2000.环境价值评估方法综述.上海环境科学,01:10-12,16.

张屹山.1990.影子价格的经济含义及应用.吉林大学社会科学学报,02:78-83.

章铮.2008.环境与自然资源经济学.北京:高等教育出版社.

中国药材公司.1995.中国中药资源.北京:科学出版社.

中国药材公司.1994.中国中药资源志要.北京:科学出版社.

中共中央马克思恩格斯列宁斯大林著作局.1995.马克思恩格斯选集(第四卷).北京:人民出版社.

第十章 中药国际贸易与环境协调

本章论述了中药贸易的发展历史与现状，当今国际贸易中的绿色壁垒对我国中药国际贸易的影响，指出中药贸易的环境效应，强调中药国际贸易的发展要与环境保护相协调。

第一节 中药贸易的发展历史与现状

中国古代与其他国家和地区的医药交流和医药贸易往来源远流长，较早的可以追溯到汉朝，特别是与东北亚、东南亚和阿拉伯国家的交流对我国的医药发展具有举足轻重的作用。下面介绍我国古代和近现代的对外医药贸易发展史。

一、古代中药贸易

（一）我国与阿拉伯国家和地区的中药贸易史

中阿医药交流最早可追溯到西汉。张骞两次出使西域加强了汉族与西域的政治经济联系，开辟了通往中亚各国的"丝绸之路"。据史料记载张骞曾到达大宛（即今中亚费尔干纳）、大月氏（即今阿富汗北部）、大夏（即今阿姆河南）、康居（即今中亚撒马尔汗一带）等国，并从大月氏经安息（即今伊朗）直抵大秦（即今罗马），经此路输入中国的物品中有不少药物，据统计，矿物药如石硫黄、密陀僧等18种，植物药如木香、豆蔻等58种，动物药如羚羊角及龙涎香等16种，共计92种，其中相当一部分是阿拉伯地区的药物。同时，西域商人也将中国的大黄、肉桂、黄连、茴香、花椒等药材运至阿拉伯等地。

虽然早在西汉时期张骞、甘英先后出使西域，但阿拉伯与中国的正式友好往来始于唐代，医药贸易也兴于此时。大食人（大食是阿拉伯语，即商人，唐朝时称阿拉伯人为大食人）善经商，崇敬中国文化，通过海路、陆路与中国频繁进行贸易。盛唐五代时期，阿拉伯商人运入中国的药材有香药、犀角、象牙、玳瑁、珍珠、苏木、白矾、阿魏、诃黎勒、补骨脂和底野迦等。唐末五代时回回医药家李珣编著的《海药本草》、唐代郑虔的《胡本草》及非医药学书籍《西阳杂俎》等也记载此时期的许多外来药物，包括阿拉伯药物。同时据依宾库达特拔《省道记》记载，中国出口大食的有戈莱伯、吉纳胶、芦荟、樟脑、肉桂、生姜等。

宋代的中阿医药贸易品种由唐代的珍珠、犀角、象牙等为主，香药为辅，渐变为以香药贸易为主。宋太平兴国七年，宋太祖曾下诏令对海外香药香料放行的有37种，其中销路较广的香药有丁香、木香、龙脑香、乳香、草豆蔻、沉香、檀香、龙涎香、苏合香油等。大量香药的引进，大大丰富了中医方药及治疗方法。《太平惠民和剂局方》是宋代政府和药剂局的成药配本，书中以香药配方的医方不下30余种，如苏合香丸、至宝丹、牛黄清心丸等。同时，宋代经市舶司由大食商人外运的我国药材有人参、茯苓、川芎、附子、肉桂等47种植物药和朱砂、雄黄等矿物药，共计近 60 种。

元代一统天下，"回回"一名开始代替"大食人"，即信仰伊斯兰教者。据元人汪大渊《岛夷志略》记载，当时中国商船在同波斯湾地区的贸易中，运回不少药材，如甘埋里（今伊朗哲朗岛）的丁香、豆蔻、苏木、麝香；挞吉那（今伊朗塔黑里一带）的水银、硫黄；加里那（今伊朗西南沿岸）的水银、苏木；波斯离（今伊拉克巴士拉）的大枫子、肉桂等。元代大量回回药物的输入，促进了当时人们对回回药物的认识和研究，某些回回药物为中国本草学所吸收。如《饮膳正要》在药物方面"本草有未收者，今即采摭附写"，收载了马思答吉、必思答等一些回回药物。

（二）我国与朝鲜中药贸易史

古代朝鲜在西汉时朝鲜半岛的北部归汉管辖，南部为马韩、弁韩、辰韩割据，接受中国文化，使用汉字，中医药也随之传入。两晋南北朝时期，朝鲜医药迅速发展，有不少药材传入中国。据《本草经集注》记载有人参、金屑、细辛、五味子、款冬花、昆布、菟丝子、白附子等。

唐代，朝鲜从边境贸易获得中国药材，朝鲜特产药材也通过朝贡和直接贸易方式进入中国。此时，输入我国的药材主要有人参、牛黄、昆布、芝草等。我国输入的朝鲜药材较多见载于本草著作，如《本草拾遗》载有新罗产药材蓝藤根、大叶藻和昆布；《海东绎史》卷 26 载有新罗产药材土瓜、海石榴、海红花、茄子、石发、海松子、桃、榛子、腽肭脐等。

宋代，中朝医药交流达到一个新的高峰。据宋代《证类本草》里收载的高丽产药材有 10 余种。中朝此间最重要的一次医药交流是 1079 年，宋朝派医官到高丽为文帝治疗中风，带去 100 种大批量药材。

元代两国之间的药材交流比较频繁。据《高丽史》载，元世祖至元年间，成宗贞元、大德年间，以及顺帝至正年间，高丽忠烈王和恭愍王先后 8 次遣使来中国向元朝廷献人参、松子、木果、榧实等药物，元朝廷先后 9 次向高丽王惠赠葡萄酒和香药等药物。元世祖中统八年（1267）九月，元世祖患脚肿病，闻见阿吉儿合蒙皮（一种鱼皮）做的鞋能治此病，故派必暗赤廉字鲁等 9 名使者去高丽求此物，高丽元宗王将 17 个阿吉儿合蒙皮赠送元使。在元代，高丽通过中国输入沉香等南国产药物。据《高丽史》载，元惠宗年间，浙江、江苏一带的地方官张士诚、张国珍、王晟等经常向高丽赠送沉香等南国药物。

明代时期中朝医药交流十分活跃，呈现出中朝医学融和景象，并向更深层次发展。朝鲜医家整理 15 世纪前传入的中国医籍，编成大型医学丛书《医方类聚》和《东医宝鉴》。朝鲜李朝政府鼓励输入中国药材，允许民间生药铺进口中国药材。朝鲜世亲王就指出"药材等物，须赖中国而备之，贸易不可断绝"。此间，朝鲜多次遣使到中国求取人参、松子、五味子、葫芦、虎骨、鹿角、鹿脯等药。正统三年（1438）和弘治二年（1489），中国应朝鲜请求，将麻黄、甘草等药种子赠给朝鲜，使之引种栽培。此时，朝鲜输入中国的药材仍以人参为著名。

（三）我国与日本的中药贸易史

早在南北朝时期，朝医就将中国医学传到日本，带去中国医书 20 余种。陈文帝天嘉二年（561 年），吴人（今苏州）知聪赴日传授医药，被日本赐姓"和药使者"。

唐朝，唐高僧鉴真东渡将唐文化和中医药传入日本，日本把鉴真奉为日本医药界的始祖。日本天平胜宝八年（756 年），光明皇太后在圣武天皇 77 岁诞辰之际令将麝香、犀角、朴硝等

60 种中国药物装入漆柜 21 箱，纳藏于奈良东大寺正仓院皇家御库，这成为中国药材输入日本的见证。

宋与日本的医药交流大为衰落，但民间医药贸易并未中断。北宋时期互航 70 余次，运去的药材香药比例较大，如麝香、丁香、沉香、熏陆香、珂黎勒、石金青、光明朱砂等药品。南宋时期，输日药材以常用大宗为主，如甘草、当归、川芎、巴豆、大黄等。日本输入中国可为药用的货品主要是硫黄和珍珠。整个两宋时期，中日医药交流的成绩不是很大。

元朝我国对日本的海禁不严，日本商人来华较多，其中多为无名僧人，都是搭乘商船到华，由政府派遣的不多。输入药材以硫黄为大宗。

明朝，朱元璋称帝后就派使节赴日本。以后互有往来，不断通商交易，虽倭寇之患明代未断，并有两次海禁，长达 170 余年，但医药交流始终没有断绝。

（四）我国与东南亚国家的中药贸易史

越南在西汉时，南部称林邑国，北部和中部归汉管辖称交趾。汉武帝元鼎六年（公元前 111 年），中医药传入越南，并逐步形成越南医学北方派（中国派）。

隋唐时期，中越之间的医药贸易频繁，通过朝贡和一般贸易输入中国的越南药材有沉香、琥珀、珍珠、犀角、丁香、詹糖香、诃黎勒、苏方木、白花藤、奄摩勒、白茅香等十几种，这些药物在唐代的一些本草著作如《新修本草》、《本草拾遗》等书中都有记载。越南的成药也有传入，如《太平广记》引《宣室志》记载：安南有玉龙膏，能化银液，唐韩约携以入中国。

两宋时期，东南亚许多国家仍保持着与中国进行医药交流的传统。交趾国（越南北部）输入中国的药物有犀角、玳瑁、乳香、沉香、龙脑、檀香、胡椒等。占城（越南南部）也有豆蔻等多种香药输入中国。北宋时，地处今加里曼丹、爪哇岛、苏门答腊岛、马来西亚半岛等地的渤泥国于 977 年遣使施努等进贡大片龙脑、二等龙脑、三等龙脑、苍龙脑、田香等。992 年，阇婆国（印尼苏门答腊岛和爪哇岛）进贡槟榔、珍珠、檀香、玳瑁、龙脑、红花、苏木、硫黄、丁香藤等。980 年三佛齐国（印尼苏门答腊岛巨港附近）商人李甫海载香药、犀角等至海南，后至广州进行贸易。此外，从中国泉州港出口的大宗川芎，运往盛产胡椒的东南亚国家，对防治那里采椒人的头痛病起到了良好的作用。1001 年，丹眉流国（今泰国，丹眉流一说为马来半岛）遣使臣打吉马等入贡木香千斤、苏木万斤，还有紫草、象牙、胡黄连等。南宋时，安南国（越南一带）一方面献苏合香、朱砂、沉香、檀香等，另一方面选送医生来华学习，从中国引进制药技术。此外，还出现交趾药商到临安大量采购土茯苓（此药是当时最有效的治疗梅毒的药物）。

元代，据《大越史记》所载，针灸医生邹庚到越南行医，治病神验，被誉为"邹神医"。《新元史》记载占城输入中国的药物有犀角、龙脑、沉香、乳香、豆蔻等，1291 年罗斛国（今缅甸）遣使入贡犀角、龙脑等。元朝周达观于元贞元年（1295）随使赴真腊（今柬埔寨）访问，在其著《真腊风土记》中记载了中国的麝香、檀香、草芎、白芷、焰硝、硫黄、水银、银珠、桐油等深受真腊人欢迎和喜爱。由此可见，当时，中国与真腊也存在医药贸易。

明朝，洪武间（1370～1378 年），三佛齐国王马哈剌札八剌卜、怛麻沙阿等先后 6 次遣使并送肉豆蔻、丁香、米脑，以及其他许多香药。永乐七年（1409 年）苏门答腊国王锁丹难阿必镇率使臣来中国。此后该国不断遣使入明，带来的药物有苏木、丁香、木香、降真香、沉香、速香、龙涎香等。《大明会典》记载了爪哇输入中国的药材有犀角、肉豆蔻、白豆蔻等数十种。公元 1405～1433 年，永乐皇帝派郑和率船队七下西洋，每次随行医官医士 180 多人，还有善辨药材的药工，对各国贸易的药材进行鉴定。他们带去的中药有人参、麝香等，受到沿途各国的欢迎；同时带回的有犀角、羚羊角、阿魏、没药、丁香、木香、芦荟、乳香、木鳖子等药。婆罗、渤泥国通过贸易将龙脑、梅花脑、降真香、沉香、速香、檀香、丁香、肉豆蔻、犀角等输入中国。可以看出，此时中国和东南亚的中药贸易往来频繁不断。

（五）我国与美国的中药交流史

中国与美国的医药交流最早可以追溯到 18 世纪中期。据美国哥伦比亚大学教授霍夫施塔特（Hofstadter）等所著的《美利坚合众国》一书描述，公元 1603 年苏格兰商人在美建立弗吉尼亚公司的三项主要目的中的第一项就是从美国西部寻找道路与中国贸易。公元 1784 年，中国的肉桂、茶叶等已经通过中美贸易开始直接运抵美国。

19 世纪 40 年代末中医药作为一门学科逐渐系统地传入美国，是随着大批华人的移居而出现的。公元 1848 年 1 月美国西部发现黄金后，赴美华人逐渐增多。其中有不少中医药从业者。在早期抵美的中医药人员中，有姓氏可查的名医如广东顺德县籍的黎普泰，以其医术精湛而名噪一时，每日门诊量数以百计；在加利福尼亚州的费度尔镇有亲自经营"陈记生草药店"的余风庄；还有公元 1866 年在美国爱达荷州波义西市行医并取得"合格药师"证书的卓亚方；公元 1887 年随父到俄勒冈州的约翰德市购买下金华春草药店经营中药，并有"神医"之誉的伍于念等。在旧金山等华人集居地区，未出现较现代化的西医西药以前用中草药治病也非常普遍。

由于中医药在美一直未取得合法地位，加上近代西方现代医学发展，各国传统医学出现低谷趋势，美国出现对中医药的排斥态度，中医被美国人视为"巫医"不科学而遭到否定。近年来，美国人民逐渐认识到中医药的合理性和复杂科学性，中医药正被越来越多的美国公众所接受，中医药贸易在美国具有广阔前景。

二、近现代中国对外医药贸易

我国近现代对外贸易有了较大发展，特别是改革开放以后，无论是规模还是结构，我国对外医药贸易得到了空前的发展。

（一）鸦片战争后至抗日战争爆发前的中国对外医药贸易

鸦片战争以后，太平天国定都天京不久，就对对外医药贸易非常重视。从 1855 年开始，取消了对医药商业的禁令，对政府的医药商业体制进行了改革，即把中医中药改为自由贸易，同时宣布对外开放。这一时期，正值西欧的文艺复兴时期，美洲航行和地理大发现，欧洲的传教士陆续来华，从而很多西方的新药进入了中国医药市场，由于是用船运到中国的，因此把这种西药称作"舶来品"。

由于太平天国十分重视，当时的对外医药商品贸易往来非常频繁，大量的西药逐渐流入中国。同时，中国几千年传统的中医中药不仅受到东南亚各国和阿拉伯人的喜爱，而且也进入了西欧各国的医药市场。但是，后来中国的医药贸易几乎全部掌握在世界几个主要帝国主义列强手中，而列强在中国对外医药贸易中所占份额的变化与它们在华势力有着密切联系。一直到 19 世纪末，英国及其属地（不包括香港）一直支配着中国的对外医药贸易，特别是医药进口贸易。

"中日甲午战争"后，外国取得在中国开设工厂的特权，纷纷在我国开办药厂。特别是 1905 年日本继承了俄国在中国东北的特权以后，对华医药贸易急剧上升。在第一次世界大战期间，日本趁欧洲列强无暇东顾而大力扩展对华医药贸易。战后，日本便逐步取代英国占据了首要地位，并控制中国的医药市场。但是，自1931年"九一八"事变后，日本对中国（东三省除外）的医药贸易急剧下降，其首要地位让位于美国。除了美国、日本和英国以外，德国、法国也是中国的医药贸易对象。

（二）抗日战争时期和解放战争时期的对外医药贸易

抗日战争爆发以后，为适应战时环境，国民党政府实行了一系列对外医药贸易措施。其中最主要的是管制进出口医药贸易和国营医药贸易，其目的是控制外汇的使用，保证战时急需。同时，为使外汇不至落入日本人手中，国民党政府对外汇交易也实行了严格的管理。1941年太平洋战争爆发后，中国与外界的商务联系被切断，医药商品的进出口额大幅度下降，民族医药工业受到严重摧残，小厂纷纷倒闭。

抗战胜利后，国民党政府立即接管了上海海关，并且恢复了除解放区以外的全国所有对外医药贸易的管理。同时放松了战时对外医药贸易管制措施。这样，对外医药贸易逐渐得到恢复。但是，国民党政府在抗日战争胜利后不久，就发动了全面内战，在战后几年间中国经济陷入了恶性通货膨胀之中，对外医药贸易也陷入了混乱。通货膨胀不仅造成国内经济和金融的混乱，而且物价的狂涨严重地阻碍了中国医药商品的出口。

（三）中华人民共和国成立后的对外医药贸易

1949年中华人民共和国成立以后，中国社会制度发生了根本变化，废除了旧政府同帝国主义国家签订的一系列不平等条约和帝国主义在中国的各种特权，建立了国家对外医药贸易管理机构和对外医药贸易企业。这样，中国社会主义对外医药贸易便在全国范围内开展起来。然而，这种对外医药贸易体制是国家垄断，即对外医药贸易的领导权和经营管理权必须由国家统一控制。1958年开始的"大跃进"，使我国的工农业遭到了严重的破坏，而且在20世纪60年代初，苏联停止对我国的经济援助，使得我国的对外医药贸易受到了极大的影响。1966年开始的"文化大革命"再一次使我国的对外医药贸易陷入了徘徊不前的境地。

（四）改革开放以后我国对外医药贸易的发展

1978年，党中央召开了第十一届三中全会。会议做出了全党、全国工作重心转移，集中精力发展国民经济的决定。同时，决定实行经济体制改革和对外开放，对于促进我国对外医药贸易的发展指明了方向。从医药贸易管理方面，这一时期，我国制定了一系列促进医药对外贸易的政策。出口方面，为鼓励医药商品出口，我国制定了一系列促进医药商品出口的行政措施；鼓励医药商品出口的金融政策。并实行出口退税，扶持和鼓励医药出口企业。此外对特殊医药商品的出口制定了相应管制措施，如对麻醉药品、精神药品的出口管理措施；对经济、药用野生动植物及其产品的出口管理的措施和麻黄素出口管理措施等。进口方面，为规范药品进口备案、报关和口岸检验工作，保证进口药品的质量，制定了《药品进口管理办法》和《进口药材管理办法（试行）》，实施《药用植物及制剂进出口绿色行业标准》等标准。

我国医药对外贸易自1978年以来到现在，取得了巨大的、突破性的发展，并已经与世界上大多数国家和地区建立了医药对外贸易关系。目前与我国有医药贸易往来的国家和地区已达200多个。亚洲、欧洲、北美洲成为我国医药对外贸易的前三大市场。但是，从中国在整个世界医药贸易中所占的比重来看，其规模还是相当小的，产品结构也较单一，产品附加值低，总体与发达国家相比还存在较大差距。因此，要使我国的医药对外贸易取得较大的发展和突破，任务还很艰巨。

三、我国中药对外贸易现状分析

中国具有世界上最丰富的天然药物资源。根据20世纪80年代第三次全国中药资源普查的结果，中国拥有的中药资源种类为12 807种，其中药用植物11 146种，药用动物1581种，药用矿物80种，野生药材总储藏量为850万吨。

通过20余年的继续研究，新增药用植物2000余种，使我国目前已知的药用植物种类达到13 000余种。2013年我国中药材种植基地面积约4591.8万亩（智研数据中心）。丰富的中药材资源为我国中药产业的发展和中药的国际贸易奠定了坚实的基础。

虽然我国是中药资源大国，但是我国中药出口贸易份额一直很小。改革开放以来经历了20世纪90年代初期的一个较快发展时期，1995年之后较长时间处于低速增长甚至徘徊不前的状况，出口结构一直以原料性药材和植物提取物等初级产品为主。虽然我国中药类产品进出口贸易国达到百余个，但主要还是与周边国家和地区为主，海外贸易主要受华裔社会需求影响。

（一）我国中药进出口贸易的总体规模分析

自2008年全球经济危机以来，我国中药外贸在外需不振、成本居高不下、竞争对手货币贬值严重等多重因素的影响下，中药产品进出口额总体上呈增长趋势，显示了中药资源的生态性绿色产品的优势和活力。从中药的出口额来看（表10-1），我国中药出口额持续增长，但同比增速波动较大，增速不稳定。相对于增速不稳的中药出口，中药进口从2008～2013年持续保持20%以上的稳定增长，但2014年进口出现负增长，进口出现萎缩现象。

表 10-1 2008～2014 年我国中药进出口贸易额（单位：亿美元）

年份	进口总额	同比增长（%）	出口总额	同比增长（%）	贸易总额	同比增长（%）
2008	4.43	24.46	13.09	10.94	17.52	14.08
2009	5.42	22.14	14.62	11.72	20.04	14.36
2010	6.88	22.61	19.45	22.78	26.32	22.74
2011	7.15	29.07	23.32	36.48	30.47	34.70
2012	8.73	22.04	24.99	7.19	33.72	10.67
2013	10.79	23.60	31.38	25.57	42.17	25.06
2014	10.38	-3.84	35.92	14.49	46.30	9.79

中药产品在我国进出口产品中所占比重较低、进出口总额不大，2014年，中药进出口贸易额仅占全国货物进出口总额的0.1%。从世界范围来看，我国中药出口额所占的比重也是非常小的，2013年全世界中成药市场每年销售额达300多亿美元，而在全球拥有绝对中药材资源优势的中国却只占了5%的份额（中药材天地网讯）。

（二）我国中药贸易出口的产品结构分析

我国中药出口贸易的产品形式有：中药材及饮片、中药材提取物、中成药和保健品四大类。中药各产品贸易都呈增长的趋势，2014 年中药出口额达到 35.92 亿美元，其中中药材及饮片出口额为 12.95 亿美元，占中药类产品出口总额的 36.05%；中药材提取物出口额为 17.77 亿美元，占出口贸易总额比重的 49.47%。保健品与中成药出口额分别为 2.7 亿美元与 2.5 亿美元，仅占中药类产品出口贸易总额的 7.52% 和 6.96%。从出口贸易增速及占比来看，拉动中药出口增长的主力都是中药材及提取物，中成药出口增速不稳，出口额长期停滞不前（表 10-2）。

表 10-2　2008～2014 年我国中药出口商品结构（单位：亿美元）

年份	中药材及饮片	同比增长（%）	植物提取物	同比增长（%）	保健品	同比增长（%）	中成药	同比增长（%）
2008	5.21	8.7	5.3	11.12	0.87	24.93	1.71	11.06
2009	5.50	6.40	6.60	23.70	0.90	2.20	1.60	-4.23
2010	7.76	28.07	8.15	17.62	1.61	32.27	1.93	18.05
2011	7.67	17.77	11.29	47.04	2.06	27.95	2.30	18.64
2012	8.58	11.83	11.64	3.11	2.12	3.47	2.65	15.09
2013	12.11	41.24	14.12	21.30	2.48	16.17	2.67	0.84
2014	12.95	6.91	17.77	25.88	2.70	8.90	2.50	-6.25

（三）我国中药出口贸易的市场结构分析

我国改革开放以来中药产品出口贸易市场一直在不断扩大。1995 年中药产品出口贸易市场有 133 个国家，2014 年已经覆盖到 173 个国家和地区。

按出口国家和地区划分，中药产品出口贸易市场主要集中于亚洲、欧洲、北美洲。其中亚洲地区是中药出口的传统市场，也是最主要市场。据中国海关统计，2014 年，我国对亚洲的中药出口贸易 22.73 亿美元，占我国中药出口贸易的 63.29%，其中，中国香港、日本、韩国、印度、印尼是主要贸易市场，占亚洲地区总出口额的近 50%。另外，美国市场一直是中药出口贸易的重要目标市场，2014 年我国对美国的出口贸易额 4.69 亿美元，占我国中药出口贸易的 13.05%（前瞻网）。欧洲曾是仅次于亚洲的中药出口贸易市场，但近年来，受多重因素的影响，尤其是绿色环境壁垒的影响，逐渐退为中药出口贸易第三大市场。

按出口种类划分，近年来中药材主要出口亚洲，以日本、中国香港、韩国、中国台湾和东盟为主。2013 年这五个市场的出口贸易额约占中药材出口贸易总额的 85.30%（霍卫等，2014）。中药植物提取物主要出口美国、日本和欧盟。据中国医保商会统计数据，2014 年我国对美国、日本和欧盟的中药植物药出口额分别为 3.42 亿美元、2.34 亿美元和 3.44 亿美元，占比分别为 19.26%、13.19% 和 19.36%。中成药的主要出口贸易市场是中国香港、日本和东盟，其中中国香港一直是中成药的第一大出口市场，近年占比稳定在 45% 左右。据中国医保商会数据，2013 年，中成药对中国香港出口 1.10 亿美元，占比 42.90%；对日本出口额为 1839 万美元，占比为 6.90%；对东盟出口额为 4701 万美元，占比为 17.61%。目前，我国保健食品出口的目标市场主要是美国和日本。据中国医保商会数据，2013 年，我国对这两个市场的保健食品出口额分别为 8139.10 万美元和 2416 万美元，占比分别为 32.82% 和 9.70%。

第二节　绿色壁垒对我国中药国际贸易的影响

一、绿色壁垒及其对国际贸易的影响

（一）绿色壁垒的含义及形式

绿色壁垒，又称绿色贸易壁垒，是指在国际贸易活动中，一国为保护生态环境，对一些影响生态、污染环境的商品制定的一系列环境贸易措施，如增加额外的进口关税、禁止或限制进口等，从而形成的一种非关税贸易壁垒。绿色贸易壁垒通常分为两类：一类是政府引导型的绿色壁垒，另一类是非政府引导型的绿色壁垒。具体表现形式包括：绿色技术标准、绿色环境标志（标签）、绿色卫生检疫制度、绿色包装制度、绿色关税、绿色市场准入限制、绿色补贴与反补贴、绿色贸易制裁等。

环境是贸易得以进行的基础和必要条件，环境不仅为人类提供了丰富的资源，人类对其加工获得生活资料和生产资料；环境还为人类生存、可持续发展提供非市场价值。一个国家的资源状况往往影响其经济结构，进而影响在国际分工中的角色和贸易进出口结构。这就形成了一国的环境禀赋，各国环境禀赋有三方面构成：一是自然资源尤其是不可再生资源（如中药化石药、矿物药等）的丰裕程度和可再生资源（如中药植物和动物等）的再生程度；二是环境对污染物的吸收能力，这种吸收能力体现为在不产生外部成本的情况下可将污染物稀释、吸收的能力；三是环境技术禀赋，一国对环境污染和损害的技术处理能力和修补能力及环境无害技术和治理技术的开发和应用。

国际贸易古已有之，环境问题也早已有之，在贸易量不大和环境可承受的情况下都没有成为国际问题。近代以来大规模的工业化和城市化带来了严重的环境问题。尤其是第二次世界大战后，世界各国经济快速增长，在大量生产、大量流通、大量消费过度经济活动中，公害与环境破坏以全球规模发生，对人类生存环境和未来发展造成深刻危害。

从20世纪60年代后半期开始，发达国家的居民展开了世界规模的抗议破坏环境的运动。产生了绿色和平组织给各国政府施加压力。1972年，联合国在瑞典斯德哥尔摩召开了人类环境会议，并通过了《联合国人类环境会议宣言》和《行动计划》，开始了国际环境保护事业。在环境保护主义的推动下许多国家逐步建立了环境法体系，制定了环境标准。各国的环境规则越来越多，其中一些规则对国际贸易产生了重大影响。如国际贸易中的环境关税制度、环境配额制度、环境许可制度、环境检验检疫制度、环境包装制度、环境贸易制裁和环境补贴制度等。这些国际贸易规则一定程度上有利于国际环境保护，但也成为一些国家推行贸易保护主义的手段。

（二）绿色壁垒对国际贸易的影响

1. 国际环保机制对出口贸易的影响

国际环保机制主要指的是国际社会为解决全球性环境问题而形成的，通过建立国际组织、订立国际公约、协定及规则、推动共同行动计划、发表宣言等形成的多国合作解决机制。国际环保机制对贸易的影响，突出表现为两方面：其一是国际组织和国际公约通过贸易手段限制高污染产品或废弃物的跨国交易（如《蒙特利尔议定书》的签署，迫使采用氟利昂的制冷设备逐步退出了市场），或以贸易诱因减少环境污染（如排污权交易）。其二是 20 世纪 70 年代末以来，在 ISO 倡导下逐步兴起了环境标志（亦称生态标志、绿色标志）运动，促成一股绿色生产和绿色消费浪潮，直接影响许多产品的出口贸易。

2. 各国环境法律法规的差异对市场准入的影响

WTO 允许各国制定自己的环境法律法规。发达国家凭借其强大的经济实力和较高的科技水平，制定的环境法规和标准一般都严于发展中国家；许多标准不仅针对最终产品，而且涉及产品的整个生命周期，并依靠单边机制推行，无疑给发展中国家的产品进入国际市场设置了障碍。

3. 环境成本内在化、环境税等环保措施对出口竞争力的影响

有专家测算（周坷等，2002），与纯行政命令的环保管理方式相比，依靠环境成本内在化、环境税等政策措施实现相同的环保目标可以节约 30% 的支出。目前，许多发达国家在环保科技、无害化生产、产品生命周期评价制度（LCA）等方面已具备实现传统产业的绿色改造和绿色产业创新，以清洁的生产方式生产绿色产品以满足绿色消费需求，形成经济和环境协调发展的能力，这样为环境成本内在化、绿色壁垒的形成创造了必要条件（刘海龙，2002）。但是，许多发展中国家尽管已经开始实行"污染者付费原则"（PPP），将治污的费用计入成本总额，但其费用远不能彻底治理污染。所以，至少在短期内，环境成本内在化必将严重影响发展中国家出口产品竞争力。

（三） 绿色壁垒的作用机制

绿色贸易壁垒主要是通过影响从国外进口商品价格、引起国外进口商品价格边界条件的变化形成价格梯度场，所以通过控制边界条件，就可以达到控制商品进口的目的。在汇率保持相对稳定的条件下，进口商品价格梯度场值主要取决于进口商品的关税水平、价格水平、非关税壁垒的等量关税税率水平。所以，在国际贸易协定下削减进口关税的同时，各国竞相以环境保护这一全球共识和国内有关立法为依据，靠绿色贸易壁垒堂而皇之地替代传统贸易壁垒，维持较高的进口商品价格梯度场值，使进口商品价格增加幅度变大、削弱国外进口商品的竞争力。

除了绿色关税外，其余绿色贸易壁垒几乎都是以非关税形式存在的。

按照非关税壁垒的作用机制，可以将它们分为 3 类：①价格费用型，这类非关税壁垒通过各种措施直接影响进出口商品的最终价格，或直接影响国内产品的成本，从而影响它们的最终价格，改变国产商品与进口商品的价格差，从而达到限制进口、增强国内进口替代品的发展或促进出口的作用。例如，绿色补贴、进口押金、最低限价、海关估价制、成本性外汇管制。②数量限制型，这类非关税壁垒通过直接限制进口商品的数量或进口总金额，从而达到直接、有效地限制商品进口的目的。例如，绿色市场准入限制，许可证、数量性外汇管制、配额、"自动"出口限制。③综合影响型，这类非关税壁垒主要通过各种规定、标准、海关检验来达到限制进口的目的间接影响进口商品的数量和价格。例如，绿色技术壁垒。绿色技术壁垒是进口国家针对进口产品的某些特征，通过产品贸易与环境研究使用绿色技术标准、技术法规来限制进口产品的输入。绿色技术标准、技术法规只是绿色技术壁垒的外在表现形式，绿色技术壁垒的本质是其壁垒作用。

从实施过程看，作用机制分为 2 种情况：①在绿色技术壁垒设立之初，其相当于零配额，表现为数量控制机制。因为在运用绿色技术壁垒这一措施时，首先是制定绿色法规或标准，其次是依据法规或标准对进口产品进行检查，产品符合规定，则允许进口，否则禁止进口。如果法规或标准的制定使得进口产品不符合要求，被禁止进口，绿色技术壁垒就可以看成配额的特例，即零配额。如果依据绿色法规或标准检查进口产品，产品符合规定，则其壁垒作用失效。②绿色技术壁垒一旦形成并且实施，壁垒对进口产品就产生了明显的数量控制机制和价格控制机制的双重作用。即它既具有配额的数量控制作用，又形成了一种特殊的价格调节作用，其作用类似于关税但有其特殊性，是一种复合机制：其一，它从客观上要求各进入方必须为满足壁垒要求而付出一定的改造产品的代价。在产品市场完全竞争或垄断竞争条件下，各进入方由于利益趋动不得不努力尽快地跨越壁垒，否则会丧失市场机会和市场空间，这有别于关税的作用。其二，进口品在进入市场前必须通过绿色技术壁垒的审查，支付检查费用及与此相关的或派生的费用，从而增加进口品价格，这与关税作用相一致。绿色技术壁垒这种双重机制作用，从一定意义上可以理解为一种关税加配额的复合性壁垒作用。这也说明了绿色技术壁垒是伴随技术进步、环保意识提高，在现代经济条件下国际贸易壁垒综合化与复杂化的一个典型形态。

从动态角度考察，随着技术的进步，绿色技术壁垒的设置和对绿色技术壁垒的跨越是无止境的。当进口品的进入还是初步的，数量不多时，壁垒主要表现为数量控制机制和价格内涵控制机制的结合。而一旦新的进口品在规模经济条件下，大量地跨越了绿色技术壁垒，即进口品已满足了壁垒的技术要求并缴纳进口的检验费用及其他相关费用之后，这时东道国可以通过对检验过程的控制相应地调节进口品的数量和进口速率。"道高一尺，魔高一丈"。随着绿色技术创新的深入，新的绿色技术标准会不断出现，并被采用于新的绿色技术法规之中，也就对进口产品形成新一轮的控制机制，从而形成新的绿色技术壁垒。

总之，绿色技术壁垒的数量和价格的双重复合调控机制不是孤立地对进口品发生作用，在进口品进入的不同时期，这种机制的主要表现形态是可变的。绿色技术壁垒一旦形成或发生变动后，就会通过自身所具备的双重控制机制对进口品产生影响，进而影响进口商品国外生产国的产业结构和经济结构，对本国的产业结构和经济结构也会产生递进影响。这就是绿色技术壁垒作用的基本机制。所以，绿色技术壁垒是最难以突破的绿色壁垒，其对中药产品国际贸易的影响也较大。

二、主要绿色壁垒对我国中药国际贸易的影响

（一）我国中药国际贸易中的绿色壁垒存在的主要形式

中药贸易方面的绿色壁垒主要表现形式是绿色市场准入、强制要求 ISO14000 认证、烦琐的程序和检验制度及包装的环保和回收利用等制度。

首先，绿色标准。绿色标准通常是一些国家通过立法手段制定严格的强制性环保技术标准，限制他国不符合该标准的产品进口。涉及环境保护的绿色标准有很多，其中影响最大、最广的是国际标准化组织（ISO）制定的一系列标准，特别是 1987 年正式公布的 ISO9000 系列标准和 1996 年 4 月正式公布的 ISO14000 环境管理体系标准，还包括国别绿色贸易制度、发达国家规定的加工和生产方法（PPM）标准等。面对西方发达国家现有一套成熟的药品管理体系和环境技术标准，中药国际贸易难以通过，因为中医药属于复杂科学体系，目前还难以运用简单科学的方法指标来加以证明，中医药防治疾病、维护健康的机制不能用单个的成分、机制来说

明，在以还原论为核心的实验科学话语权下容易形成对中医药是否科学的怀疑，往往认为中药成分难以明确，有效成分含量标准不清晰，有效成分的化学结构与对人体的副作用没有西药化学结构式那样公式化的详细的解释说明，就认为中药无法证明自身的有效和无毒，所以国际上质疑中医药科学性的声音由来已久，如何让中药符合国际绿色环境标准是摆在面前的首要难题。

其次，绿色标志。绿色标志，又称"生态标签"，是指贴在商品或其外包装上的一种图形，它是根据有关的环境标准和规定，由政府管理部门或民间团体、社会组织依照严格的程序和环境标准颁给厂商，附印于产品及包装上，向消费者表明，该产品或服务，从研制、开发到生产、使用直至回收利用的整个过程均符合环境保护的要求，对生态系统和人类无危害或危害极小。

绿色标志的目的是通过引导消费来促进对环境无害的商品的生产和流通，限制或阻止对环境有害的商品生产和流通。绿色标志通过市场机制促使广大消费者行动起来，发挥消费者主权作用，把货币选票作为一种环保手段，监督企业的生产行为，促使企业保护环境，在国际范围内形成"绿色消费"潮流。

这样在国际贸易领域，绿色标志俨然成为某一产品进入某个国家的"绿色通行证"，有则过，无则堵。目前绿色标志在全球不断推广，所涉及的范围也越来越广。而药品本不属于环境标志授予的范围，但是两个重要的动向使环境标志对中药予以关注。一是美国环境标志组织专门设立了研究中药的基金，研究中药是否使用珍稀动植物原料，是否有有害成分，以及重金属含量是否危害患者健康，并对多种中药成分提出质疑。二是许多国家对中药科学性怀疑，干脆禁止出售中药。

再次，绿色包装。绿色包装也称作"无公害包装"，是指既对生态环境和人体健康无害，又可节约资源和能源、减少废弃物、用后易于回收、易于自然分解、不污染环境的包装。近几年来发达国家相继采取措施，以立法的形式规定禁止使用某些包装材料如含有铅、汞等成分的包装材料，鼓励使用可以再循环的包装材料。当前，我国中药出口的包装大多的包装材料绿色性低，包装多采用一次性材料，循环利用率低，与发达国家对包装的要求不符合，致使中药出口受限制。

最后，绿色卫生检验检疫。目前，国际上尚无通行的植物类中药的质量标准，这成为制约中药国际贸易的瓶颈。美国、欧盟及我国传统中药出口的东南亚地区均对中药提出了重金属和农药残留限量的指标，并有提高的趋势。目前，许多国家都已对传统药和草药保健食品增加了微生物检查、防腐检查、农药残留量和重金属含量甚至黄曲霉毒素检查，并分别制定了各自的标准。而我国除将微生物检查纳入部颁标准外，其余各项尚在研究之中，缺少与国际接轨的质量标准。

（二）绿色壁垒对我国中药出口贸易的影响

环境保护是全球共识，而发达国家利用环境标准设置的种种绿色贸易壁垒，对发展中国家的贸易发展却是不利的。尤其是对中药这种特殊商品，许多标准是不适宜的，这不仅对中国中药出口贸易造成影响，而且对中医药的国际化、中华民族数千年积累的独特的宝贵健康资源为人类做出应有贡献是非常不利的。

1. 中药国际贸易出口数量受到影响

数千年来中药国际贸易一直安全发展，我国不仅出口中药材，同时也进口其他国家许多药用动植物，互通有无，不断丰富了中药资源宝库，这不仅对中华民族健康保障具有不可替代的作用，而且对各个中药贸易国家居民防治各种疾病提供了帮助。但是近代以来，在科学话语霸权下，在所谓的科学标准指标体系下，中药国际贸易反而失去了许多市场份额。根据大和总研的数据统计，海外中药市场上，中国拥有专利权的药品仅为0.3%，而日本和韩国却占据了中药专利的70%以上。海外中药市场规模大约为300亿美元，而中国生产的中药所占比例不超过5%（经济参考报/2014年/6月/27日/第007版韩莹）。据中国医药保健品进出口商会绿色中药办公室统计，我国被进口国拒之门外的中药产品中60%以上是倒在绿色壁垒之下。技术性贸易壁垒风险分析及预警统计报告显示，2009年，我国出口美国、日本、欧盟、韩国和加拿大的食品受阻总计达2298批次。其中，植物源性中药材受阻85批次，特殊膳食受阻79批次，动物源性中药材受阻24批次，以上三类产品占总受阻食品的8.10%。报告同时显示，受阻原因主要是微生物污染、重金属、农药/兽药残留、化学物质污染、包装不合格等，其中重金属及农药残留限量超标尤为严重。2013年8月，英国药品管理局在其官网发布信息表示计划从2014年年初全面禁止中成药在英销售。

2. 绿色壁垒推高了中药贸易成本，提高了国际贸易价格

中药资源是一种非化学合成的来源于自然的天然动植物资源，具有天然的与人体生命系统同构性机制，这本身就蕴含着最根本的绿色性。现代绿色壁垒的大部分环境技术、标准和合格评定程序等并不能完全说明中药的生态性原理，国际间应该协商一种系统性的适合中药贸易的技术标准，而不是让中药产品被动地符合进口国制定的各种不实际技术标准，用非关税壁垒来对付中药国际贸易，这必然造成中药国际贸易成本提高。例如，要在欧美通过注册，资金成本就是大问题。在美国，新药品要通过FDA三期临床试验，需历时5~8年，花费5亿~6亿美元。如此高的注册成本，是我国很多小规模的中药企业难以承受的。日本的汉方药至今没有进军美国市场，这不能说明日本技术不先进，而是成本太高昂，这种资本壁垒实际上形成了一种非关税壁垒。

3. 绿色壁垒刺激"洋中药"的生产，造成"真中药"市场丢失的潜在威胁

绿色壁垒导致唯技术主义盛行，以技术至上来对待一切、判断一切，把传统的、合理的、有效的经验性知识都看成是不符合科学的东西，用现在人们有限的已经发现的知识来对待无限的人类还未能发现的可能是真正科学的知识。中药本来是中国的独特资源，在国际贸易中具有很好的优势和特色，但是由于一些国家利用绿色贸易壁垒进行贸易保护，导致目前在国际上的市场形势却是"洋中药"大行其道，挤压"真中药"。由于那些"洋中药"以生产工艺先进、质量标准规范程度高，外观精美，而且化学成分简单明确，服用剂量少，以所谓的高技术形成高附加值产品，在国际贸易市场上却能大行其道。如日本的处方用汉方药每年以15%的速度增长，年销售额达15亿美元。日汉方药厂大部分通过GMP认证，其处方用的汉方药基本采用中国的经方和古方，但产品剂型、包装和质量控制均符合环境规则，所以能够通过绿色壁垒。而发源地的"真中药"在国际市场上反而不能通过，绿色壁垒成为中国中成药贸易的障碍。

当然，中药发展的方向应该是多元的，绿色壁垒对中国中药现代化发展方向是有促进的，那就是会推动我国中药企业严格按照这些国际环境标准规范中药材的种植技术、中药饮片加工炮制技术和中药产品生产程序，努力提高中药生产加工技术和水平，使中药安全和质量标准达到符合绿色环境标准。

（三）促进我国中药国际贸易发展的策略

我国改革开放30多年来，经济以前所未有的高速度发展，GDP已经排世界第二，仅次于美国，形成了大国崛起的局面。2012 年以来我国经济向着新常态方向发展，需要转变经济发展方式，调整经济结构，促进产业结构转型升级，经济向着追求质量和效益发展。为此十八大以来党中央采取了一系列国内深化改革举措，国际双边和多边自由贸易谈判，形成国家自由贸易区的建设，国有企业改革、供给侧改革、"一带一路"建设等统筹国内和国际发展战略，坚定不移地走向国际化发展道路。在这种背景下，中药的国际贸易发展应该顺势而为，探索中医药国际化的新理论、新路径和新方法。随着全球环保意识的增强，世界人民的消费观念在转变，崇尚自然、关注环保、注重安全、追求健康的思想已深刻影响着人们的消费行为。我们首先要研究发达国家在科技领域、环境规则、绿色标准等方面的优势有哪些是值得我国学习的？他们的进口贸易技术标准，约束或限制其他国家产品进入其国内市场规则是怎么形成的？为什么这些规则标准能够产生效果？我国在国际化视野下应该如何有效应对，克服对中药产品出口的绿色壁垒限制。构建中药贸易与环境协同发展、与国际协作发展共同繁荣富强的国际化道路。

1. 利用产业政策杠杆促进绿色环保中药材产业发展

随着国际经济发展、国内外健康意识的提高、对中药需求的快速增长，采集野生资源的自然生产方法已经远远不能满足国内外市场的需求，同时随着自然资源存量的减少，采集难度和采集成本逐年增高，更重要的是过度采挖野生中药材对环境造成破坏，不仅影响中药资源可持续发展，而且会导致濒危和稀缺野生中药动植物资源枯竭消亡。例如，过度采集冬虫夏草会大量破坏青藏高原草原资源损害，并导致水土流失引致土地沙漠化。过度采挖甘草、肉苁蓉、锁阳等中药材已经引起内蒙古、新疆、宁夏等区域环境破坏，植被损害，沙漠化加剧，可见传统的采挖方式必须改变，我国中药资源产业必须发展绿色可持续发展模式。为此，政府必须采取适宜补贴政策，保证种植者合理收益。补贴种植者，多种多补，不种不补，参照相似产业平均收入设定目标价格。此外，政府需要提供公共服务，为中药材科学规范种植提供技术帮助和技术人员培训，鼓励药农和企业对中药材进行规范化和规模化种植，让中药材生产者树立绿色观念，进行科学合理的集约化种植生产方式，改良土壤，选择良好生态环境，选育优良种质资源，使用农家肥，选用生态农药或少用农药，依据国际环境标准进行种植和养护，确保在维护中药材生产中环境保护生态平衡的同时，也为产品跨越国际绿色壁垒打下坚实的基础。例如，在国家政策帮助下目前我国人参、甘草、当归、黄芪、党参、桔梗、白芍、白术等多种中药材已经开始人工规范化和规模化种植，且产量基本能满足国内外市场的需求。

2. 国家支持中药材产业发展的研究项目，利用现代科技促进绿色发展

从政策上对中药产业进行扶持，能够加速中药的绿色发展进程。这就必须集中资源和力量，利用现代科技从基地建设、技术研发、中药产业链的延伸等方面全面着手，以实现产业绿色发展的目标。国家在确定项目时，需普查定位，然后指定规划，指导中药产业健康有序发展。以绿色示范基地建设为契机，以中药绿色产业培育为目标，重点建设中药良种标准化生产、规范化中药生产基地，做强做大中药生产的产业链。通过科技重大专项的实施，引导和调动科技资源向绿色中药研发聚集，鼓励和支持高校、科研院所与中药企业联合开展中药产业绿色化的相关技术开发。营造企业创新发展氛围，构建企业创新机制。按照构建中药科技研发、规范化种养殖、中药工业开发和商贸流通四大平台总体规划的分工，整合优化现有资源，抓项目带动，推动中药产业关键技术的发展。

3. 利用绿色 GDP 核算体系促进中药产业生态化发展

中国经济正在走向国际化，必然要适应国际发展形势，才能实现可持续发展，中药产业必须改变过去的粗放式、耗竭式发展模式。因此，必须国际淘汰那些不符合环保标准的落后种植和生产企业。绿色 GDP 核算体系建立是政策的必然选择。绿色 GDP 通过把中药产业环境污染与中药产业生态恶化造成的经济损失货币化，能使我们懂得中药产业资源有价、中药产业环境有价，并从中清醒地看到经济活动开发给中药产业生态环境带来的负面效应，看到伴随 GDP 的增长付出的中药产业资源成本和代价，从而引导人们在追求经济增长的同时珍惜中药产业资源，保护中药产业生态环境。通过改进中药产业资源价值的核算，设计实用可行的中药产业环境核算指标体系，协调中药产业会计核算与统计核算，建立中药产业绿色 GDP 核算的相关制度，从而实现中药产业的绿色 GDP 核算。

4. 建立中国中药材行业规范环境标准

随着经济全球化和我国经济国际化的日趋形成，中药企业正面临来自 ISO 的多重压力。一方面中药企业必须实施 ISO 9000 质量标准，以使企业保持国际准入能力，树立质量形象；另一方面中药企业必须实施 ISO 14000 并通过国际认证，以此来树立自身的环保和道德形象。

更重要的是，中医药是我国传统文化和传统科技的瑰宝，凝聚着深邃的哲学智慧和有效的养生保健防治疾病方法。有些机制现代科学一时说不清楚，不代表永远不能解释，我们应在复杂科学理论指导下建立自己的话语体系。近代以来由于我国经济政治和科技的全面落伍，资本主义列强的强权政治和唯科学主义思潮的盛行，我国的语言、学科体系全面西化，诠释采用了反向格义方法，一切以西方的概念，以范畴、知识体系为标准，使中国的语言、概念范畴知识体系丧失了话语权、规范权和标准权。现在我们要继承佛学传入我国时采取的正向格义的方法。以中国文化、中国的知识技术、中国的思维方法为基础，来吸收佛学的优秀文化内容，最后形成像禅宗这样本土化的中国佛学。

我国中医药有数千年的文化知识积淀，一代代医药工作者的临床经验总结，浩如烟海的成功案例可以循证，在人身上有效的东西，却要去动物身上证明。因此，我们要有自信心，要有勇气去建立自己的话语体系。中国政府和社会组织、民间组织都有责任和义务去努力。如中国医药保健品进出口商会作为我国医药保健品进出口领域的行业组织，可与政府和中国中医研究院、中医药高校及研究机构，也包括中医药行业内的领军企业合作，为整个行业制定一套符合复杂科学理论的规范标准体系。并促成中药行业实际业务操作标准高度一致，形成中药资源企业协作联盟，以此来加大中国中药国际贸易中的谈判能力，进而影响国际中医药产业发展。

第三节　中药贸易的环境效应

中药国际贸易的发展应借鉴国际经验，根据格鲁斯曼和克鲁格（Grossman 和 Krueger）（1993）的理论，学习北美自由贸易区对环境质量影响的研究方法，有助于我们分解中药产业经济活动中不同因素对环境的影响，进而克服一些中药材种植、养护和加工生产中的对环境不利的因素，加强中药材种植中对生态环境有益的效应，以协调中药贸易与环境的关系。在我国经济国际化过程中着力推进中药国际贸易的自由化，转变生产方式和调整贸易结构，创新和革新绿色生产技术，形成与其他国家友好发展、共同繁荣。

一、理论假设与定义

格鲁斯曼和克鲁格首次提出贸易自由化对一国的环境影响主要体现在三个方面：规模效

应、结构效应和技术效应。其中，规模效应是指一国经济的总体规模对环境质量的影响；结构效应是指一国经济的产业结构对环境质量的影响；技术效应是指一国经济的产品生产技术和污染排放技术对环境质量的影响。

假设在一个小的开放的经济体内，有两种生产要素：资本 K 和劳动力 L，生产两种产品，一种为产生污染的资本密集型产品 x，另一种是不产生污染的劳动密集型产品 y，这就意味着在任何工资和租金报酬水平下，x 产品的资本与劳动要素比要高于 y 产品的资本与劳动要素比，即 $(K_x/L_x)>(K_y/L_y)$，规模收益不变，产品和要素市场为完全竞争。为了简化分析，本文假设任何企业所产生的污染只对消费者产生影响，不会对其他企业产生影响，并且本文不讨论消费过程中产生的污染。并且，设定产品 y 为基准计价单位，即 $p_y=1$，产品 x 的国内市场相对价格为 p。产品 y 的生产函数为：

$$y=H(K_y,\ L_y)$$

本文假设 H 为递增函数，且为 K 和 L 的严格凹函数。

产品 x 的生产产生两种产出：产品 x 和污染 z，假设一个企业拿出部分要素投入来治理污染，θ 表示用于污染治理的要素占所有生产要素的比率。因此，x 的生产函数可以表示为：

$$x=(1-\theta)F(K_x,\ L_x) \tag{10-1}$$

$$z=\varphi(\theta)F(K_x,\ L_x) \tag{10-2}$$

F 同样为递增、凹性和线性齐次生产函数，$0\leq\theta\leq1$，$\varphi(0)=1$，$\varphi(1)=0$，$d\varphi/d\theta<0$。为了下文分析的方便，我们假设：

$$\varphi(\theta)=(1-\theta)^{1/\alpha} \tag{10-3}$$

其中，$0<\alpha<1$。结合式 10-1、式 10-2、式 10-3，消去 θ 并得到：

$$x=z^\alpha\left[F(K_x,\ L_x)\right]^{(1-\alpha)} \tag{10-4}$$

假设企业对其生产所产生的单位污染需交纳一定的税费 τ。单位净产出的污染排放量，以 e（单位净产出的污染密集度）来表示。从式 10-4 可知，污染排放的费用所占 x 整个生产成本的比率必然等于 α，即 $\tau z/px=\alpha$，所以可推算出：

$$e\equiv\frac{z}{x}=\frac{ap}{\tau}\leq1 \tag{10-5}$$

显然当企业不进行污染治理时，$z=x=F$，$e=1$。设定企业进行污染治理与不进行污染治理无差异时的污染税为 τ^*，则 $\tau^*=ap$。当污染税大于 τ^* 时，企业积极进行污染治理，由式 10-5 式可知，此时 $e<1$；当污染税小于 τ^* 时，则企业没有动力进行污染治理。如果我们得到污染密集度 e，则整个经济的总污染排放量 z 如下式所示：

$$z=ex \tag{10-6}$$

贸易和经济增长都会扩大经济规模，本文采用按世界价格计算的净产出产值作为衡量经济规模的指标。因此，经济规模 S 可以表示为：

$$S=p^0x+y \tag{10-7}$$

p^0 表示未受到因素冲击之前的 x 商品价格，如果商品价格发生变化，我们还是以原来的价格 p^0 作为计价方式，即价格的变化不影响整体的经济规模。但是，如果由于商品价格变化导致 x 和 y 的产量也发生变化，经济规模 S 则会发生变化，此时，则是以旧的价格衡量新的产出价值。

利用式 10-7 我们可以将污染量 z 改写为 $z=e\varphi_xS/p^0$，其中，$\varphi_x=p^0x/S$ 即 x 的净产出价值在总产值中所占的份额。为简化分析，我们假定初期时 x 的商品价格 $p^0=1$ 即得到：

$$z = ex = e\varphi_x S \qquad (10\text{-}8)$$

因此，污染量取决于生产的污染密集度 e，污染产品在经济中所占的份额 φ_x，以及经济规模 S。对式 10-2 等式两端同时取对数并全微分就得到了分解式：

$$\dot{z} = \hat{e} + \hat{\varphi}_x + \hat{S} \qquad (10\text{-}9)$$

其中，$\dot{z} = dz/z$，$\dot{e} = de/e$，$\hat{\varphi}_x = d\varphi_x/\varphi_x$，$\hat{S} = dS/S$。

式 10-9 中 $\hat{S}$ 为规模效应，度量了在产品生产结构和生产技术不变的情况下，经济规模的变化所导致的污染量变化程度。例如，在规模报酬不变的假设下，所有的要素禀赋增长 10%，产品的相对价格和污染密集度保持不变，则我们预期污染量将上升 10%。

$\hat{\varphi}_x$ 为结构效应，度量了污染产品在国民收入中所占份额的变化程度。如果保持整个经济的规模和污染密集度不变，则向污染产品资源投入的倾斜势必会增加污染产生量。

$\hat{e}$ 为技术效应，在保持其他因素不变的情况下，污染密集度的降低会减少总的污染排放量。

二、规模效应

假设政府所征收的污染税是固定的，我们增加要素禀赋到（λK，λL）以考察要素供给增加 λ 倍的影响。对式 10-8 取对数并对 λ 求导即可将要素供给增加的影响分解为规模、结构和技术效应：

$$\frac{\dfrac{dz}{d\lambda}}{z} = \frac{\dfrac{dx}{d\lambda} + \dfrac{dy}{d\lambda}}{S} + \frac{\dfrac{d\,(x/S)}{d\lambda}}{\varphi_x} + \frac{\dfrac{de}{d\lambda}}{e} \qquad (10\text{-}10)$$

由式得知 x 和 y 为要素 K 和 L 的一次齐次函数，即意味着：

$$\frac{\dfrac{dx}{d\lambda} + \dfrac{dy}{d\lambda}}{dS} = \frac{x(p,\ \tau,\ K,\ L) + y(p,\ \tau,\ K,\ L)}{x(p,\ \tau,\ \lambda K,\ \lambda L) + y(p,\ \tau,\ \lambda K,\ \lambda L)} = \frac{1}{\lambda} > 0$$

规模效应为正，即要素禀赋的增加也会增加整个经济的规模，此时结构效应和技术效应均为零。x 和 y 对要素禀赋的线性齐次性质意味着 x/S 不受 λ 的影响，因此，$d(x/S) = 0$，即式 10-10 中的第二项为零，由于假定 p 和 τ 不变，所以式 10-10 中的第三项为零，即 $de/d\lambda = 0$，技术效应为零。可知，在污染税外生给定的情况下，要素禀赋的增加带来的规模效应为：

$$\frac{dz}{d\lambda} = \frac{1}{\lambda}$$

由于污染排放政策不变，技术效应不存在，同时，x 和 y 产业同比例扩张，产品的结构效应也不变。因此，污染排放的增加完全来自资源禀赋均衡增长所导致的规模经济扩大效应。

三、结构效应

为考察资本积累增加对污染的结构效应，我们再次假设污染密集度不变。资本积累增加对环境的影响一方面通过结构效应，即转向污染产品的生产所造成的污染增加；另一方面，则是由于生产规模扩大所造成的污染增加。

对式 10-8 取对数并对 K 求导即可将对污染的影响分解为规模、结构和技术效应：

$$\frac{\mathrm{d}z}{\mathrm{d}K} = \frac{\frac{\mathrm{d}x}{\mathrm{d}K}+\frac{\mathrm{d}y}{\mathrm{d}K}}{S} + \frac{\frac{\mathrm{d}\,(x/S)}{\mathrm{d}K}}{\varphi_x} + \frac{\frac{\mathrm{d}e}{\mathrm{d}K}}{e} \tag{10-11}$$

由于根据假设污染密集度不变，因此技术效应为零。等式右边的最后一项即可消去。结构效应即等式右边的第二项，由于 $x/S=1/(1+y/x)$，依据罗伯津斯基定理可知，资本积累的增加将会导致 X 产业的扩张和 Y 产业的收缩，$\mathrm{d}(y/x)/\mathrm{d}K<0$。资本积累增加对污染影响的结构效应为正，即

$$\frac{\frac{\mathrm{d}(x/S)}{\mathrm{d}K}}{\varphi_x}>0$$

接下来我们推导式 10-11 中的第一项代表的规模效应 $\dfrac{\frac{\mathrm{d}x}{\mathrm{d}K}+\frac{\mathrm{d}y}{\mathrm{d}K}}{S}$。

设国民收入函数 G 如下：

$$G(p^x,\ p^y,\ K,\ L,\ z)=\max_{\{x,y\}}\{p^x x+p^y y:\ (x,\ y)\in T(K,\ L,\ z)\}$$

其中，$T(K,\ L,\ z)$ 为规模经济不变的两维凸生产可能性集合。霍特林引理（Hotelling's lemma），劳动和资本的回报 w 和 r，可以通过对国民收入函数就相应要素的偏导数获得：

$$\frac{\partial G(p^x,\ p^y,\ K,\ L,\ z)}{\partial K}=r \tag{10-12}$$

$$\frac{\partial G(p^x,\ p^y,\ K,\ L,\ z)}{\partial L}=w$$

这说明经济体系中增加一单位的资本所能带来的国民收入的增加额就是 $\partial G/\partial K$。该增加额等于资本的边际产值，在竞争性市场中必然等于资本的收益。同理，劳动的边际产值必然等于其工资。

现改变函数形式，设定存在外生的污染税 τ，则企业选择生产以最大化产出 $(x,\ y,\ z)$，污染的价格为负，因为企业必须为排放一定的污染支付费用。因此我们可以定义：

$$\overline{G}(p^x,\ p^y,\ K,\ L,\ z)=\max_{\{x,y,z\}}\{p^x x+p^y y-\tau z:\ (x,\ y)\ \in T\ (K,\ L,\ z)\}$$

$\overline{G}$ 即私人部门的利润最大化的产值。可以认为总国民收入 G 与 $\overline{G}$ 的关系是：

$$G=\overline{G}(p^x,\ p^y,\ K,\ L,\ z)+\tau z$$

也就是，$G=p^x x+p^y y$

由式 10-5 可推算出 $\overline{G}$ 私人部门的利润最大化的产值条件是：

$$p^x x+p^y y-\tau z=p^x(1-\alpha)x+p^y y \tag{10-13}$$

式 10-11 中的第一项代表的规模效应可由式 10-12 和式 10-13 得到：

$$p(1-\alpha)\frac{\mathrm{d}x}{\mathrm{d}K}+\frac{\mathrm{d}y}{\mathrm{d}K}=\frac{\mathrm{d}\overline{G}}{\mathrm{d}K}=r$$

由此式 10-11 中的第一项代表的规模效应可写为：

$$\frac{\mathrm{d}x}{\mathrm{d}K}+\frac{\mathrm{d}y}{\mathrm{d}K}=r+[p^0-p(1-\alpha)]\frac{\mathrm{d}x}{\mathrm{d}K}=r+\alpha\frac{\mathrm{d}x}{\mathrm{d}K}>0 \tag{10-14}$$

因为开放经济国内价格等于世界价格 $p=p^0=1$，另外由罗伯津斯基定理 $\mathrm{d}x/\mathrm{d}K>0$，所以资本积累增加对污染影响的规模效应为正。

由于资本积累增加对污染影响的结构效应为正，我们可以由此预期，在控制经济规模和技术不变的条件下，资本相对丰裕的国家将有可能产生更多的污染。总之，因素冲击导致经济转向生产较多的污染产品，则结构效应为正，反之为负。

四、技术效应

对式 10-8 取对数并对 τ 求导得到：

$$\frac{dz}{z} = \frac{\frac{dx}{d\tau} + \frac{dy}{d\tau}}{S} + \frac{\frac{d(x/S)}{d\tau}}{\varphi_x} + \frac{de}{d\tau}{e} \tag{10-15}$$

首先，技术效应为负。因为较高的污染税 τ 会降低污染程度 e，由式 10-5 得到：

$$\frac{de/d\tau}{e} = \frac{-1}{\tau} < 0$$

其次，结构效应为负。即污染税的提高会导致 x 产业的收缩和清洁产业 y 的扩张。

$$\frac{d(x/S)}{d\tau} = \frac{d[1/(1+y/x)]}{d\tau} < 0$$

最后，规模效应为负。污染税的提高会导致 x 产业的收缩，$\frac{dx}{d\tau} < 0$。具体推导方法与式 10-14 相同。

$$\frac{dx}{d\tau} + \frac{dy}{d\tau} = -z + \alpha\frac{dx}{d\tau} < 0$$

因此，环境政策的收紧会从三个方面影响污染排放：更加清洁的技术、经济转向生产清洁产品的结构效应和较低水平的产出。

理论分析给我们启发，但是中药生产与汽车制造和使用、电池生产和废弃不同。由于中药是一种特殊商品，在种植中会产生正的外部性，起到净化空气、保持水分的作用，能促进生态环境优化。在采集加工中会产生废弃物，不处理好会污染环境，适当处理或循环利用可减少或避免损害环境。中药制药过程中会产生废渣、废水和废气，需要投入净化设备，政府若运用合理政策，促进科学技术创新使废弃物资源化，既能减少中药资源消耗，又能保护自然环境。解决中药贸易活动对环境状况的影响是完全可能与可行的，而且中药贸易与环境协调已经有许多案例：如我国中药饮片龙头企业康美药业打造全产业链模式；扬子江药业、济川药业、康缘药业、天江药业、天士力药业、云南白药、广药白云山等为适应中药国际化需求正在探索供应链管理，从中药材规范化种植基地建设到加工炮制，从储存、运输到 GMP 生产制造，从三废资源化研究到消费者跟踪调查，形成全程管理模式。这些都说明只要国家引导得当中药贸易是最有可能与环境协调发展的。

参考文献

布莱思·科普兰，斯科特·泰勒尔. 2009. 贸易与环境—理论及实证. 彭立志，译. 上海：格致出版社.
李银杰. 2014. 我国中药出口遭遇的壁垒及对策分析. 时代金融：193-200.
缪东玲. 2004. 中国木质林产品贸易与环境研究. 北京：中国林业出版社.
王阳阳. 2011. 中药产品面临的绿色壁垒及解决办法. 人口与经济：172-173.

第十一章　中药资源循环经济的发展

第一节　循环经济的产生与发展

一、循环经济产生的背景及原因

循环经济，又可称为资源循环型经济，是以资源的高效利用和循环利用为目标，以"减量化、再利用、资源化"为原则，以物质闭路循环和能量梯次使用为特征，按照自然生态系统的物质循环和能量流动的方式运行的经济模式。循环经济的核心是资源的循环利用和节约，最大限度地提高资源的使用效率，其结果是节约资源，提高效率，减少环境污染。这里的循环是指生态学意义上的循环，而不是经济学意义上的循环，主要从生态系统的角度考察，强调经济活动中的物质循环与代谢。

循环经济的产生和发展，有其特定的背景及其不断演进的过程。人类社会在经济发展的过程中经历了三种模式：粗放式经济发展模式、资源依赖的耗竭发展模式、循环经济发展模式。

粗放式经济发展模式就是在生产要素质量、结构、使用效率和技术水平不变的情况下，依靠生产要素的大量投入和扩张来实现经济增长的方式。这种经济增长方式的实质是以数量的增长速度为核心。它对人类与环境关系中的处理模式是，人类从自然中获取资源，又不加任何处理地向环境排放废弃物和污染物，因而是一种"资源–产品–废弃物和污染排放"的单向线性开放式经济过程。它的主要特征是"高消耗、高污染"。大量事实表明，水、大气、固体废弃物污染的大量产生，与自然资源利用水平密切相关，是粗放式经济增长方式的必然结果。片面追求经济发展，造成了资源枯竭、环境污染和生态退化等一系列环境问题，而且也在一定程度上带来了经济的低速增长和重复建设。

资源依赖的耗竭发展模式也称作"生产过程末端治理"方式。在经历了传统的经济发展模式阶段后，进入工业化中后期阶段，环境污染成了阻碍经济发展的一个主要因素。在经历了马斯河谷烟雾事件、伦敦烟雾事件、洛杉矶光化学烟雾事件等一系列公害后，人们认识到保护环境的必要性和重要性，并开始研究治理环境污染的技术和设备。20世纪60年代以来，发达国家普遍开始采取末端治理模式发展经济，为治理环境污染投入了大量的人力和物力。但其具体做法是"先污染，后治理"，强调在生产过程的末端采取措施治理污染。也就是在生产链的终点或者在废弃物排放到大自然之前进行一系列的物理、化学和生物过程的处理，以最大限度地降低污染物的排放，减少对自然界的危害。结果治理的技术难度很大，不但治理成本略高，而且生态恶化难以遏制，经济效益、社会效益和生态效益都很难达到预期目的。

自人类社会进入工业化阶段以来，在经济发展取得惊人成就的同时，经济发展和生态环境、资源之间的矛盾却日趋尖锐，经济发展越来越快，排放的污染物越来越多，已远远超出环境的承受能力，生态环境急剧恶化；能源消费急剧增长，地球上的不可再生资源日益减少，在不久的将来面临枯竭。人类经济社会发展必不可少的两个因素（资源与环境）对经济社会发展的制约日益明显。在这种严峻的形势下，人类不得不重新审视传统的经济发展模式，以探索适应人类发展需要的新模式。协调发展的思想因此而诞生，循环经济的发展理念也正是在这一全球背景下产生的。传统的经济发展模式讲究经济系统的资本节约，只注重价值运动，忽略了物质在经济系统与自然资源环境系统之间的循环流动，而循环经济不仅注重价值的流动，也关注物质的循环，更重视废弃物的排放与利用。尽可能提高资源产出率，降低废弃物排放，是循环经济的特点。这也正是解决目前环境与经济问题的关键所在，是缓解经济快速发展与资源日益枯竭和环境日益恶化之间矛盾、解决单纯经济发展方式症结的重要途径之一。国内学者普遍认为，为保持人类社会的可持续发展，必须转变经济发展方式，采取各种措施，大力发展循环经济。我国作为世界人口大国和资源短缺国，资源与发展的矛盾更为突出，大力发展循环经济，缓和经济发展和资源短缺之间的矛盾更是刻不容缓。

二、循环经济发展的国际经验

循环经济（circular economy）的思想萌芽，可以追溯到马克思对物质循环利用问题的分析中。在《资本论》第 3 卷中，马克思专门用一节的篇幅，讨论了"生产排泄物的利用问题"，并提出了"两个限度"的思想。这就是在物质循环利用中，一方面要"把生产排泄物减少到最低限度"，用今天的话说，就是最大限度地减少废弃物排放量；另一方面，要"把一切进入生产中去的原料和辅助材料的直接利用提到最高限度"，用今天的话说，就是要最大限度地提高资源利用率。

马克思本人并没有提出"循环经济"的概念。"循环经济"这一概念的形成，可以追溯到环境保护兴起的 20 世纪中叶。有观点认为，"循环经济"的英文词，最早出自英国环境经济学家戴维·皮尔斯的著作。在马克思之后，由美国经济学家鲍丁尔提出来的"宇宙飞船理论"，被人们看作是在循环经济专业研究方面最早产生了国际性影响力的学说。这一理论的大致内容是，地球就像是在太空中飞行的宇宙飞船，要靠不断消耗自身有限的资源而生存，如果不合理地开发资源、破坏环境，它也会像宇宙飞船那样走向毁灭。

1990 年以后，发展知识经济和循环经济逐渐成为国际社会的两大趋势。在现实生活中，德国是循环经济立法最早的国家。德国于 1991 年和 1996 年分别颁布了《包装废弃物处理法》和《循环经济和废物管理法》，规定对废物管理的首选手段是避免发生，然后才是循环使用和最终处置。德国法律明确规定，自 1995 年 7 月 1 日起，玻璃、马口铁、铝、纸板和塑料等包装材料的回收率要达到 80%。自实施以来，废弃物不断减少，循环利用率不断上升，废弃物处理行业已经成为德国重要的经济和就业发展动力。在德国的影响下，欧盟和北美相继制定了鼓励产品回收、绿色包装等法律，同时规定了包装废弃物的回收、复用或再生的具体目标。2000 年日本通过和修改了包括《推进形成循环型社会基本法》、《固体废弃物管理和公共清洁法》、《绿色采购法》等在内的多项法规，从法制上确定了日本 21 世纪经济和社会发展的方向，提出了建立循环型经济社会的根本原则，这标志着日本在循环经济技术和产业上迈上了新台阶。

国际上同样有很多利用循环经济的成功典例。例如，杜邦公司、丹麦卡伦堡生态工业园、德国的包装物双元回收体系（简称 DSD）等。这些成功的典例可以为我国循环经济的发展提供重要的借鉴经验。

杜邦公司把循环经济理念运用到化学工业上，创造性地将 3R 原则发展为 "3R 制造法"。生产过程中，公司放弃某些对环境有害的化学物质的投入，尽量减少一些化学物质的使用量，发明回收本公司废弃物再利用的新技术。到 1994 年，杜邦公司减少排放 25% 的生产所致的塑料废弃物和 70% 的空气污染物，同时，还从废塑料中回收化学物质，开发出耐用的乙烯等新材料。

丹麦卡伦堡生态工业园是目前世界上生态系统运行的典型代表。园区内由炼油厂、发电厂、制药厂、石膏制板厂四大核心厂，以及其他小型企业组成，各企业间通过贸易的方式利用生产过程中产生的副产品和废弃物，进行物质和能量的交换与循环，减少了废弃物的排放和处理费用，不仅使经济效益得到了显著提升，也使得生态环境得到了大大的改善。据统计，制药厂的废水经过处理后，每年可有 $9 \times 10^5 \, \mathrm{m}^3$ 转化为淡水，炼油厂用水量减少 $1.2 \times 10^6 \, \mathrm{m}^3$；炼油厂将排空火焰气转供给电厂使用，电厂每年可减少煤使用量 $3 \times 10^4 \, \mathrm{t}$，油使用量 $1.9 \times 10^5 \, \mathrm{t}$；将制药厂的有机残渣转化成有机肥料，不再填埋；煤和油被逐渐代替，减少了二氧化硫和二氧化碳的排放，减轻了大气污染。

德国人将可回收利用的垃圾分类放于两桶一袋（蓝色桶、棕色桶、黄色大袋）中，可回收利用的纸类放于蓝色桶，可降解的生物垃圾（有机物）放于棕色桶，印有回收标志的各类包装放于黄色大袋中；而不可回收利用的垃圾放于黑色桶；此外，还有专门的回收箱和回收站用来回收罐头、玻璃制品、废电池和旧家具。德国通过公共回收系统，实现了对垃圾的分类回收和有效利用，使资源得到了再生循环。德国的包装物双元回收体系，又被称为绿点公司，是一个非盈利性的社会中介组织，负责德国范围内包装废弃物的搜集、运输、分类、处理，促进了德国包装废弃物的回收再利用。

三、我国循环经济的产生与发展

从现代循环经济发展来看，我国循环经济的发展大致经历了三个阶段：

第一阶段：萌芽发展阶段（1993 年以前）。

该阶段，在全球环保潮流的影响下，我国开始认识到可以通过技术改造最大限度地将 "三废" 减少在生产过程中，虽然废品、垃圾回收曾经在较大程度上减少了人类活动对资源的消耗，但是总体上，循环经济运行体制仍处于探索阶段。

第二阶段：清洁生产阶段（1993 ~ 2003 年）。

20 世纪 90 年代初，我国工业污染防治开始了 "三个转变"，即从 "末端治理" 向全过程控制转变，从分散治理向分散与集中治理相结合转变，并利用世界银行贷款开始了清洁生产的试点。1992 年，里约热内卢会议之后的 2 个月，《中国环境与发展十大对策》公开发表，宣布中国要实施可持续发展战略。1999 年《中华人民共和国清洁生产促进法》（草案）出台，更加推进了清洁生产工作的有效开展。2003 年，《中华人民共和国清洁生产促进法》正式实施，对于提高资源利用效率，减少和避免污染物的产生，促进经济和社会可持续发展起到了重要作用。

第三阶段：理念传播与试点阶段（2003 年至今）。

该阶段，循环经济的理念开始逐渐为人们所广泛接受。国家相关部门开展了循环经济试点工作，并取得了一定成效。

党的十六届三中全会《关于完善社会主义市场经济体制的若干问题》中，第一次明确提出要将 "循环经济" 作为重要的产业发展方向。2004 年以来，发展循环经济在我国被提到了一个前所未有的战略高度。胡锦涛同志曾多次强调，要发展循环经济，实现自然生态系统和社会经济系统的良性循环，为子孙后代留下充足的发展条件和发展空间。温家宝同志也多次强调，要全面推进资源节约型社会建设。2005 年 12 月，国家统计局等六部委正式联合下发了《关于组织开展循环经济试点（第一批）工作的通知》，正式启动国家循环经济试点工作。

党的十七大报告《高举中国特色社会主义伟大旗帜，为夺取全面建设小康社会新胜利而奋斗》在谈到我国实现全面建设小康社会奋斗目标的新要求时，明确提出了具体要求："建设生态文明，基本形成节约能源资源和保护生态环境的产业结构、增长方式、消费模式。循环经济形成较大规模，可再生能源比重显著上升。主要污染物排放得到有效控制，生态环境质量明显改善。生态文明观念在全社会牢固树立"。2009 年开始实施的《中华人民共和国循环经济促进法》，为促进循环经济发展奠定了法律基础，这不仅说明我国循环经济发展的制度建设取得了标志性成果，而且也说明我国循环经济发展进入了一个全新的发展时期。

2012 年 11 月 8 日，胡锦涛同志在党的十八大报告《坚定不移沿着中国特色社会主义道路前进，为全面建成小康社会而奋斗》中特别强调把生态文明纳入"五位一体"的社会主义现代化建设总布局之中，这是我党的重大理论创新。十八大强调，建设生态文明，是关系人民福祉、关乎民族未来的长远大计。面对资源约束趋紧、环境污染严重、生态系统退化的严峻形势，必须树立尊重自然、顺应自然、保护自然的生态文明理念，把生态文明建设放在突出地位，融入经济建设、政治建设、文化建设、社会建设各方面和全过程。

2015 年 10 月，党的十八届五中全会审议通过了《中共中央关于制定国民经济和社会发展第十三个五年规划的建议》。习近平同志就《建议（讨论稿）》向全会作了说明，首次提出了创新、协调、绿色、开放、共享五大发展理念，把"绿色发展"作为五大发展理念之一，首次将"美丽中国建设"写入规划。这既与党的十八大将生态文明纳入"五位一体"总体布局一脉相承，也标志着生态文明建设被提高到了前所未有的高度，从总体上改善生态环境质量是全面建成小康社会的必然选择。

四、中药产业循环经济发展的生态效应

中药资源是国家重要的战略物资，是保障国民健康、发展民族医药产业的物质基础。中药资源的高效利用是实现资源节约型、环境友好型循环经济发展理念，保障中医药事业健康可持续发展的重大战略问题。然而，中药制药企业在产业化过程中必须消耗中药资源性原料，在加工和生产中必然会排放一些废弃物，包括废皮、废枝、废花等中药加工残余物及生产中的废气、废渣、废液、噪声等。中药企业将这些废弃物未经无害化处理就直接排放到环境中，对空气、土壤、水、农、林质量造成了严重污染。据初步统计，以中药制药为主体的中药资源产业化过程每年消耗植物类药材约 7.0×10^5 t，产生的废弃组织器官、废渣等高达数百万吨，废渣、废水、废气的排放和处理已成为行业发展面临的棘手问题，给生态环境带来了巨大压力。

中药废弃物的处理与资源化不仅关系到资源的再利用和环境生态，同时与中药资源的可持续发展和循环利用经济的建设密切相关。中药废弃物是指那些在中药生产加工过程中未被利用的废弃组织器官，未被利用的可利用物质，以及中药废气、废渣、废液等；而废弃物资源化指采用适宜的方法或技术回收利用废弃物，从废弃物中开发可利用的资源性产品。中药制药过程中产生的废弃药渣可以作为原料，与其他物料复配和加工制成肥料、菌质等，有益于植物、菌物生长发育和改善土壤结构及有机质组成；将有益于家禽、家畜及其他经济动物生长发育和健

康的废弃药渣，经简单饲料化加工可作为饲料添加剂和营养补充剂等；将废弃药渣经干燥处理后，可用作燃料直接燃烧转化为能源等；中药制药过程中产生的废水可通过吸附、膜过滤及生物工程等方法处理达到工业或生活用水标准，实现清洁生产和对废弃水资源进行再利用的目的；中药资源产业化过程产生的废弃植株、枝条、茎叶、栓皮、果核、木心、须根等废弃组织器官及废弃药渣多富含纤维素类、半纤维素类或木质素类物质，是一种具有发展潜力的生物资源，通过简单加工处理，可作为生产纸浆的原料，其出浆率高于一般木材，是一种高产优质的造纸原料，亦可通过氨化处理作为反刍动物的良好饲料。中药废弃物资源化利用过程是一个复杂的系统工程，根据自然资源产业化过程中废弃物的产生和废弃物资源化理论，体现了资源的综合利用和多途径、多层次利用价值。

对中药产业化过程中产生的废弃物进行资源化处理，可以推动该行业形成节约资源，保护环境，发展绿色产业的良好局面，以中药废弃物的循环利用为切入点连接农、林、牧、渔、轻化工、食品等各领域，对促进中医药事业发展具有特殊的现实意义和长远战略意义，推动社会和行业形成节约资源，保护环境，发展生态经济产业的良好局面。

第二节　循环经济实现的模式

本节主要结合对循环经济内涵的理解，进一步阐述循环经济发展的模式、技术、路径、政策机制，并加入中药资源与中药产业循环经济发展的思考。

一、循环经济发展的模式

循环经济实质上是一种经济发展模式的革命，需要在思想理念、行为方式、社会经济活动中得以体现，且需要社会多方面的参与和推动才能最终实现。目前，循环经济的发展已经成为一种国际潮流与趋势，且在发达国家实践过程中已取得较大成功。但学术界对国内循环经济发展模式的分类并不统一，如生态工业模式、生态农业模式、绿色服务业模式、静脉产业模式、3 层次模式、"3+1" 模式、"5+1" 模式等的分类很多。随着循环经济不断深入生产和生活，它将涉及各行各业，甚至是生活的细微之处，但究其实现形式可发现主要体现在三个层面上，故本节将采用大多数学者认可的 3 层次模式，即企业层面的小循环、区域层面的中循环及社会层面的大循环。

（一）循环经济的企业发展模式（小循环）

基于企业层面的循环经济发展模式是循环经济在微观层面上的基本表现形式，属于小循环范畴。它要求企业遵循循环经济的 3R 原则，实行清洁生产，从生产的源头和全过程充分利用资源，使生产企业在生产过程中废物最小化、无害化、资源化。该模式是以单个企业内部物质和能量的微观循环作为主体的企业内部循环经济产业体系，对产品要求减少从原材料提炼到产品最终处置的全过程的不利影响，以实现对产品和服务的前端、过程和末端的资源消费控制和优化，最终实现企业内部物质和能量的微观循环。美国杜邦公司是企业发展模式最典型的代表，而国内以广西贵糖集团和山东鲁北集团较为典型和突出。

1. 清洁生产及其目标

循环经济企业发展模式的实现方式是清洁生产。1989 年，联合国环境署对清洁生产进行的定义为：将整体预防的环境战略持续应用于生产过程、产品和服务中，以期增加生态效率和减少对人类和环境的风险。从该定义可以看出，清洁生产是一种预防性方法，要求在产品或工艺的整个寿命周期的所有阶段，都必须考虑预防污染，并尽力将产品或工艺过程中对人体健康及环境的短期与长期风险降至最小。因此，在清洁生产过程中应节约原材料和能源，淘汰有毒原材料，削减所有废物的数量和毒性，对生产的产品应尽量减少从原材料提供到产品最终处置的全生命周期的不利影响。

清洁生产的目标主要有两个：一是通过资源的综合利用，短缺资源的代用，二次资料的利用，以及节能、省料、节水，合理利用自然资源，减缓自然资源的耗竭；二是减少废料和污染物的生产和排放，促进工业产品的生产、消费过程与环境相容，降低整个工业活动对人类和环境的风险。清洁生产目标的实现，将体现在工业生产的经济效益、社会效益和环境效益的相互统一，保证经济、社会和环境的可持续发展，最终实现"三赢"。

2. 清洁生产的内容和特点

清洁生产符合循环经济理念，主要包括以下三方面内容：一是清洁的能源，主要包括常规能源的清洁利用，如采用洁净煤技术，逐步提高液体燃料、天然气的使用比例；可再生能源的利用，如水力资源的利用；新能源的开发，如太阳能、风能的开发和利用；各种节能技术的创新与运用等。二是清洁的生产过程，主要包括尽量少用、不用有毒有害的原料；减少或消除生产过程的各种危险性因素，如高温、高压、强震动等；少废、无废的工艺；高效的设备；物料的再循环；简便、可靠的操作和控制等。三是清洁的产品，主要包括产品在使用过程中及使用后不含对人体健康和生态环境不利的因素；易于回收和再生；合理包装；合理的使用功能与使用寿命；产品报废后易处理、易降解等。

清洁生产与传统的末端治理模式相比，有两个显著特点：一是清洁生产体现了预防为主的思想。传统的末端治理与生产过程相脱节，即"先污染，后治理"，重在"治"；清洁生产则要求从产品设计开始，到选择原料、工艺流程和设备、废物利用、运行管理等各个环节，通过不断加强管理与技术进步，提高资源利用率，减少甚至消除污染物的产生，重在"防"。二是清洁生产体现的是集约型的增长方式。传统的末端治理以牺牲环境为代价，建立在大量消耗资源、能源的粗放型增长方式的基础上；清洁生产则是走内涵式发展之路，最大限度地促进资源的循环利用，从而实现节能、降耗、减污、增效，进而实现经济效益、社会效益与环境效益的协调发展。清洁生产的思想既包含技术上的可行性，又包含经济上的可盈利性，是一种将经济效益、社会效益与环境效益有机结合的最优生产方式，充分体现了发展循环经济在环境与发展问题上的双重意义。

3. 中药资源与中药产业的企业发展模式

企业层面上的小循环要求中药企业从微观层面遵循循环经济的思想，并以循环经济的理论加以规范与约束。中药企业应以提高资源利用率为目标，按照清洁生产的要求，采用新的设计和技术，改善利用药材资源的技术水平，将单位产品的各项消耗和污染物的排放量限定在先进标准许可的范围之内。如中药材生产，应合理使用化肥和农药，减少资源的消耗和残留，倡导建设绿色中药材生产基地，从而减少随径流进入水体的氮、磷污染，防止耕地质量退化。对于非药用部位的药用植物废弃物、秸秆可用于培育食用菌，栽培食用菌后的废渣可作为肥料进入药园，以有效改善土壤结构；茎叶可收集并加以发酵处理，最终作为绿色肥料投入使用。此外，还应加强对药用植物非药用部位的成分开发研究，如将其作为提取物原料用于制药，或作为副食品、饲料等。制药企业应重点改进提取生产工艺，降低水、电、汽和有机溶剂的消耗，排放的药渣、沉淀物等废弃物应尽量回收，用作生物肥料的原料，进入再循环。

（二）循环经济的区域发展模式（中循环）

单个企业的清洁生产和场内循环具有一定局限性，尽管实行清洁生产，但仍会形成企业内无法消解的部分废料和副产品，需要从企业外部组织物料循环。而循环经济的区域发展模式正是从企业外部出发，解决企业不能解决的部分问题，是循环经济在中观层面上的实践活动，属于中循环范畴。根据生态系统循环、共生的原理通过各个组团之间的交通网络衔接、环境保护协调、地区资源共享和功能互补等，使不同企业之间形成共享资源和互换副产品的产业共生组合，使上游生产过程中的废物成为下游生产过程的原料，实现综合利用，达到相互之间资源的最优化配置，不断延长生产链条，实现区域或企业群的资源最有效利用，致使废物产生量最小甚至达到零排放，从而使经济发展和环境保护走向良性循环的轨道。目前，生态工业园区是区域层面上实施循环经济的主要实践方式。

1. 生态工业园区

生态工业园区是依据循环经济理论和工业生态学原理而设计成的一种新型工业组织形态，它是通过模拟自然生态系统中"生产者–消费者–分解者"的循环途径来设计工业园区的物流和能流，以生态系统的承载能力为基础，具有高效的经济过程及和谐的生态功能的网络型"进化型工业"。生态工业园区内采用废物交换、清洁生产等手段把一个企业产生的副产品或废弃物作为另一个企业的投入或原材料，形成类似自然生态系统食物链的工业生态系统，达到物质能量利用最大化和废物排放最小化的目的。生态工业园区模式的关键在于要打破企业"大而全"、"小而全"的组织结构和企业之间单向式线性的生产方式，根据资源条件和产业布局，延长和拓宽产业链条，促进企业之间的共生。

目前，生态工业园的基本模式主要有以下五种：一是企业主导型，分为两小类：其一是以某一或几个企业为核心，吸引生态链上相关企业入园建设的生态工业园区，如丹麦的卡伦堡生态工业园；另一是以企业集团为主，集团内部企业根据生态工业学和循环经济原理建成的生态工业园，如国内的鲁北石化企业集团建设的生态工业园。二是产业关联型。将产业关联度较高的相关产业（如农业与工业）以生态的观念联合在一起，充分发挥互补效应的园区，如广西贵港的生态工业园。三是改造重构型。在原有工业园区、高新技术园区的基础上进行改造，重新构架，创造生态企业集聚的升级生态工业园。四是全新规划型。该模式是在园区现有的良好规划和设计的基础上，从无到有进行开发建设，主要吸引那些具有"绿色制造技术"的企业入园，并创建基础设施使企业之间进行废水、废热等的交换。这类工业园区投资大，对其成员的要求较高。五是虚拟型。虚拟型园区不严格要求其成员在同一地区，它利用现代信息技术，通过园区信息系统，首先在计算机上建立成员间的物、能交换联系，然后再在现实中加以实践，这样园区内企业可以和园区外企业发生联系。虚拟型园区可以省去一般建园所需的昂贵购地费用，具有很大的灵活性，但可能要承担昂贵的运输费用。

2. 中药资源与中药产业的区域发展模式

区域层面的中循环要求产业的相关利益群体按照生态学原理，通过企业之间的物质集成、能量集成与信息集成，形成企业之间的物质代谢和共生关系，发展生态型经济，做到系统内外的生态平衡。如药源基地、制药企业、生物肥料企业要按照生态产业链发展的要求，将一系列彼此关联的生态产业链组合在一起，通过企业和产业间的废物交流、循环利用和清洁生产，帮助企业摆脱高投入高消耗的粗放型增长模式，提高能源与资源的利用率。这样既可减少或杜绝废物的排放，也能减少因交通带来的物质与能源消耗，在较大范围内实行资源共享，形成企业之间的工农业代谢和共生关系。

（三）循环经济的社会发展模式（大循环）

循环型企业、生态工业园区向更大区域扩展就是循环型社会，发展循环经济的最终目的是在全社会范围内实现资源的循环利用。循环经济的社会发展模式是在宏观层面上，将循环经济理念贯穿于经济社会发展的各领域、各环节，属于大循环范畴。它是以社区、城镇为重点，以污染预防为出发点，以绿色消费为主要手段，以物质循环流动为基本特征，以社会、经济、环境可持续发展为最终目标，最大限度地高效利用资源和能源，减少污染物排放，从而建立起以全社会共同参与为重要标志的循环经济社会体系。这一大循环有两方面的交互内容：一是政府的宏观政策引导和社会公众的微观生活行为。利用再生资源进行生产，不仅可以节约自然资源，遏制废弃物的泛滥，而且比利用矿物原料少耗能，少排污。二是从社会整体循环的角度看，应大力发展废旧物品调剂和资源回收产业，在整个社会的范围内形成"资源–产品–再生资源"，形成循环型社会。德国双元系统模式是一种针对消费后排放的循环经济，是在社会层面实施循环经济的典型代表。

1. 循环型社会

循环型社会是指通过抑制废弃物等的产生，将排放的废弃物等作为资源加以循环利用，以及确保进行适当的处置（三个步骤：企业层次、企业群落层次、社会层次），以达到抑制对天然资源的消费，最大限度地降低环境负荷。在社会层次上，当前主要是实施生活垃圾的无害化、减量化和资源化，即在消费过程后实施物质和能源的循环，同时发展新型的环保产业，如静脉产业等。德国、日本和美国在建设循环型社会方面已取得了可喜的成绩。

循环型社会的目标与要求有以下四点：第一，确立城市发展目标和政府施政目标，包括制定循环型城市的经济发展规划和城市规划、相应的管理体制、经济政策等；第二，构建促进循环型社会建设的法律法规体系，包括综合性法规和专项性法规；第三，实现与特定发展阶段、科技水平相一致的、尽可能充分的资源减量使用、重复使用和回收利用；第四，培育循环型社会的价值观念、生活方式和消费行为。

2. 中药资源与中药产业的社会发展模式

社会层面的大循环要求政府、企业、药农、消费者共同参与，以促进中药产业循环经济理念的实现。我国中药产业以中小企业居多，由于生产规模小、分布较散、技术水平参差不齐、管理水平较低，尤其是中药提取生产工艺，是中药生产消耗水、电、汽和有机溶剂，以及排放药渣、沉淀物等废弃物的主要环节。这道工艺几乎所有的中药制药企业都有建设，但绝大多数规模很小，工艺条件和生产方式都比较落后，不仅对资源的消耗大，生产成本高，且因企业分散，远离药源基地，不利于对废弃物的集中回收处理和管理。因此，行业管理部门应对该行业进行重新规划，发展中药中间体生产，促进中药提取物商品化，像化学原料药和中间体一样，形成中药原料提取物产业，提倡生产成药的企业购买标准提取物或委托提取加工。而提取加工的企业应引导其相对集中于药材主产区，这样既有利于提高中药生产经营的规范化和集约化水平，提取后的废渣也便于回收加工成生物肥料，返回农田系统，减少污物的排放，补充农田肥力，而且还可以减少药材运输成本，提高效益。

二、循环经济发展的技术

科学技术是促进循环经济发展的重要因素。科学技术是循环经济发展的基础与手段，不仅可优化循环经济的资源配置，而且是循环经济发展的加速器；科学技术通过产业结构调整助力循环经济，更使数字化循环经济成为可能；科学技术有助于培育社会的循环经济理念，使公众能有效地参与循环经济建设。先进的科学技术是循环经济的核心竞争力。如果没有先进技术的输入，循环经济所追求的经济和环境多目标将难以从根本上实现。因此，大力开展技术创新是发展循环经济的重要技术战略。循环经济的支撑技术体系由六类构成：替代技术、减量技术、再利用技术、资源化技术、系统化技术和中药资源与中药产业的专项技术。

（一）替代技术

替代技术是通过开发和使用新资源、新材料、新产品和新工艺等，替代原来所使用的资源、材料、产品和工艺，以提高资源利用效率，避免或减轻生产及消费过程对环境压力的技术。替代技术应着重强调洁净的自然能源（如光能、风能、水能、生物质能）替代化石能源，以低污染的化石能源（如石油、天然气）替代高污染的化石能源（如煤炭），以加工形态的煤炭能源（如洁净煤）替代初级形态的煤炭能源。企业和消费者应合理增加可再生物质在消费总量中的比例，以低稀缺性可再生物质替代无法循环利用的不可再生物质，从而减少或停止使用无法循环利用的不可再生物质。

（二）减量技术

减量技术是指用较少的物质和能量消耗来实现既定的生产目的，在生产过程中节约资源并减少污染的技术。企业通过减量技术在其整个生产过程中进行"瘦身运动"，挤掉能源、水、材料和其他资源的浪费。减量技术包括所有减少资源或能源投入、提高资源或能源利用率的技术，该技术是循环经济生产过程中重要的技术之一。生产、流通企业与消费者应减量使用可再生物质与可循环利用的不可再生物质，停止使用不可循环利用的不可再生物质，提高物质和能源的开采、生产和利用率，减少副产品和消费废弃物的产出比重和数量。

（三）再利用技术

再利用技术是指能够延长原材料或产品的使用周期，通过多次反复使用，减少资源消耗及废弃物产生的技术。再利用技术主要体现为提高产品质量的技术及零部件标准化生产技术。一些企业曾根据产品生命周期理论将产品零部件的寿命进行统一设计，如整车报废时，其各个零部件也寿终正寝。这种设计及加工理念直接导致大量废弃物的产生。循环经济要求尽可能将产品进行标准化设计，提高耐用性，以延长产品的使用期限。当产品报废时，其零部件仍应做到利于拆卸并再次循环利用。

（四）资源化技术

资源化技术是指能够将生产或消费过程中产生的废弃物再次变成有用的资源或产品的技术。资源化技术分为原级资源化技术与次级资源化技术两类。原级资源化技术是指将生产和消费的废弃物再加工成与原来相同的产品的技术；次级资源化技术则是指将废弃物用来生产与其性质不同的其他产品的技术。资源化技术也是循环经济生产过程中的重要技术。目前，已经产业化并产生实际经济效益的重要废弃物资源化技术有废纸、废玻璃、废塑料等的加工再生技术。

（五）系统化技术

系统化技术是指从系统工程角度考虑，通过构建合理的产品组合、产业组合及技术组合，实现物质、能量、资金和技术的优化使用的技术。系统化技术主要包括多产品联产技术与产业共生技术两类。多产品联产是通过多种产品的联合生产提高资源的利用率，对生产过程中消耗的原材料和能源进行科学分配来生产不同产品，对资源进行深加工、对副产品进行充分开发利用都可以实现多产品联产。而产业共生是将不同的产业耦合在一起共同生产以提高资源利用率。某一个产业生产的产品或废弃物，是另一个产业的生产原料。在空间上将具有耦合效应的产业配置在一起，可以大幅度提高劳动生产率，减少废弃物的产生及不必要的资源消耗。

（六）中药资源与中药产业的专项技术

中药资源作为中药产业的物质基础，是中药资源产业链的源头，也是资源产业化过程的基础和核心。在药材产地加工（初加工）过程中会产生大量的根头、尾梢、栓皮、木心、果核、果肉、果皮、种皮等"下脚料"，以及破碎组织、碎屑粉渣等废弃部位，大多被作为废物而丢弃。因此，随意抛弃在药材生产过程的采收及初加工环节中形成的大量废弃物，不仅造成了严重的资源浪费，而且加剧了农田连作障碍和生态环境污染，已成为大生态系统和行业可持续发展所面临的重大问题。同时，药材作为中药工业深加工制造产业的原料，经水提、醇提或其他方式进行富集、纯化等工艺环节，进入口服制剂或标准提取物等各类型资源性产品生产阶段，药材原料的利用率平均低于30%，约70%的剩余物被作为废物排放或简单转化为低附加值产品利用。中药注射剂在中药资源产业体系中占有举足轻重的地位，然而其中药注射剂生产的药材资源利用率大多不足10%，90%的物质大多被废弃，造成了中药资源的大量浪费和废渣、废水的排放，对生态环境造成了巨大的压力。因此，对于中药资源与中药产业而言，需在发展上述五大技术的同时，重点研究专项技术。

中药资源与中药产业循环经济的专项技术有：中药废弃物的化学转化与富集转移技术（如燃烧热转化技术、热解气化技术、热/压裂解转化技术、酸预水解化学转化技术、碱预水解化学转化技术、化学催化反应转化技术）、中药废弃物的生物转化方法技术（如发酵转化方法技术、酶催化转化方法技术、植物内生菌生物转化方法技术、肠道菌群生物转化方法技术）、中药废弃物的物理转化方法技术（蒸汽爆破预处理物理转化方法技术、固化成型物理转化方法技术）等。总之，针对中药资源与中药产业，应重点开发有利于减少生产过程中原材料消耗和废弃物、污染物排放的绿色化技术，将药用植物的非药用部位和提取后的药渣等废弃物进行加工处理，退回农田。

三、循环经济发展的路径

发展循环经济是一个内涵不断扩大、思路逐步清晰、重点与时俱进的过程，需要政府、企业、公众的共同努力，需要从物质层面、体制层面、价值层面、实践层面进行全方位的变革，需要法律、政策和技术的大力推动，需要强有力的政府管理体制的运作与充分引入市场机制的紧密结合。

(一) 加强领导，为循环经济发展提供组织保障

发展循环经济是一项跨地区、跨部门、跨行业的系统工程，必须切实加强领导，总体谋划，协调工作，部署行动。要实行党政领导亲自抓、总负责，做到责任、措施与投入的"三到位"。各级政府及有关部门要把发展循环经济列入重要议事日程，把循环经济发展目标分解为具体的年度目标纳入各级政府及主要领导干部的任期责任中，并进行年度考核。实行定期研究制度，及时解决建设中的重大问题，并对重大事项进行统一部署、科学决策，协调各部门、各地区之间的工作。

(二) 建立循环经济发展的政策法规体系，加大政策支持力度

以法律法规为指导，以国家政策为基础，以规范、引导、鼓励和支持为主要内容，加快制定地方性法规、规章和政策，逐步建立起发展循环经济的政策法规体系，加大政策支持力度。首先，要建立和完善循环经济产品标识制度，引导和鼓励政府及公众购买、消费循环经济产品。在政府的购买性支出方面，政府应增加有利于促进循环经济发展的配套公共设施建设投入。其次，要强化政策导向，国家可通过产业政策、财政政策、投资政策引导循环经济发展，形成激励约束机制。国家综合经济部门可以通过制定产业政策，鼓励发展资源消耗低、附加值高的高新技术产业、服务业和用高新技术改造传统产业。再次，要大力推行生态环境有偿使用制度，建立污染者治理、受益者补偿的机制。例如，建立自然资源有偿使用机制、生态恢复补偿机制，实行排污总量有价分配制度，鼓励企业走可持续发展道路。政府通过财政、税收、招商投资、土地税费优惠、排污费返还等系列政策和措施，设立循环经济建设专项基金，鼓励和扶持企业发展循环经济和环保建设项目。

(三) 加大宣传循环经济发展的重要意义，加强循环经济理念建设

要在全社会树立循环经济观念，建立起绿色生产、适度消费、环境友好和资源永续利用的公共道德准则。利用广播、电视、报刊、网络等新闻媒体，大力开展循环经济宣传活动，使社会各阶层了解并认可循环经济，在生活中优先采购和使用再生利用产品、环境标志产品和绿色产品，为循环经济的发展创造一个良好的社会氛围。同时，政府部门要将与循环经济有关的科学知识和法律常识纳入宣传教育计划，重视循环经济的基础教育和专业教育。鼓励工会、共青团、妇联等社会团体和公民积极参与循环经济建设。加强对各级领导干部和企业法人、经营者的可持续发展理论和循环经济知识培训，选取一批技术先进、管理规范、教育示范作用强的园区、企业、科研单位，建设循环经济教育示范基地，推进循环经济的基础研究与教育。总之，政府部门应将循环经济理念引入到地区经济结构调整与环境质量改善等工作中；企业要把工业生态理念融入到企业文化与生产经营活动中；消费者要把节约资源与保护环境理念融入到自己的日常消费行为中，进而实现整个经济社会的循环发展。

(四) 依靠技术进步，为循环经济发展提供技术支撑

技术是解决"循环不经济、经济不循环"问题的根本途径。循环经济的减量化、再利用和资源化，每一个原则的贯彻都离不开先进的处理和转化技术。发展循环经济要充分发挥科学技术作为第一生产力的作用，依靠技术进步实现经济增长方式的转变，不断提高循环经济发展

水平。首先，要提高科学技术转化为生产力的速度，加快用高新技术和先进适用技术提升循环经济发展的技术水平。其次，要组织重大示范项目，以解决循环经济发展中的共性和关键技术为重点，选择具有标志性目标和有广泛推广前景的先进适用技术，在重点行业、重点企业组织实施一批重大示范工程。再次，要加快先进适用技术的推广，特别要做好推广技术的筛选、信息传播和技术服务工作，使科学技术充分发展其经济效益、社会效益与环境效益。

（五）优化产业结构，合理调整园区产业布局

优化产业结构与合理调整园区产业布局是发展循环经济的根本途径之一，合理的产业结构与园区产业布局，有利于防治和治理污染，有利于资源的节约和高效利用，同时也是补偿生态环境的物质基础。根据循环经济发展模式的要求，政府要合理调整产业结构，科学规划园区产业布局，并对园区进行正确分类与定位。充分发挥园区产业集聚效应，围绕核心资源发展相关产业，建设特色工业园区，形成资源高效循环利用的产业链，以便提高生态效益。政府有关部门在规划产业布局和调整产业结构时要严格把关，使企业在生产源头上解决环境污染问题。政府还应加强对发展循环经济的专题研究，如加快节能、节水、资源综合利用等，提出政府发展环境战略目标及分阶段推进计划，促进产业链和循环经济网络的发展。

（六）中药资源与中药产业发展循环经济的路径

中药资源与中药产业发展循环经济涉及面广，必须因地制宜、因时制宜、因事制宜，抓住重点，注重实效。针对中药资源与中药产业，一是要积极开发和推广新技术、新工艺、新设备，加快中药资源高耗能企业的技术改造，促进中药资源的合理开发、节约使用；二是要以节材、节地、资源综合利用为重点，积极建设中药资源节约型社会，严格落实耕地保护制度，严格保护中药资源，努力做好国土资源保护工作；三是要积极促进中药资源循环式利用，鼓励中药制药企业循环式生产，推动中药产业循环式组合，形成中药资源节约型的经济发展方式；四是要以推行清洁生产和发展中药产业为重点，促进工业污染防治从传统治理向循环经济转变；五是要以中药资源废弃物综合利用和再生资源回收利用为重点，促进中药资源综合利用再上新台阶，为新型工业化奠定坚实的基础。

四、循环经济发展的政策机制

我国发展循环经济的政策体系大致可概括为三大类：基本政策、核心政策和基础性政策。基本政策统领核心政策与基础性政策。只有建立和完善政策体系，循环经济实践才能得到全面和有效推进，我国循环经济实践才能担当起彻底改造传统生产和消费模式，改变经济增长方式，走出新型工业化道路，解除全面建设小康社会所遇到的资源环境瓶颈约束的历史重任。

（一）基本政策

基本政策是促进循环经济发展最根本和普遍适用的指导政策，是超越传统环保政策和经济政策之上的综合性政策，统领社会经济和资源环境等方面的实践，其实质是可持续发展政策。在基本政策之下，现有的资源环境保护政策和经济政策都应做出相应调整，以反映基本政策的原则和制度要求。循环经济基本政策的目标和内容是确定循环经济在社会经济发展中的战略地

位，提出循环经济发展的总体战略目标、步骤、主要制度和措施，以便用循环经济理念、原则和方法指导社会经济发展的方方面面，形成核心政策和基础政策创新的依据。2009 年 1 月 1 日起施行的《中华人民共和国循环经济促进法》被认为是促进我国循环经济发展的基本政策。

（二）核心政策

核心政策是直接推动循环经济重点实践领域的政策。在循环经济核心政策建设中，特别要注意切实落实和用足用好现有政策，并进行适当调整和整合，同时，完善薄弱政策，补充缺位政策。根据国内相关政策的建设情况，对循环经济发展较有利的政策有：生态工业政策（包括产业结构调整政策、清洁生产政策）、资源综合利用和环保产业税费优惠政策、能源节约和再生能源政策、环境友好型产品标志（标识）政策。薄弱的政策有：生态工业园建设政策，废弃物回收、再利用、资源化和无害化产业政策，生态农业政策，资源开发利用政策。基本缺位政策有：绿色消费和服务业政策、政府绿色采购政策、环境友好型和资源能源节约型城镇基础设施和建筑政策等。

（三）基础性政策

循环经济发展的基础性政策是指在更大程度上为循环经济重点领域实践创造良好制度环境的政策。循环经济基础政策可以大致分为宏观经济政策和基本经济制度、基础性激励政策和考核政策三大类。宏观经济政策和基本经济制度包括经济结构调整政策、绿色贸易政策和有利于资源环境保护的产权制度。基础性激励政策包括绿色财政、绿色金融、绿色税收和绿色价格政策。考核政策包括绿色国民经济核算制度、绿色会计制度、绿色审计制度和绿色干部考核制度。在实行社会主义市场经济制度以来，我国这类基础性政策的改革力度较大，进展显著，逐步与市场经济机制相适应。在实施转变经济增长方式和可持续发展战略后，诸如经济结构调整、部分资源能源价格、一些税费和财政等基础性政策和制度开始向有利于环境保护和可持续发展的方向迈进。

（四）发展中药产业循环经济的政策机制

发展中药产业循环经济的政策机制应以循环经济的基本政策为核心，重点研究核心政策与基础性政策，尤其以基础性政策的研究最为关键。除普适性的核心政策与基础性政策外，针对中药资源与中药产业，政府还应出台相关产业政策，推进中药产业发展循环经济。

中药产业发展循环经济，需要政府、企业、科学界、公众的共同努力，通过建立与循环经济配套的相关政策法规，开发绿色化技术，推行清洁生产，规划产业供应链布局等措施来共同推动。

1. 加快制定中药产业循环经济的法规制度

循环经济的实施具有高度的综合性，它必须涵盖工业、农业和消费等各类社会活动，并需要各种新技术作为支持，需要法律、规章的保障。我国已经在 2002 年 6 月正式颁布了《清洁生产促进法》。政府管理部门应注意宏观调控中药产业的发展，倡导产业发展生态化和消费绿色化理念，并注意使用经济激励和刺激手段，如价格、税收政策和法规等手段，对循环经济加以规范。如对野生药用植物资源的开发与保护，可以制定一个相关的法规，强调以保护为前提，以开发促保护的原则，合理开发资源，重视生态环境保护，促进中药材资源的循环利用。

政府还应出台建设中药现代化科技产业政策，推进中药产业可持续发展。同时，为避免中药材价格的不合理变动，政府应重点加强常用中药材的国家收储方案、中药材流通方式的转变、中药材溯源制度、中药材价格形成机制、原料与成药的价格联动机制等政策研究，合理规划指导中药材产业发展，调节中药材出口量，提高中药资源利用率，加大中药资源生产环节的保护与扶持力度。制定产业发展政策，促进中成药生产分化为原料生产和制剂生产两部分，逐步引导中药提取业集中于药材主产区，以提高中药生产经营的规范化和集约化水平。

2. 加强绿色化技术开发

发展循环经济应遵循技术思路，在有效及适当成本下，重新对中药产业的原料、在制品、成品和相关信息从消费点到原始产出点的流动和储存，进行规划、执行与管制，加强绿色化技术和废弃物减量化技术的开发，降低生产过程的资源、能源消耗及污染物的产生和排放。拓展逆向物流，对产品进行绿色处理，通过各种回收策略，使产品的生命周期形成一个闭合的回路。废弃物减量化是废弃物管理的首要原则，其内容包括开发有利于减少生产过程中原材料消耗和废弃物、污染物排放的技术。有必要研究揭示中药材种植地土壤肥力的变化趋势和土壤有机质、全氮等养分构成，运用资源回收利用技术，将药用植物的非药用部位和提取后的药渣等废弃物进行加工处理，退回农田。我们在实践中发现，利用中药提取后的药渣，通过发酵水解等处理，所生产出的生物有机肥料，不仅能有效抑制土壤肥力衰退和恢复农田生态系统生产力，刺激和调控中药材生长和增产，改善和提高产品品质，提高有效成分含量，还可降低或减少病虫害，提高作物抗旱、抗逆能力，解决中药材原料污染及重金属含量超标等问题，是顺应生态农业和生产绿色中药，逐步形成"资源-生产-二次资源"闭性过程的理想措施。

3. 创建生态中药产业系统

传统中药产业所面临的野生资源耗竭、生态破坏、资源浪费问题有待于运用循环经济原理与方法来解决。中药产业的经营者、组织者和管理者对中药产业的可持续发展负有直接的责任。中药产业推行循环经济就是要把循环经济的理念应用于中药产业系统，按照"整体、协调、循环、再生"原则，创建一个循环型的生态中药产业系统。该系统要能在长期内不对环境造成明显改变的前提下，具有最大的生产力，以保持和改善该系统内的生态动态平衡为主导思想，合理安排生产结构和产品布局，促进物质在系统内部的循环和多次利用，以尽可能减少燃料、肥料、饲料和其他原材料的输入，以求得尽可能多的制品输出，从而获得生产发展、生态环境保护、能源的再生利用、经济效益四者统一的综合性效果。

建立和推行中药产业循环经济模式，不但可以充分提高资源和能源的利用效率，最大限度地减少废物排放，切实转变过度消耗资源、不断恶化环境的传统产业生产方式，保护生态环境，而且在不同层面上将推动各个领域"产业共生"、"要素耦合"、"整体循环"、"综合利用"和"产业生态链"，实现社会、经济和环境的共赢，最终实现中药产业健康、可持续发展。

参 考 文 献

巢建国，裴瑾. 2014. 中药资源学. 北京：科学普及出版社.

段金廒，陈士林. 2013. 中药资源化学. 北京：中国中医药出版社.

段金廒，宿树兰，郭盛，等. 2013. 中药废弃物的转化增效资源化模式及其研究与实践. 中国中药杂志，
　40（23）：3991-3996.

段金廒，宿树兰，郭盛，等．2013．中药资源产业化过程废弃物的产生及其利用策略与资源化模式．中草药，44（20）：2787-2797．

段金廒，张伯礼，宿树兰，等．2015．基于循环经济理论的中药资源循环利用策略与模式探讨．中草药，46（12）：1715-1722．

段金廒，周荣汉．2013．中药资源学．北京：中国中医药出版社．

范新成．2007．我国发展循环经济的障碍及路径选择．财经政法资讯，（1）：3-8．

侯仕樱，张天馨，朱逸飞，等．2015．中药产业循环经济发展模式探究．现代商贸工业，23：30-32．

黄晖．2005，运用循环经济改造中药产业发展模式的设想．中国中药杂志，17：1321-1323．

黄晖．2005．运用循环经济模式开拓中药产业可持续发展之路．商洛师范专科学校学报，03：108-110，115．

黄璐琦．2015．中国中药资源发展报告（2015）．北京：经济科学出版社．

黄贤金．2009．循环经济学．南京：东南大学出版社．

贾华强．2008．循环经济学概论．北京：中共中央党校出版社．

林林．2009．论南京循环经济发展的路径突破．南京社会科学，（7）：129-132．

刘建翠．2014．循环经济的协同效应研究．北京：经济管理出版社．

刘润芳．2006．循环经济发展的条件及模式研究．西北大学研究生学位论文．

马月光．2012．从自然生态观看待中药资源的可持续发展．中医药管理杂志，20（3）：213-214．

欧慧敏．2012．保护濒危资源可持续开发中药宝库．医药经济报；（7）

施用海，高耀松，沙玮．2007．循环经济与中国对外经济贸易．北京：中国商务出版社．

宋德勇，欧阳强，申米玲．2005．循环经济的本质与我国发展循环经济的路径选择．当代经济科学，27（3）：36-43，109．

孙育红，张志勇．2007．国外促进循环经济发展的技术支持体系．宏观经济管理，（4）：69-70．

田虹．2015．基于循环经济理论的中药资源质量管理研究．南京中医药大学研究生学位论文．

万德光，王文全．2009．中药资源学专论．北京：人民卫生出版社．

汪安佑，雷涯邻，沙景华．2005．资源环境经济学．北京：地质出版社．

王克强，赵凯资，刘红梅．2015．资源与环境经济学．上海：复旦大学出版社．

王文全．2012．中药资源学．北京：中国中医药出版社．

许赣申．2005．中药资源的可持续利用理论与方法研究．天津大学研究生学位论文．

袁盼，申俊龙，申远．2015．基于生态效应的中药废弃物资源化的模式与技术选择．中草药，19：2829-2833．

张东风．2011．中药材市场有了风向标．医药管理杂志，19（4）：313

张东风．2014．商务部力推建立健全中药材现代流通体系．中国中医药报，（6）．

张洪魁，吴成信，韩相君．2002．中药资源开发利用与生态环境保护．全国第5届天然药物资源学术研讨会论文集：2-6．

赵涛，徐凤君．2008．循环经济概论．天津：天津大学出版社．

中药材天地网信息中心．2013．2012年中药材市场监测分析及2013年预测．中国现代中药，15（1）：63-68．

钟添生．2008．循环经济发展方式的路径选择．企业经济，（11）：81-83．

周宏春，刘燕华．2008．循环经济学．北京：中国发展出版社．

第十二章　中药生态环境促进的经济政策机制

第一节　中药生态环境管理的经济学原理

我国经济发展进入新常态，正从高速增长转向中高速增长；经济发展方式正从规模速度型粗放增长转向质量效率型集约增长；经济结构正从增量扩能为主转向调整存量、做优增量并存的深度调整；经济发展动力正从传统增长点转向新的增长点。经济新常态不仅涉及经济发展模式转轨，经济增长方式转变也涉及经济学范式的转换，新结构经济学则为我国当前新常态下经济转型和升级提供了一个分析框架，对分析当前我国中药产业的可持续发展具有重要的启示作用。

一、中药生态环境管理的目标

2014 年，中央经济工作会议对经济发展新常态概括了九大特征，特征之一就是环境承载能力已接近上限，推动形成绿色低碳循环发展新方式，这是我国今后经济转型升级的发展方向。

随着我国中药资源产业化的不断发展，一方面，由于过度开发或不合理利用，有些中药资源正处于逐渐枯竭甚至消失的境地，不断扩张的开发与应用给中药资源保护带来巨大压力；另一方面，在中药资源采集加工和产业化过程中产生的废弃组织器官，以及废渣、废气、废水的排放和处理也为中医药产业的可持续发展蒙上了阴影。中药资源产业化的生态环境管理是我国当前资源和环境双重压力下中药产业结构优化和健康发展的必然选择，在经济新常态下这一问题比以往更为重要，中药生态环境管理势在必行。

（一）促进中药产业的可持续发展

中药资源产业化过程中进行生态环境管理是中药产业节约资源、循环利用和提升利用效率的必然选择。根据中药产业废弃物的暴露状态，当前资源化利用现状、资源化潜力、生态环境压力，政府与中医药行业组织需要组织科技力量深入研究中药资源产业化中不同类型废弃物的性质特点，采取不同的生态环境管理模式。如采集加工过程中遗弃的动植物器官、炮制切片过程中的碎屑，应该创新技术重新开发利用；制造过程中的废渣应重新发现、提取有用成分开发新产品，或循环利用；产业化过程中的废气、废水、废物可利用新技术进行循环利用，如不能进行利用就需要进行生态环境管理，运用排污权交易或庇古税的原理和方法补偿环境恢复生态。无论哪种生态环境管理模式，都旨在实现中药废弃物的减量化（reduce）、再利用（reuse）和资源化（recycle）。中药产业的发展需要以中药资源的持续供应为物质基础，中药生态环境管理中的创新技术能提高资源的利用率，在资源总量不变的情况下相当于增加了资源供给的数量，提升了要素禀赋的动态优势，促进了中药产业在既定资源投入下产出的增长。由于创新技术应用增加了产品的附加值，进一步促进了产业结构的优化和可持续发展。中药产业的健康发展不仅仅体现在经济产值增长上，更应体现在资源、环境与经济和谐发展基础上的可持续发展。

（二）促进中药产业的转型升级

新常态下，我国经济增长的动力从要素投资驱动转向创新驱动，转变经济增长主要依靠资源消耗的现状，推进经济结构战略性调整是大势所趋，落实到某个具体的产业也是同样的原理。发展中药产业不能单纯依靠物质资源投入带来的发展，应该摒弃这种以资源枯竭和环境破坏为代价的增长，中药资源开发企业应依靠科技进步实现产业结构转型和升级。经济新常态下，政府应推动中药资源产业实现绿色低碳循环发展新方式，制定有效政策促进中药企业依靠创新科技实现供应链管理模式，将外部问题内部化。中药资源企业就有能力和动力实现从上游到下游的统一协同管理，建立企业规范化、规模化的中药资源种植基地，这样既能保证企业原材料的质量和长期稳定的供应链，确保有计划的采集与保护相结合，又能保护生态环境产生经济的正外部性，获得地方政府的支持和环境补偿。同时，也能在集团化组织体系下将产业化中的废弃物资源化，建立循环经济模式进行生态型封闭循环，实现中药资源产业转型升级，实现中药资源产业从单纯依靠资源消耗的粗放经营模式转变为资源高效利用和废弃物再利用与环境保护的协同优化发展模式。因此，中药生态环境管理是实现中药产业结构转型升级的有效途径。

（三）促进中药资源产业的技术进步

当前我国经济发展进入新常态，仅从需求侧着手已经很难有所突破，供给侧与需求侧双侧入手改革，增加有效供给的中长期视野的宏观调控，才是结构性改革。供给侧结构性改革，就是从提高供给质量出发，用改革的办法推进结构调整，矫正要素配置扭曲，扩大有效供给，提高供给结构对需求变化的适应性和灵活性，提高全要素生产率，更好满足广大人民群众的需要，促进经济社会持续健康发展。结构性改革的主旨即调整经济结构，使要素实现最优配置，提升经济增长的质量和数量。需求侧有投资、消费、出口三驾马车，三驾马车决定短期经济增长率。而供给侧则有劳动力、土地、资本、创新四大要素，四大要素在充分配置条件下所实现的增长率即中长期潜在经济增长率。创新是新供给经济的继承动力，中药生态环境管理需要利用创新技术作为支持和保障。

在我国新常态经济发展背景下，供给侧改革是未来我国经济发展的新模式，中药资源产业需要因势利导聚集创新力，实现有效供给。中药资源产业化生态环境管理还需要设计激励和约束机制，因为中药材科学合理种植与采集平衡会对环境产生生态效应，不合理开发利用会产生负外部效应，政府应充分利用政策机制鼓励企业多产生生态效应，约束企业的负外部性效应。尤其应制定政策促进中药废弃物的资源化，中药资源产业化过程中会产生一些废弃物，开发这些废弃物再利用技术，能够对废弃物进行资源化处理，实现变废为宝。例如，中药药渣经腐熟处理后可作为蔬菜、食用真菌、树苗等的栽培基质，南京金陵药业集团利用生产脉络宁注射剂的药渣研发出一种育苗和栽培基质，进行瓜果无土栽培，该项技术已获得国家发明专利。中药生态环境管理推进产业技术进步的原因体现在：一方面，社会上对资源利用和环境保护的重视能够敦促企业提升生产技术水平，用以降低中药废弃物的产生；另一方面，社会对废弃物利用技术的需求能够促进创新技术在该领域的研发和应用。中药生产企业对技术创新的重视和需求，客观上促进了中药资源产业的技术进步。

（四）促进中药资源产业和环境协调发展

环境是经济发展赖以存在的物质基础，环境保护是经济可持续发展的重要保障。经济新常态的特征之一就是环境承载能力已接近上限，环境保护形势严峻，中药资源产业必须进行中药生态环境管理。中药资源产业化过程的突出矛盾是外部性问题，科斯的产权理论和庇古税等为解决负外部性提供了经济理论依据，国际成功经验是排污权许可制度下形成排污权交易市场，运用经济政策手段将外部问题内部化。而我国中药资源产业有其特殊性，尤其是能够通过技术创新将中药资源产业化过程中的废弃物进行资源化，比国际排污权许可制度更有效、更彻底地解决了部分废弃物问题。更有价值的是，在我国新常态经济发展背景下，中药资源产业在转型升级中开辟了一种新经济增长方式，从原来的"先发展、后治理"转变为"边发展、边治理"，再走向可持续发展不需治理的循环经济模式。如以往中药药渣一般被视为废物抛弃，由生产单位运出厂区，采取堆放、填埋、焚烧处理，其中堆放为主要形式。由于药渣多堆放在田野、山区、边远地带处，因雨水冲淋造成堆放处周围环境污染，尤其对水质的影响更为严重。事实上，提取有效成分后的药渣，仍然可以进行再利用，例如，从甘草药渣中提取得到的纤维素类物质可替代棉、麻进行化学转化获得羧甲基纤维素，作为医药品的混悬剂、黏合剂等。中药生态环境管理不仅能产生经济价值，还能减轻经济系统对环境和资源的压力，有利于中药产业经济系统和环境生态系统的协同发展。

二、中药生态环境管理的经济理论依据

在经济发展的每个水平上，市场都是资源得以有效配置的手段和基本机制。企业作为社会经济的主体和基本单元，是决定是否实行及在多大程度上实行中药废弃物资源化的主要决策者。由于在市场上追求利润最大化的企业不会自动把外部成本考虑在内，其理性选择的依据是对中药废弃物资源化的经济评价。也就是说，企业是否实行中药废弃物资源化取决于收入和成本的比较，只有当中药废弃物资源化的收入大于成本时企业才会有意愿实行资源化处理，反之则不会，即实行条件为企业的利润 $\pi(Q) = Re(Q) - Ce(Q) = (P2-P1-P0)Q > 0$（其中，$P2$ 是废弃物资源化后新产品的单位市场价格；$P1$ 是废弃物处理的单位成本；$P0$ 为废弃物的购入单价；Re 和 Ce 为企业的收益和成本；Q 为废弃物数量），如为企业自有则 $P0 = 0$，中药企业实行废弃物资源化的条件为 $P2 > P1$。新结构经济学认为，持续的经济增长是由要素禀赋的变化和持续的技术创新推动的。中药资源是自然资源的重要组成部分，在其他条件不变的情况下，中药产业废弃物资源化相当于增加了可利用的资源总量，进而优化了一个国家的要素禀赋状况，使得生产可能性边界外移，社会产出水平提高。另外，中药产业废弃物资源化需要创新生产技术才能实现，也有利于推动技术创新增加产品的附加值，有利于中药产业转型升级。但单纯依靠市场的作用并不能保证中药产业废弃物资源化发生，必须满足 $P2 > P1$ 的前提条件，所以为了实现上述的比较利益，在市场机制外政府需要发挥积极作用进行有效制度供给。

三、中药资源产业化的外部性问题

（一）环境资源的公共产品属性

公共产品具有消费或使用上的非竞争性和受益上的非排他性。虽然在学术界有关于环境保护是否为纯公共产品的争议，但生态环境资源在某种程度上具有公共产品的属性和特征。由于生态环境资源不具有排他性，由所有社会成员共享，如若没有机制约束使用者节约使用，个别社会成员就会为降低私人成本而不惜增加社会成本，把人类共有的生态环境当作自己的废弃物排放场所，不加节制地破坏环境，致使共享资源加速耗竭并造成环境恶化。因为无法实现谁受益谁付费，环境资源的公共产品属性往往导致搭便车等市场失灵现象。

（二）中药资源产业化的外部性分析

公共产品与外部性密切相关，中药资源产业化形成的废弃物具有典型的外部性特征。按照萨缪尔森和诺德豪斯的观点，所谓外部性是指那些生产或消费对其他团体强征了不可补偿的成本或给予了无须补偿的收益的情形，或者说是一种其影响无法完全地体现在价格和市场交易上的行为。外部性可以分为正外部性（或称外部经济、正外部经济效应）和负外部性（或称外部不经济、负外部经济效应）。外部性使私人成本/收益与社会成本/收益不一致，导致实际价格与最优价格发生偏离，当存在外部经济性时，私人成本大于社会成本，私人收益小于社会收益；当存在外部不经济性时，私人成本小于社会成本，而私人收益大于社会收益。

在中药生态环境管理中，中药生产企业面临两种不同的选择，分别存在正外部性和负外部性。如果中药生产企业对产生的废弃物进行资源化处理，必然增加企业的技术、设备和人员投入，企业的利润 $\pi(Q) = Re(Q) - Ce(Q) = (P2 - P1 - P0)Q > 0$（其中，$P2$ 是废弃物资源化后新产品的单位市场价格；$P1$ 是废弃物处理的单位成本；$P0$ 为废弃物的购入单价；Re 和 Ce 为企业的收益和成本；Q 为废弃物数量），虽然能够创造新产品获取 $P2$ 的收入，但同时也产生企业的处理成本 $P1$，但往往因为处理成本过高得不偿失，对企业个体而言，只有 $P2 > P1$ 才是理性选择。从全社会的视角出发，废弃物资源化减少了对环境的污染能够带来环境改善效应 E1，此时总的社会收益 $Ys(Q) = Rs(Q) - Cs(Q) = (P2 - P1 - P0)Q + E1$（其中，$Rs$ 和 Cs 为社会收益和社会成本），社会收益大于私人收益，存在正外部性。但能享受效应 E1 的不止该企业，全社会成员均享受到了废弃物资源化的正外部性。如果企业不采取措施对中药产业化过程中的废弃物进行资源化处理，企业无须为此支付额外的技术、设备、人员等成本投入，但未加妥善处理的废弃物会对环境造成损害和危害，其他社会成员因此承担了该企业破坏环境的后果。这种情况下，社会成本 $Cs(Q) = Ce(Q) + E2$，E2 即增加废弃物排放对环境造成的污染效应（或为维持原来的环境水平需要支付的治理成本），在数量上等于相同数量废弃物排放减少带来的环境改善效应 E1，此时社会成本大于私人收益，存在负外部性。

四、内部化中药资源产业化中的外部性

（一）中药产业发展的阶段性判断

新结构经济学根据产业发展与国际前沿的差距，提出政府可将产业分成 5 种类型：追赶型产业、领先型产业、转移型产业、弯道超车型产业、战略型产业。虽然中药产业在我国各地区的发展不平衡，中药产业内部不同产品的国际竞争力也有很大差异，但仍然可以从总体上对其发展阶段性做出判断。2008 年全球金融危机以来的 7 年间，我国中药产品可比净出口指数一直介于 0.46～0.55 的平稳状态，属较高竞争力和低竞争力之间的分割区间，2011 年、2014 年两次超过 0.5，这表明我国的中药产品具有一定的国际竞争力，但是优势并不是很突出。我国中药产业中，中药材和植物提取物的竞争力较高，而中成药和保健品尤其是中成药的贸易竞争力较弱，在出口产品结构上体现出依赖原料输出换取贸易顺差，中药产业结构不合理。中药产业作为医药产业的子产业，它不仅关系到国计民生，属于投入高、研发周期长的产业，且目前我国尚不具备比较优势，应属于战略型产业。

(二) 政府通过保护性补贴增加企业的私人收益

新结构经济学认为，不同发展阶段的产业，政府因势利导的作用也不相同。战略型产业不能完全依靠市场，需要政府的保护性补贴才能发展起来，并指出对战略型产业的扶持是国家行为，应由中央财政来承担。中药生态环境管理本就是中药产业结构转型和可持续发展的举措，新结构经济学对战略型产业政府职能的论述，同理也可以运用到分析中药生态环境管理的问题。只有当中药废弃物资源化的收益大于成本时，企业才会有意愿实行资源化处理，这是市场决定的企业趋利性的必然选择。因此，为鼓励企业实行废弃物资源化，政府通过补贴增加企业的收益，抵补废弃物资源化的成本，从而提高中药企业实行废弃物资源化的积极性。从另一方面分析，实行中药废弃物资源化，由于社会收益大于私人收益存在正外部性，通过政府的补贴将这种正外部性内部化到企业收益中，中药企业才会积极主动投入人力、物力和财力提高废弃物资源化的技术水平，利用废弃物处理从中回收资源性物质，最大限度地综合利用资源保护环境。

(三) 政府通过产权制度安排将社会成本内部化

环境资源因其公共产品属性往往导致资源配置失效和市场失灵，从而产生外部不经济性，究其根源是因为很多情况下产权不明晰。如果产权完全确定并能得到充分保障，有些外部不经济性就不会发生，这为我们解决企业为达经济目标降低私人成本，不惜以破坏环境为代价的问题提供了思路。产权明晰之前，中药企业直接向环境中投放废弃物而不进行资源化处理是因为私人成本小于社会成本，企业不需要承担社会成本中的环境成本 E2，这是企业趋利性的最优选择；产权明晰之后，就可以实现谁使用资源、谁污染环境、谁破坏生态谁付费的原则，即使不完全等价但仍然能部分或全部将环境成本 E2 内部化到企业成本中，那么企业就有了节约资源保护环境的制度约束和经济上的驱动力。因此，政府通过建立并完善产权制度增加企业排放废弃物的私人成本，是解决中药废弃物资源化外部性的另一个思路。

第二节　中药资源产业化的废弃物与可交易排污许可制度

一、排污权交易制度

排污权或污染权（pollution rights）这一概念最初是由加拿大多伦多大学经济学教授约翰·戴

尔斯（John Dales）于 1968 年在其著作中提出的。其基本思想是传统的环境管理除了政府的行政干预外，并没有给予企业任何激励措施去保护环境，如果能建立一个交易机制/市场，排污企业就会发现，只要它们有效地减少了污染，它们就能同那些污染排放较多的企业进行交易从而获得经济利益。这种市场理念的广泛应用比传统的政府行政干预模式能更有效地激励排污企业减少污染物排放。

所谓的排污权交易，是指在特定区域内，根据该区域环境质量的要求，确定一定时期内污染物的排放总量，基于该污染物排放总量，通过颁发许可证的方式分配排污指标，并允许指标在市场上交易。由于现实存在严重的环境污染问题，治理这些污染还人类一个洁净的生存空间迫在眉睫。实践证明，应急性的行政命令管理手段，特别是一些具有强制性的行政命令的确是一种非常直接的措施，可以迅速减少污染，改善环境，但行政命令管理手段也会导致一些不容忽视的问题。从以往的执行经验来看，虽然在许多情况下采用命令控制手段产生了一些好的效果，但往往也带来了一些缺陷和弊端，例如，执行手段的缺陷，以及经济成本和收益的错误计算导致执行环保措施的成本难以被人们接受，一些命令控制手段甚至违背经济规律阻碍了经济的发展。因为高额成本和经济上的低效率，人们便开始寻求行政以外既不妨碍经济发展又能实现环保目标的手段，即试图追求一种成本更低、效率更高的防治污染的经济手段。在这种背景下，排污权交易制度就应运而生了。

二、中药资源产业化实施排污权交易制度的可行性

（一）中药废弃物具备实施排污权交易制度的基础条件

（1）我国已经具备了排污权交易制度的理论研究基础：近年来，国内学者大量撰写了关于排污权交易理论和实践的著作，在构建排污权交易方面的理论研究已经取得了丰硕的成果。这些研究不仅是国内排污权交易研究的典型代表，也补充了国际排污权交易制度的研究。以往中国学者对排污权交易的研究大都集中在排污权交易制度在中国国内的运用方法上，目前国内学者研究排污权交易制度，已开始借鉴国外的相关成熟经验，并且研究的角度和方向也越来越广泛和深入，向着宏观化和多元化方向发展。虽然某些方面还存在一定的局限性，但对我国排污权交易制度的构建和完善，都具有重要的理论指导作用。

（2）对排污权交易制度的思想认识已经显著提高：党的十六届三中全会首次提出了科学发展观，党的十七大报告对科学发展观做出了严格的表述。党的十八大报告指出要大力推进生态文明建设。建设生态文明，是关系人民福祉、关乎民族未来的长远大计。保护生态环境必须依靠制度。要把资源消耗、环境损害、生态效益纳入经济社会发展评价体系，建立体现生态文明要求的目标体系、考核办法、奖惩机制。建立国土空间开发保护制度，完善最严格的耕地保护制度、水资源管理制度、环境保护制度。深化资源性产品价格和税费改革，建立反映市场供求和资源稀缺程度、体现生态价值和代际补偿的资源有偿使用制度和生态补偿制度。积极开展节能量、碳排放权、排污权、水权交易试点。加强环境监管，健全生态环境保护责任追究制度和环境损害赔偿制度。加强生态文明宣传教育，增强全民节约意识、环保意识、生态意识，形成合理消费的社会风尚，营造爱护生态环境的良好风气。

（3）社会主义市场经济体制为排污权交易提供了制度空间：我国正在不断完善的社会主义市场经济体制，为明确环境资源产权和运用市场经济体制对资源进行优化配置提供了制度空

间。排污权交易制度是典型的环境经济手段，是建立在市场经济体制基础上的，通过市场调节手段，将污染治理向治理成本低的企业转移，以实现资源的优化配置。其能否发挥应有的作用依赖于市场机制的作用。因此，市场经济体制才能构建真正的排污权交易制度。

（二） 其他行业和地区的排污权交易实践提供了经验支持

20世纪90年代，我国便开始有排污权交易制度的实施，国家环保部门先后在我国16个城市进行了试点。我国第一例具有真正意义上的二氧化硫排污权交易发生在2001年11月，主体是南通天生港发电有限公司和南通醋酸纤维有限公司。卖方是一家老国有企业，一直作为供电行业的火电发电厂。由于该企业治污技术的提高和全厂环保意识的增加，不断减少了排污总量，每年都超额完成二氧化硫的减排指标，因此有很多结余。而买方是一家大规模的化工合资企业，有很强的生产力，随着其产品销路和生产规模的不断扩大，原有的二氧化硫排放权不能满足污染源排放。如果向该市的环保部门申请二氧化硫排放，除了有排污指标紧张的客观因素外，还面临申请程序复杂和申请时间长的问题，因此买方就想利用市场交易解决燃眉之急。最终，卖方将结余的1800t二氧化硫的排污权出售给了买方，买方得到了二氧化硫排放的使用权。

上海是一个很具有代表性的排污权交易试点城市，在我国进行排污权交易试点的许多城市中成效显著，这些经验为其他城市开展排污权交易和在全国范围内推广这一制度提供了不少借鉴经验。上海市黄浦区环保部门把江淮水源地区作为实行排污权交易制度和总量控制的试点。交易的程序是：

第一，排污产权的确定。首先确定企业申报的排污权都是其自己的产权。

第二，排污权交易的流程。首先，企业提出要求增加排污权数量申请，这些申请由环保部门进行初次审核并予以确认；其次，排污权交易的双方要共同签订相关交易协议并通过环保部门审核。

第三，交易费用的管理。为了增加环境治理的资金，环保部门设立了一个专项账户，改变以前对于排污权交易无偿收费的方式，规定排污权交易企业必须把排污权的管理费用交到这个账户中来，用于环境的治理工作；只有提出申请并得到环保部门的批准才能使用账户的金额。另外，政府部门对此账户的使用进行全面监督，保证专款专用。同时也限定了企业的使用资金，原则上不得超过账户总数的80%，剩余的由环保部门进行管理，用于改善环境。

这些交易大部分都发生在新建企业和老国有企业之间，新建企业由于缺少排污指标，只有向那些有富余指标的老国有企业购买。在这个交易的过程中，为了协调双方的利益，确保交易的顺利进行，上海市环保部门起到了不可或缺的作用，为潜在买方和卖方构建信息交流频道，并协调双方争议。实践证明，通过排污权交易，废水排放量不断下降，保护了人民的水资源和生态环境。

（三） 中药废弃物具备排污权交易所需的技术及监测条件

拥有成熟的技术和监测条件是进行排污权交易的前提。为提高污染物的减排水平，企业必须采用效率高、耗能少的生产和治污技术。从目前的现状来看，我国的环保技术越来越先进，国家环保总局也不断要求各企业使用经他们筛选和实践证明的先进环保技术和设备。我国关于排污权交易所必需的技术条件已经基本具备，如环境容量的计算、排污指标的分配、排污许可证监督和管理、环境技术资料的采集（地方环境本底数据、污染情况数据、污染物排放监测数据等)。

由于排污权交易的有效性,使得中药废弃物交易的技术也越来越受到关注。在全国范围内大大小小的环境检测网站已被陆续建立,可用来检测中药制造企业中污染企业的相关指标和整体环境质量的变化情况。全国已经形成了按行政区域划分,由多级网络构成的严密环境监测系统:国家和各省的环境监测站和监测中心组成了排污权监测的高级网络、各地市的环境监测站和监测中心构成了二级网络、县级市的环境监测站和监测中心构成了三级网络。这个多级网络为实施中药废弃物排污权交易制度提供了现实的可能性。

(四) 国际合作为排污权交易的建立提供了外部条件

美国在多年的排污权交易实践和理论研究中积累了丰富的经验,因此对我国建立排污权交易制度具有重要的借鉴意义。早在 1999 年朱镕基同志访美期间,中美两国就针对利用市场交易减少二氧化硫的排放签署了议定书。2001 年 5 月,中国国家环境保护总局与美国环保基金会确定了 "运用市场机制控制二氧化硫排放" 的中美合作研究项目,目的是帮助地方政府和企业利用市场机制实现我国的污染物排放总量控制目标。随后两国的研究人员就选取了辽宁本溪和江苏南通作为二氧化硫排污权交易的试点。在本溪的试点中,中美双方帮助当地草拟了《本溪市大气污染物排放总量控制管理条例》,该条例明确规定了排污权交易的各项内容,如排放监测、申报登记、许可证分配和超额排污处罚等,并将其作为一种技术手段,来实现污染物排放的总量控制。

虽然我国开展排污权交易的试点城市还不是很多,但从中得到的经验和有效数据很宝贵,在试点城市针对污染源控制和环境保护方面取得了较好的效果。虽然每一项交易都少不了政府和其他组织的身影,带有浓厚的行政色彩,这一系列交易都称不上是真正意义上的排污权交易,然而,排污权交易在我国以多种形式开展过,成功或失败的经验和教训,都对形成中药资源产业以后的排污交易政策具有重要的借鉴意义,这些也从另一个侧面证明了排污权交易在我国开展是具有可行性的。

三、中药废弃物排污权交易制度需要创新

(一) 以法律形式确立中药企业排污权

根据科斯定理,市场的真谛不在价格,而在产权。只要有了产权,市场主体自然会 "议出" 合理的价格,产权的界定是市场交易的必然前提。因此,要构建中药废弃物排污权交易市场,必须以法律的形式确立排污权。只有在排污权以法律形式确认的前提下,才能进行排污权交易;如果没有在法律上确认排污权,排污权交易是不可能实现的。

但是,我国现行立法中并没有一部法律确立排污权。以法律形式确立的排污权是企业或个人在生产生活过程中有向环境排放适量污染物的权利,但这种权利不能简单地理解为无限制地向环境排放污染物。它应是中药企业或个人出于维护自身正常的生产、生活需要,向自然环境排放适量的污染物如废气、废水等的权利,因为环境本身的自净能力可以容纳和自净适量的污染物并不对环境造成破坏。需要注意的是,环境自净能力即环境容量资源是有限的,中药企业或个人如果在环境容量以内适量排放污染物,不仅不会造成环境污染,甚至是对环境容量资源的合理利用;相反,如果中药企业或个人污染物的排放超过了环境容量,就会对环境造成污染

和破坏。企业或个人向自然排放的污染物是生产、生活过程中产生的副产品，因此，为了人们能够正常进行生产和生活，中药企业或个人有权向环境排放适量的污染物。根据现有的法律，政府已经通过对排污者颁发排污许可证的方式允许其合理利用环境容量资源，向自然环境排放适量的污染物，这就意味着政府许可下的排污是企业和个人的权利。因此，为了更加明确这种权利，排污权应该以法律的形式加以确认。

法律上确认排污权的意义在于：一是为中药企业和个人合理利用环境容量资源提供了法律依据；二是为实施排污权交易明确了交易的标的，为治理污染提供了法律依据。应该在《环境保护法》和《中医药法》中规定排污权，使排污权具有法律地位，同时赋予排污主体占有、使用、收益的权利，为实行排污权交易提供法律保障。

（二）完善总量控制制度

中药企业排污权交易的目的在于控制环境质量，因此，进行交易的必须是对同一个控制区域的环境产生影响的污染源，这个控制区域可以是行政区、河流、湖泊等。由环保部门确定一定时期内该区域的污染物排放总量，并分配给各污染源中药企业。对于环保部门而言，为了保证本区域达到环境目标，就要将制定的环境目标转化为排污企业的约束目标，这是排污权交易制度成立的前提条件。因此，我国应在排污总量控制原则和有偿使用原则下完善总量控制制度，依据环境目标，确定科学的总量控制目标值，在总量控制目标值内，合理分配区域内排污指标，使治理环境的成本达到最小。

目前，我国对总量控制制度并没有统一的法规，对污染物实行总量控制只是以概念的形式出现在法律条文中，如《环境保护法》第四十四条、《水污染防治法》第十八条，都仅仅是规定"国家对重点污染物实行总量控制制度"，但对具体的适用对象、分配标准、污染物总量测量等没有具体规定。虽然各省市也相继出台了一些地方污染物控制总量管理办法，对污染物总量控制的实施细则等内容做出具体规定，但仍有待进一步完善，形成科学有效的总量控制制度，使排污权交易更加合理有效。

（三）建立中药企业排污权初始分配制度

排污权的初始分配制度是指环保部门通过确定某一区域的环境质量目标，再根据环境的自净能力及环境资源的稀缺性等因素量化该区域内的环境容量，并通过科学手段计算该区域最大允许排放污染物的总量，将最大允许排放总量按一定原则进行分配的制度。

目前，排污权初始分配方式有两种：无偿取得和有偿取得。在实践中，绝大多数排污权的初始取得是免费的，这就导致中药企业可能会通过不正当手段取得大量的排污权，对其他企业造成不公平。而且，由于实行污染物总量控制制度，必然存在一部分中药企业因排污总量的制约而得不到排污权，无法获得排污权的中药企业生产成本提高，导致这部分中药企业与免费获得排污权的企业之间在市场竞争上的不公平性，不利于中药资源产业市场的稳定。2014 年，国务院办公厅出台关于《进一步推进排污权有偿使用和交易试点工作的指导意见》（以下称《意见》），《意见》中规定在排污权交易试点城市实行排污权有偿使用，排污主体交纳使用费后获得排污权。但该《意见》规定排污权的有偿使用仅在排污权交易试点城市进行，而不是全国范围内实行排污权有偿使用。因此，建议立法上应规定排污权有偿使用，因为排污权有偿使用可以刺激排污企业进行技术革新，减少污染物排放量，并且降低政府环保部门监督环境的成本，从而达到治理污染和保护环境的目的。

（四）建立全国性的排污交易市场

现阶段，我国已形成了以环保部为核心的，由各级环保局、环境监测部门组成的行政执法体系，且已形成了相对完整的立法、执法、审查、监督、惩罚体系，为我国建立全国性排污权交易市场提供了条件。目前，我国已建立的排污权交易市场有嘉兴排污权储备交易市场、江苏太湖流域水排污权交易市场、上海环境交易所、重庆资源与环境交易所等，这些区域性交易市场的建立为我国建立全国性水排污权交易市场提供了经验。但这些排污权交易市场的发展进程远不如预期的快，由于政策、制度的不成熟，以及市场机制的不完善，排污权交易市场面临有"场"无"市"的境况。

建立全国性的排污权交易市场有以下好处：一是有利于统一排污权交易的程序，避免跨区域交易程序冲突；二是有利于制定更加合理的排污权交易价格；三是有利于实现跨行政区交易和排污总量控制目标实现。但因各地区环境资源分布不均，经济发展水平不同，在排污权交易市场建立初期难以做到统一管理，因此，首先必须规定排污权交易只能在同一范围内进行，这样有助于实现污染物总量控制目标，改善整个环境质量。

（五）建立中药废弃物排污权交易监督管理机制

排污权交易是利用经济手段实现环境目标的一种环境管理政策，但这并不表示政府对排污权交易的作用不大；相反的，由于市场具有盲目性和自发性特点，中药制造业废弃物排污权交易市场健康有序发展，离不开政府的有效监管，政府必须加强对排污权交易的监督和管理。政府对排污权交易实行监督管理是排污权交易正常进行的保障，没有政府监管的排污权交易是无法实现环境保护目标的。

第三节　中药资源生态环境税收政策

一、庇古税的理论依据

环境管制是环境保护政策中最常见的手段。作为一种"命令-控制"型的政策手段，其基本做法是制定环境标准，通过行政命令强制要求排污单位执行。环境标准一度是各国使用最广泛的污染治理手段，后来随着国外学者进一步研究发现，利用市场对排污权进行交易显然比传统的环境管制制度好。

1920 年，英国经济学家庇古进一步探索并完善了对外部性问题的研究。他在《福利经济学》一书中首次提出了"外部经济"和"外部不经济"的概念。庇古认为，外部性应该分为两部分，即正外部性和负外部性，正外部性是指特定主体的活动让特定或不特定的人受益，而受益人并没有因此付出代价，又称外部经济性；负外部性是指特定主体的活动给特定或不特定的人带来损失，而从事特定活动的主体并没有因此付出代价，又称为外部不经济。将该理论运用于环境保护中，我们就会发现，环境污染就是典型的环境负外部性，因为企业的经济活动对他人环境造成了影响却没有将这些影响算入产品价格之中，这就导致了企业从经济活动中受益，但其向大气、水体等排放的污染物造成环境污染，却要社会公众承担后果，而企业却不付任何代价。

庇古理论认为，出现上述问题是因为市场不能完全解决外部性损害问题，即市场失灵，政府应该用行政手段进行干预，通过限制企业这种破坏环境的行为，来消除这种负外部性，即通过税收或者补贴的办法将外部性内部化，这就是著名的庇古税（Pigouivain-tax）制度。庇古税属于直接环境税，它按照污染物的排放量来确定纳税义务，因而是一种从量税，单位税额的确定按照一项经济活动的边际社会成本与边际收益的均衡点来决定。其实质是，通过政府的作用来矫正私人成本以使其等于社会成本。政府应采用对污染者征收排污税或者排污费的方法处理外部性问题，促成企业成本等于社会成本，从而让企业生产的产量与社会需要的产量相等，促使整个环境污染水平降到最低。庇古外部性理论经过逐步发展，为排污收费提供了理论依据，也为排污权交易提供了可能性。

二、庇古税的困境

庇古税方式的生态补偿期望通过两种方式实现：一是通过对造成负外部性的环境行为人征收费用和税收，补救已造成的负外部性后果并阻止更多负外部性环境行为的产生；二是对造成正外部性的环境行为人进行福利和补贴，激励更多的正外部性的环境行为。为解决负外部性问题而采用的经济生态补偿在我国已经有广泛的实践，如"污染者付费，受益者补偿"原则、自然资源费制度等。这种生态补偿方式在补救负外部性后果方面存在如下困境：

（一）庇古税的实行要求成本必须可以准确计算

庇古税的困境之一即实施难度。庇古税有效实施的前提条件在于如何准确计量污染的排放。外部性理论的讨论目前只是集中于消费的外部性，而很少涉及生产的外部性。产生负外部性的环境行为往往具有持续隐蔽的特点，造成的负外部性效应难以计算。就我国乃至世界目前的科技水平，对某一环境损害造成的社会成本或预测可能构成损害的社会成本进行精确评估是很难做到的，这就导致在实践中庇古税实施的困境，无法实现外部成本内部化的内外成本平衡问题。

（二）庇古税实行的前提条件是行为主体可承受

相较于传统的公共成本，具有负外部性的环境行为造成的生态成本有时是无比巨大的。以日本的水俣病为例，受害人数多达 10 000 人，死亡人数超过 1000 人，企业赔偿 400 亿日元后几乎濒临破产，日本政府和企业可统计的治理与赔偿费用至少花费了 800 亿日元，仅仅在可知的技术水平内恢复水俣湾的生态环境，日本政府花费了 14 年的时间，且谁也不能保证已经完全走出了水俣病公害的影响。由此可见，若以负外部性的环境行为造成的实际生态成本来进行成本转移，往往是行为主体无法承受的。如果仅仅是象征性地征收税费转移部分成本，又无异于杯水车薪，难以按照绿色发展的要求实现环境保护的目标。

（三）庇古税的执行效果往往难以达到预期效果

庇古税补偿方式的另一预期是通过征收税费的方式增加行为主体的内部成本，遏制企业利益驱使的冲动，以减少负外部性环境行为，但往往达不到预期效果。原因是：在一件产品中包含的由环境和资源消费形成的价格成本，其消化机制不同于由社会劳动形成的价格成本的消化机制。企业利润主要是由企业生产某产品需要的劳动时间与该产品的社会必要劳动时间的差异形成的。而环境容量与资源的有限性和难以替代性造成的生产成本，在全社会同一产业中被国家以统一定价等方式均等化，基本转嫁至消费者身上。即使国家定价再高，对企业利润也并不构成直接影响。

在生产领域，中药企业通过技术改造提高中药资源利用率，或通过排污处理减少环境损害的成本，往往高于国家确定的生态资源补偿支出，行为人缺乏投资改造技术和排污处理的积极性。试图以转嫁成本的方式解决环境行为的负外部性，期望与现实之间是有较大差距的，惩罚性资本难以真正遏制生态破坏。

但是，庇古首次将环境污染作为外部性问题进行理论分析，针对经济活动中可能产生的外部不经济性，并且提出外部不经济性内部化的思路给经济学家启发。1960 年，科斯在《社会成本问题》中指出"只要财产权是明确的，并且交易成本为零或者很小，那么无论在开始时将财产权赋予谁，市场均衡的最终结果都是有效率的，实现资源配置最优"。科斯的这一观点被称为"科斯定理"，该定理为后来排污权交易概念的提出提供了最有力的理论基础。

第四节　中药产业生态管理中的政府补贴与押金制度

一、政府补贴

补贴是政府实施政策干预的一种常见形式，即通过补贴政策使消费者面对的商品价格低于市场水平，或使生产者价格低于市场水平。也就是说，政府以直接或间接的方式支援消费者或生产者，让消费者或生产者降低成本，增加所得，从而实现不同的政策目的。"补贴是由监管者为生产者所提供的财政援助形式。补贴能够通过帮助公司应付税务执行费用而被用作一种鼓励污染控制或减轻监管的经济冲击的激励"。因为补贴相当于"负税收"，因此它和排污收费有着相同的激励机制，只不过它不是对污染行为给予惩罚，而是对不污染行为给予奖励。

二、政府补贴的困境

中药资源产业化补贴存在的唯一理由是外部成本内部化。由于中药资源产业的特殊性和复杂性，需要对资源和环境政策进行互补协同，才能形成有效的政策体系。中药资源环境补贴主要有两种类型，即中药资源种植的公共服务提供污染防治设备补贴和种植产生的生态效应补贴或污染减排补贴，所采取的形式有拨款、贷款和税收贴息等。从形式看，政府对药农或种植业的补贴通过对种植业的生态服务者直接补偿的方式激励其正外部性行为，这对促进生态保护无疑具有积极的意义。但在我国当前的现实中，无论是政府对中药资源规范化种植基地（GAP）的补贴，又或是受益者补偿带来的经济收益，相较于正外部性环境行为的成本来说都显得太为单薄。如中药材规范化种植（GAP）对气候土壤水资源配套条件要求高，尤其对化学肥料和农药的限制较严格，使种植企业的种植成本大幅提高，而国家给予的补贴远远达不到补偿要求。

我国目前还未形成地区间生态补偿制度，基于生态保护需要而放弃经济发展机会的地区大多是迫于政策与中央规划的要求，地区与地区之间签订补偿协议往往也需要上级政府或者中央政府牵头，真正主动的生态补偿者少之又少。在这种背景下实现的中药材规范化种植的补偿与其服务成本大多是不成比例的。另一方面，在中药资源废弃物资源化技术的研发领域，虽然需求的潜力巨大，但由于政府补偿力度不足，环保市场所反馈的经济效益又不高，企业和科研单位不愿意从事这些废弃物资源化技术研发。由于没有多样的中药废弃物资源化技术、废弃物处理的环保技术及排污权交易市场竞争，又影响了环保市场本身的繁荣与发展，形成恶性循环。

三、中药资源采集加工押金返还制度

押金返还制度用于奖励那些有利于环境的行为，当购买潜在的污染物品时要支付押金，当产品或它的残留物被处置并循环利用从而避免污染时，押金就会被退还。Palmer 等（1997）在对预收处理费用、回收补贴及押金返还三种制度进行比较研究后认为，对于任何固体废弃物来说，押金返还制度都是一种成本最低最有效率的政策。中药资源采集加工押金返还制度的影响虽然不及税费等政策那样大，但对于那些中药资源采收和加工处置过程中易产生环境问题的产品，如药用植物加工多余的枝、叶、花蕾、果实、外种皮、果核等，采用押金制度是十分适合的。

中药资源采集加工押金返还制度是一种用于鼓励中药资源循环利用或者使购买者承担废物治理成本的激励性规制政策。该制度可用于激励药农和中药材种植企业防止污染并对其有利于生态环境的良好行为进行奖励。押金返还制度还可用于中药饮片企业等广泛使用中药资源的产品中，目的在于防止中药饮片企业在中药材加工处理和炮制过程中成为潜在污染者，敦促饮片企业在处置炮制废物时，要考虑不当处置的边际私人成本（MPC）和边际外部成本（MEC）。与污染收费类似，中药材采集和加工炮制押金返还制度中的押金旨在补偿废物处置不当的边际外部成本。通过预先收取押金，促使污染者将所有损害产生的成本内部化。还款是押金返还制度独有的特点，它激励潜在污染者正确处置废弃物，从而阻止环境损害的发生。

总之，中药资源采集和加工炮制押金返还制度以潜在污染者为目标而不是处罚现实污染者，运用还款奖励正确处置行为。该制度鼓励中药种植者和中药资源企业对产品的管理采用一种循环经济模式，促进龙头企业实施供应链管理，经过合适的设计，将外部问题内部化。

第五节 中药资源生态环境管理的公众参与

一、中药资源生态环境信息公开对改善环境的激励作用

（一）生态环境信息公开对中药消费投资生产具有导向作用

中药资源产业生态环境管理的信息公开具有市场导向作用，能促进行业生产企业和消费者提高环境保护意识，并积极采取措施改善环境。随着我国经济发展和人们生活水平的提高，民众的环境意识逐步加强，消费者对环境友好产品的需求就会增加。从中药资源产品市场来看，环境信息公开可以帮助消费者了解哪些产品对环境友好，哪些对环境不友好，进而影响产品消费市场；从中药资源劳动力市场来看，环境信息公开使择业者知晓哪些企业污染严重，哪些企

业工作环境好，从而影响劳动力配置；从中药资源资本市场来看，环境信息公开使投资者掌握企业的环境表现，投资者为了保值增值，更愿意把资本投向回报高又不污染环境的企业，为了获得投资中药资源企业经营者必须改善他们的生产工艺，采用先进技术，减少污染，改善形象；从生产资料市场而言，环境信息公开促使中药加工企业选择环境友好的中药材，使供应环境不友好中药材种植企业或个人面临压力，迫使其改善种植技术。

（二） 生态环境信息公开能促进中药资源企业改善环境行为

中药资源信息公开是一项具有周期性的工作，中药企业污染者之所以能够产生改善其环境行为的动力，是希望在今后的信息公开中，其环境信誉能够得到提升，希望其环境改善的行为得到社会认可，这正是中药资源生态环境管理信息公开所希望达到的效果。中药资源生态环境信息公开设计的目的就是利用中药产业不同企业间环境行为的差异，将其环境行为在全社会范围内公开，促使中药企业改善环境行为，向着环境友好的方向努力。对于中药资源产业的企业而言，由于环境信誉等级对企业在当地的社会声誉，对企业产品的市场表现、对企业法人的形象都有着非常大的影响，因此，企业对其环境信息的公开不得不重视，有动力积极进行污染治理，争取更好的环境评定等级。

（三） 中药生态环境信息公开，促进公众参与及提高环境意识

中药行业社会组织可以发挥社会职能，积极开展定期的环境评价工作，应以浅显易懂、生动活泼的形式将环境信息信誉等级的评价过程、评价标准和评价结果公之于众，这是社会公众进行环境参与的基本前提。公众学习和了解环境信息公开程序，进行环境信访和投诉的过程，也是增强其环境意识的过程；反之，公众环境意识的增强又会对环境信息公开工作提出更高的要求，形成环境规制当局和公众社区相互促进的良性循环。因此，中药资源生态环境信息公开和公众参与及其环境意识的提高是相辅相成的。一方面，中药资源生态环境信息公开，使公众更加深刻地认识到了其生活的环境状况，认识到了生态环境及其环境问题的重要性，促进其参与环境管理，提高其环境意识；另一方面，公众环境意识的提高和参与意识的增强，又反过来促进了环境信息公开工作的开展，是环境信息公开工作发展和延续的重要保证条件之一。

二、国外的环境信息公开的管理经验

一些经历过环境污染高发的发达国家的经验表明，信息公开本身就可以成为一种有效的环境污染规制政策。美国国会1986年1月制定了有毒物品排放信息库条款，用来为公众提供有关排放到环境中的有毒物质的信息。该条款要求1年中使用多于454kg或经手生产多于11 340kg规定中的化学品厂商，如果有10个以上全日制工作人员，必须登记报告工厂内的每一种化学品。该报告每年做一次，报告必须包括厂商名称、有毒化学品排放量、排放频率和排放去向等信息，且将其公布给公众。据统计，该措施对减少向环境中排放有毒物质产生了明显的积极作用。美国国家环保局的官方报告显示，1988～1994年，有毒物质总排放量减少了44%。为了巩固这项措施，美国国家环保局又于1991年2月实施了一个被称为33/50的计划。该计划设定到1992年，17种重点有毒化学品排放减少33%，到1995年减少50%。起初邀请了555家重点污染厂商参加，并把邀请信向5000个厂商做了解释宣传，结果有1300家厂商参加了33/50计划。在1994年这些厂商共减少了343百万磅的排放，超过总排放量的50%，提

前 1 年达到了预定目标。

环境信息公开在发展中国家的实施也取得了明显效果。和许多发展中国家一样，印度尼西亚由于资金不足，在污染防治方面的立法和执法都很薄弱。印度尼西亚国家控污局在世界银行发展研究部的帮助下，于 1995 年设计了一个"污染控制评级"计划，对工业企业的环境保护表现进行评级并将结果向公众公开。在试点中选择了 187 个企业，在 1995 年 6 月只有 5 个绿色标志的企业被公开，其余企业私下接到有关评级结果的通报，并给予 6 个月的时间促其加以改进。在 1995 年 12 月 29 日将所有企业的评级情况公布于众。结果表明，这项环境信息公开措施对那些表现较差的企业在短期内就有显著的影响，黑色企业在 1 年内由 6 个减少到 1 个，红色企业由 115 个减少到 87 个，但绿色企业的数量没有变化。到 1997 年，"污染控制评级"计划的作用进一步显现。

三、我国公众参与的意义

早在 2001 年发布的一项全国性社会调查显示，中国公众对环境保护的重视程度日渐提高，对于环境保护的认识也进一步加强。调查显示，65% 的被调查者认为环境污染问题是"当前世界面临的最重要问题"，其次才是人口过多、教育落后和贫困。98% 的被调查者表示他们有时会讨论环保问题，31% 的人表示愿意积极参与环保活动。56% 的被调查者认为自己居住地最严重的环境问题是大气污染和水污染。多数公众对中国的环境状况不满，57% 的被调查者认为中国的环境状况在世界范围内处于较差的水平。

2007 年 1 月正式对外公布的《中国公众环保民生指数 2006》，是由国家环保总局指导，中国环境文化促进会组织编制的国内首个环保指数，被誉为中国公众环保意识与行为的"晴雨表"。该指数显示，86% 的公众认同环境污染对现代人的健康造成了很大影响，39% 的公众认为环境污染给本人和家人健康造成了很大影响或较大影响。这表明，公众不但认识到了越来越严峻的环境污染问题，而且开始认识到环境污染不仅仅影响和制约着人们的生产生活，还威胁了人类自身子孙后代的生存与发展。在访问的 14 类问题中，由环境污染引发的食品安全问题日益成为公众关注的焦点，土壤、水源的不洁和大量化学肥料、农药的使用，使老百姓对直接关系身体健康的食品安全"举箸不定"。对于饮用水污染问题，被访者中比较关注和非常关注的人达到 81%；表示在日常生活中遇见过饮用水污染问题的被访者占 34%；在城市中，对饮用水不满意和不太满意的占 21.7%。以饮水安全和重点流域治理为重点，加强水污染防治是 2006 年环境保护工作的重中之重，但频繁发生的流域水污染事件、饮用水水源污染又让老百姓忧心忡忡。对于空气污染问题，被访者中比较关注和非常关注的人达到 73%；表示在日常生活中遇见过空气污染问题的被访者占 42%；在城市中，对空气污染不太满意的占 39.6%。

面对日益增多的空气污染导致的疾病，2006 年环境投诉已达 60 万人次，比 2005 年增加了 30%，越来越多的人懂得通过正当的途径进行环保维权。调查发现，在被访者中，看到污染企业破坏环境，选择向有关部门投诉的占 15.8%，对破坏环境的行为予以制止和劝阻，会向有关部门投诉的占 23%。调查同时显示，10% 以上的大城市人认为自己所在城市不适合居住，同时，对社区垃圾处理问题的满意度水平最低，平均满意度得分只有 3.09，有 7.5% 的农村公众认为自己所在的乡镇不适合居住，52% 的农村公众反映自己的遭遇。

倡导广泛的参与和共同合作已经成为治理环境的新手段，而公众积极参与的前提是与排污权有关的信息得到公开。信息公开制度是指政府或企业采用法定形式向社会公众公开有关排污权交易的信息，如排污初始分配方式、区域环境目标、排放总量、污染物名称、排放方式、排污权交易市场中排污指标转让信息等，并允许公众对这些信息进行查阅、复制、引用等，让公众熟悉整个排污权交易环节对环境的影响，从而对政府和企业的行为进行监督。

我国在新修订的《环境保护法》中专门增加一章来确定公民有获取环境信息、参与环境保护的权利，这一规定对政府和企业有关环境信息公开有督促作用，对社会的环境知情权有保障作用，从根本上改变了环境管理过程中公众与政府、企业信息不对称的局面，提高了公众参与环境保护的热情。但是该法并没有赋予公众参与听证的权利，因此应该在排污权交易中引入听证程序，在制定环境保护目标、排污权的分配方式、超标排污检查等中都应该引入听证程序，允许公众参与排污交易决策过程，并给予公众一定的表决权利，并及时对公民在听证过程中发现的问题给予解答。

参 考 文 献

蔡青. 2015. 构建我国水排污权交易的法律规制研究. 西南石油大学研究生学位论文.

陈忠. 2004. 排污权交易制度的经济学分析. 福建师范大学研究生学位论文.

胡晓舒. 2011. 论中国排污权交易制度的构建. 中国经贸导刊, (27): 98-100.

贾伯年. 2014. 我国排污权交易制度完善探析. 四川省社会科学院研究生学位论文.

姜渊. 2015. 论生态补偿的理性定位. 改革与发展, (4): 54-58.

李雯. 2011. 我国排污交易制度研究. 河南大学研究生学位论文.

王玉芬, 申俊龙. 2015. 新常态下中药产业废弃物资源化的思考——新结构经济学的视角. 中国实验方剂学杂志, 21 (24): 225-228.

辛利利. 2012. 论控制企业污染排放的一种重要方式——排污权交易与环境会计的耦合. 河南大学研究生学位论文.

闫杰. 2008. 环境污染规制中的激励理论与政策研究. 中国海洋大学研究生学位论文.